新・精神保健福祉士シリーズ **3**

精神保健福祉の原理

福祉臨床シリーズ編集委員会編

責任編集＝古屋龍太・大塚淳子

弘文堂

はじめに―精神保健福祉の原理とは

　ソーシャルワーカーは、ジレンマを抱えやすい。それは、社会福祉の専門職として、ひとにかかわる価値を大切にしている専門職だからであろう。さまざまな社会的矛盾や不条理の中で生きる人びとを支える仕事を担っているのであるから、当然といえるかもしれない。

　とりわけ、精神障害のある人に対する支援を生業とする精神保健福祉士（以下、「MHSW」と記す）は、ジレンマを抱えやすい。日々の仕事は、現行の精神保健福祉法制や障害者支援法制に縛られている側面があり、目の前の支援を要する方にかかわる際にも、それらの頸木（くびき）を解くのは難しい。自身のMHSWとしての専門職の価値規範と、勤める現場である組織の要請にギャップが生じることもある。自分は何者であるかと自問自答し、アイデンティティ不安に陥ることもあるかもしれない。

　それだけ、精神障害のある方々は、この国で常に差別され虐げられてきた。国民であれば当たり前に享受される基本的人権も、人間としての尊厳も踏みにじられてきた歴史が、この国には厳然としてある。そして残念ながら、それらは過去の記憶としてだけでなく、今も多くの精神科病院や地域で続いている。こころを病んだ時に、気軽に安心してかかることのできる精神科医療には程遠く、今なお数十年に及ぶ長期入院者がいる現実から、MHSWは目を背けることはできない。

　本書で学ぶ「精神保健福祉の原理」は、このようなジレンマに陥ったときの判断と行動の基準になる。ここには、ソーシャルワーカーであるMHSWが当然に踏まえるべき価値、理念、原則が示されている。実際に現場で担う業務は、ここに記す原理に反することや理不尽なこともあるかもしれない。しかし、だからこそ現場で大切にしなければならない行動の指標が、ここに記されていることを意識してほしい。

　日本におけるMHSWの実践を牽引してきた日本精神医学ソーシャル・ワーカー協会（現・公益社団法人日本精神保健福祉士協会）は、1964年に創設されており、その歴史はすでに半世紀を超えている。自分たちの身分資格も、精神障害者福祉の制度も、地域の資源も何もない中で、各地の現場でMHSWたちは孤軍奮闘してきた。「退院促進」や「地域移行」という言葉もない時代から、病院と地域をつなぎ、退院を支援し、地域で当たり前に暮らすための支援活動を行ってきた。入院患者の置かれた状況を間近に見てきたがゆえに、MHSWたちは仲間とともに、地域での支援の場を各地に手弁当で創り上げていった。時代の先導者として、今日の精神

保健福祉の基礎を築いてきたその苦闘の歴史を、MHSW の国家資格をめざす人は大切にしてほしい。

　MHSW は、精神科病院への強制入院手続き法しかなかった時代から、時代状況の変化に合わせ活動領域の戦線を拡大し、新しい時代の精神保健医療福祉を形成してきている。隔離収容主義から脱施設化へ、入院医療中心から地域生活支援へ、病院精神医療からコミュニティ・メンタルヘルスへ、医学モデルから生活モデル、そして社会モデルへ、ノーマライゼーションからソーシャルインクルージョン、そして共生社会の実現へ…。これらの流れは、今日ではもはや当たり前の時代のベクトルを構成している。それらの実践を形づくってきたのは、他ならない MHSW たちである。それぞれの場からのソーシャルアクションが、少しずつ時代を動かしてきた。

　しかし、残念ながら未だに MHSW の声は、大きなムーブメントをこの国で引き起こすほどの力にはなり得ていない。より新しい世代の発想と実行力による市民と協働しての街づくりを通して、アンチ・スティグマの取組みが求められる。新しい法や制度をどのように創り上げていくのか、何を変革していく必要があるのか、常に思考する MHSW であってほしい。

　法や制度は、その時々の思想と原理に基づき形成される。一度できあがった法や制度は、その時々の人々の営為を規定し、その時代の社会正義の規範を示す。しかし、現行法が正しい訳ではなく、むしろ現実は理不尽な矛盾に満ちている。過去から現在に至る法で、「精神障害者」とラベルされた方々はどのように描かれ、どのように遇することを社会的に要請されてきたのか、批判的に学んでほしい。MHSW はどのような原理と価値に基づき、どのような職業倫理をもって、時代状況に抗い戦ってきたのかを、本書の記述から読み取ってほしい。

　時代の状況は厳しさを増し、明るい未来を描きづらくなっている。人びとがお互いの多様性を認め尊重し合える共生社会を創り上げるために、時の流れに抗い、自らの原理を守り、常識と戦い続けることも必要になる。

　一人ひとりにできることは、小さいかもしれない。それでも「仕方ない」と諦めるのではなく、できることを探そう。自分のポジションで、自分の力で何ができるか、何から始められるか。自分は何をするために、この国家資格を取ろうとしたのか。改めて自身の原点とミッションを振り返り、新たな実践の原理の気づきをここで得る。MHSW をめざす学生の皆さんにとって、本書がそのような教科書になれば望外の幸せである。

2022 年 12 月

責任編者を代表して　古屋龍太

目次

第3章　社会的排除と社会的障壁 　　　　　　55

精神保健福祉の原理 (60時間)〈シラバスと本書との対応表〉

ねらい（目標）
①「障害者」に対する思想や障害者の社会的立場の変遷から、障害者福祉の基本的枠組み（理念・視点・関係性）について理解する。
②精神保健福祉士が対象とする「精神障害者」の定義とその障害特性を構造的に理解するとともに、精神障害者の生活実態について学ぶ。
③精神疾患や精神障害をもつ当事者の社会的立場や処遇内容の変遷をふまえ、それに対する問題意識をもつ価値観を体得する。
④精神障害者へのかかわりについて、精神医学ソーシャルワーカーが構築してきた固有の価値を学び、精神保健福祉士の存在意義を理解して職業的アイデンティティの基礎を築く。
⑤現在の精神保健福祉士の基本的枠組み（理念・視点・関係性）と倫理綱領に基づく職責について理解する。
⑥精神保健福祉士を規定する法律と倫理綱領を把握し、求められる機能や役割を理解する。
⑦近年の精神保健福祉の動向を踏まえ、精神保健福祉士の職域と業務特性を理解する。

教育に含むべき事項	想定される教育内容の例		本書との対応
大項目	中項目	小項目（例示）	
①障害者福祉の理念	1 障害者福祉の思想と原理	● 優生思想と社会防衛思想 ● 基本的人権の保障 ● 社会正義の実現 ● 法の下の平等	第1章1節
	2 障害者福祉の理念	● リハビリテーション ● ノーマライゼーション ● エンパワメント、自立生活 ● 機会均等、インクルージョン	第1章2節
	3 障害者福祉の歴史的展開	● 基本的人権の保障（自由権と社会権） ● 自立支援 ● 社会参加支援 ● 消費者としての権利保障	第1章3節
②「障害」と「障害者」の概念	1 国際生活機能分類（ICF）	● ICIDH ● ICF	第2章1節
	2 制度における「精神障害者」の定義	● 障害者基本法 ● 障害者総合支援法 ● 精神保健福祉法	第2章2節
	3 精神障害の障害特性	● 蜂矢モデル ● ICFモデル ● 上田敏モデル	第2章3節

③社会的排除と社会的障壁	1 諸外国の動向	● ビアーズ ● 魔女裁判／ピネル ● 精神障害者の保護及び精神保健ケア改善のための諸原則（1991）	第3章1節
	2 日本の精神保健福祉施策に影響を与えた出来事	● 相馬事件（精神病者監護法、精神病院法、呉秀三） ● ライシャワー事件（精神衛生法の改正） ● 宇都宮病院事件（精神保健法、指定医） ● 大和川病院事件（精神保健福祉法における入院制度、地域移行） ● 池田小学校事件（医療観察法） ● 相模原事件（措置入院の運用等の整理）等	第3章2節
	3 日本の社会的障壁	● 欠格条項 ● 強制不妊手術 ● 保健体育の教科書等 ● 古典的偏見と制御可能型偏見 ● コンフリクトの種類（本質的コンフリクトと感情的コンフリクト）とレベル（ミクロ・メゾ・マクロ） ● 人権侵害としての施設コンフリクト ● アルコール ● 薬物問題の取締法と刑罰の優先 ● 自己責任論と受療への障壁	第3章3節
④精神障害者の生活実態	1 精神科医療の特異性	● 強制入院・治療 ● 精神科特例 ● 病床数と在院日数 ● 隔離、身体的拘束 ● 多剤併用 等	第4章1節
	2 家族	● 保護義務者の歴史 ● 家族とその生活実態 ● 家族の多様性	第4章2節
	3 社会生活	● 居住形態、家族の同居率 ● 生活保障（生活保護・年金・手帳） ● 就労状況	第4章3節
⑤「精神保健福祉士」の資格化の経緯と精神保健福祉の原理と理念	1 「精神保健福祉士」の資格化に至る経緯	● 精神医学ソーシャルワーカー協会の設立 ● Y問題 ● 倫理綱領の規定の経緯 ● 資格化まで経緯	第5章1節

	2 原理・価値	● 社会的復権と権利擁護 ● 自己決定 ● 当事者主体 ● 社会正義 ● ごく当たり前の生活	第5章2節
	3 観点・視点	● 人と環境の相互作用 ● 生活者 ● エンパワメント ● リカバリー ● アンチスティグマ ● ハームリダクション	第5章3節
	4 関係性	● 加害者性 ● 援助関係 ● 間主観（相互主体性） ● 協働関係	第5章4節
⑥「精神保健福祉士」の機能と役割	1 精神保健福祉士法	● 精神保健福祉士法制定と改訂の経緯 ● 法の目的 ● 定義 ● 義務規定 ● 誠実義務 ● 信用失墜行為の禁止 ● 秘密保持 ● 連携 等 ● 資質向上の責務 ● 社会福祉士及び介護福祉士法と精神保健福祉士法との関係	第6章1節
	2 精神保健福祉士の職業倫理	● 倫理綱領 ● 倫理的ジレンマ ● 専門職団体の意義と役割	第6章3節
	3 精神保健福祉士の業務特性	● 価値、理念、視点、知識、技術による業務構成 ● ミクロ・メゾ・マクロの連続性（包括的アプローチ） ● 連携（多職種連携・多機関連携）における精神保健福祉士の役割	第6章4節
	4 精神保健福祉士の職場・職域	● 配置状況（医療（病院・診療所）、福祉（障害福祉サービス等事業所）、行政（精神保健福祉センター・保健所・市町村・保護観察所）、教育、司法、産業等）	第6章2節
	5 精神保健福祉士の業務内容と業務指針	● 精神保健福祉士の業務指針及び業務分類 ● 指針に基づく業務の展開例	第6章5節

注）この対応表は、厚生労働省が発表したシラバスの内容が、本書のどの章・節で扱われているかを示しています。
　　全体にかかわる項目については、「本書との対応」欄には挙げていません。
　　「想定される教育内容の例」で挙げられていない重要項目については、独自の視点で盛り込んであります。目次や索引でご確認ください。

第1章 障害者福祉の理念

障害者は、いつの時代もどこの国でも、排除され虐げられてきた。その背景には、障害者に対する人びとがもつ根深い差別意識がある。ここでは、障害者福祉の基盤となる思想と原理、理念と基本的な概念を学ぶとともに、長年の歴史的展開を通して獲得されてきた権利の保障について理解を深める。

1

障害者福祉に影響を与えた優生思想と社会防衛思想とともに、基本的人権と法の下の平等を定めた日本国憲法の諸規定を学び、社会正義を実現する精神保健福祉士の視点を理解する。

2

日本における障害福祉理念の多くは社会文化の異なる国々から導入されてきている。代表的な理念の誕生背景や発展経緯について概観する。

3

障害者福祉の理念は人権思想に依って立つとされる。人権思想とはどのような経緯で生まれてきたのか、本節では歴史的展開を概観していく。

1. 障害者福祉の思想と原理

　障害者福祉の理念を記すにあたり、本節ではまず障害者福祉をめぐる思想と原理を取り上げる。「思想」とは、人間の生き方や社会についての体系的な理解の仕方や考えを指す[1]。法律や制度に底流する思想は、時代意識の変化とともに、時を経て誤りに気づかれ修正が図られる。「原理」とは、物事の本質にかかわる普遍的な根本法則や理論を指す[1]。物事を成り立たせている本質的構成要素であり、さまざまな行為の源泉となる規範のことである。精神障害のある人への支援を担う精神保健福祉士は、どのような思想に基づいて政策決定がなされているか、どのような原理に基づいて実践を展開するのかを、常に意識しておく必要がある。

A. 優生思想と社会防衛思想

[1] 優生思想とは

　2016（平成28）年7月に起きた**相模原障害者殺傷事件**によって、「優生思想」という言葉に注目が集まった。事件を起こした植松聖死刑囚が「障害者を殺すことで不幸を最大まで抑えることができる」旨の動機を述べており、独自の使命感をもっていたことが報道されたためである。その使命感が「優生思想」と呼べるものであるかどうかは疑問がある[2]が、その後この主張を支持する言葉がネット上で拡散するなど、現代の日本社会に今も根強くある優生思想の存在が明らかとなった。

　優生思想とは何であろうか。**優生思想**とは、優生学に基づく考え方と実践を指す。優生学とは、「人類の遺伝的素質を改善することを目的とし、悪質の遺伝的形質を淘汰し、優良なものを保存することを研究する学問」[1]であり、前者を**消極的優生学**、後者を**積極的優生学**と呼ぶ。

　優生学の提唱者**ゴルトン**は、**ダーウィン**のいとこであり、社会的ダーウィニズムの影響を受けたとされる。生物が適者生存により自然淘汰されて進化していくのに対して、人間社会では障害者等が福祉政策で生き残る**逆淘汰現象**が生じると考えられた。多くの優生学者は、この逆淘汰現象が進むことに危機感をもち、これを防ぐために人為的な手段で劣等な子孫を断つべきとの主張を行い、社会運動としての優生思想を生み出した[3]。

　1920年にホッヘらが著した『生きるに値しない命を終わらせる行為の

相模原障害者殺傷事件
神奈川県の津久井やまゆり園で、19名の障害者が殺害され、26名が重軽傷を負った事件。詳しい事件の経緯と背景、その影響については、p.80 第3章2節を参照。

消極的優生学
能力的に劣る人びとや集団を排除して、劣等な人間に子孫を残させないことで、社会全体を改良することを目指す。ナチスドイツでは、精神障害者・知的障害者に対する断種や安楽死が行われた。

積極的優生学
身体的・精神的に優秀な能力を有する者の遺伝子を掛け合わせることで優れた人間を増やすことを目指す。ナチスドイツでは、民族の優良な血統を純血化するためにアーリア人同士の強制結婚が進められた。

ゴルトン
Galton, Francis
1822-1911

ダーウィン
生物の進化論を唱えた。『種の起源』が有名。

解禁』はナチスの「安楽死」計画の根拠となったが、ホッヘは重度の知的障害者は完全なる精神的な死の条件を満たしており、誰にとっても最も重荷になる存在であるとし、莫大な財が国民負担から「非生産的な目的」である彼らの生活のために費やされていると主張した[3][4]。第二次世界大戦時、ナチスはホロコーストを行い、ユダヤ人を虐殺するとともに、1939年、精神障害者などに対する**T4作戦**で安楽死計画を実行した。

[2] 日本の優生保護法政策

　優生政策＝ナチス思想と捉えられがちであるが、アメリカをはじめとした欧米諸国も、犯罪者や精神障害のある人に強制不妊手術を行う**断種法**を制定していた。むしろ第二次世界大戦後も、引き続き優生政策を行った国は数多くあり、その一つが日本である[3]。

　日本では、1910年代から優生思想を政策に反映して実行する社会運動の動きが拡がっていった。1940（昭和15）年に制定した「国民優生法」を元に、1948（昭和23）年に**優生保護法**が国会の与野党全会一致で成立し、精神病やハンセン病患者が**強制不妊手術**の対象となった。法の目的は、「優生上の見地から不良な子孫の出生を予防するとともに、母体の生命健康を保護することを目的とする」（1条）とされた。敗戦後の日本で逆淘汰が進むことを恐れ、「不良な子孫」の出生を予防するために、強制不妊手術と中絶を可能とした[3]。

　これにより、1952（昭和27）年〜1961（昭和36）年の10年間に全国で約1万6000件の断種が行われたと報告されている。多くの知的障害や精神障害のある人びとが、その犠牲となった。1980年代以降、障害者団体の活動などにより社会的マイノリティを排除するものとして優生政策が問題視されるようになり、強制不妊手術は徐々に行われなくなった。1996（平成8）年に優生保護法は現在の**母体保護法**に変更され、強制不妊手術などに関する条項は削除された。

　2018（平成30）年には、10代の時に優生手術を強制された宮城県内の60代の女性により国家賠償請求訴訟が起こされた。同年には、全国優生保護法被害弁護団が結成されて、今も各地の裁判所で争われている。厚い**除斥期間**の壁に阻まれながらも、**旧優生保護法**が基本的人権を保障した憲法に違反することを訴えている。

[3] 出生前診断と優生思想

　旧優生保護法は廃止になったが、今も優生思想に関わる問題は残っている。特に、**新型出生前診断**（NIPT）をはじめとする**出生前診断**の問題は、

T4作戦
ナチスにより精神障害者等に対して行われた強制的な安楽死政策。精神科医の提供した処分者リストに基づき、精神病院などから灰色のバスに乗せられ、ハルトハイムなどの6つの安楽死施設で「処分」された。犠牲者は、公式記録だけでも7万人を超えており、15万〜20万人以上が犠牲になったとされる。

断種法
1907年にアメリカで制定されて以降、デンマーク、スウェーデン、ノルウェー、フィンランドなどの北欧諸国、スイス、エストニア、ドイツなどで制定された。福祉国家と目される北欧諸国が入っているのは、福祉政策による「逆淘汰」が危惧されたためである。

社会運動
北海道の先住民アイヌや、被差別部落、朝鮮民族、ハンセン病患者、性感染症者などとともに、「白痴、低能、精神病者」などの「悪質者」が、「既に結婚をして、盛んに下等人種を製造しつつある」とされた[2]。

除斥期間
一定期間の経過によって権利を消滅させる制度。

旧優生保護法
➡ p.84 第3章3節 A

新型出生前診断
NIPT: Non-Invasive Prenatal genetic Testing
妊娠10〜16週目に母体からの採血によって実施され、ダウン症その他の染色体異常が見つかる。

出生前診断
NIPTのほかに、コンバインド検査、母体血清マーカー検査、絨毛検査、羊水検査などにより、胎児の染色体異常が明らかになる。着床前遺伝子診断（PGD）により、受精卵の段階での診断も可能になっている。

旧優生保護法の問題とまったく別物だとはいえない[2]。

　出生前診断は、胎児に「異常」があるか否かを出産前に調べる技術であり、希望者は誰でも簡単に受けられる。多くの妊婦は、主治医に勧められて、「安心して健康で元気な子どもを産みたい」と願って受診しており、そこに優生学的な意図はない。しかし、現代の出生前診断は、結果としてかつて優生学者たちが目指していた「悪質な劣等者」の出生を予防する技術でもある。実際に胎児に異常が見つかった場合には、妊婦の9割は中絶を選択しており、「命の選択」が身近に行われている。

　かつての優生政策のように国家の強制ではなく、中絶を個人の意思に委ねているが、この「命の選択」は自発的な選択といえるであろうか。障害があっても日本社会での生活に何も問題はないといえる状況にあるのかが問われる。多くの人は「健康」でありたいと願っているが、そのポジティブな願いの裏側には、疾病や障害に対するネガティブな価値規範が無意識のうちに存在する。この**内なる優生思想**がないと言い切れる人は少なく、自らの問題として考えるとき、障害者を差別し抹殺してきた優生思想と向き合わざるを得なくなる。

　今日の出生前診断の問題は、「命の選択」や「生命への線引き」と直結しており、障害児を生み育てる環境や障害と向き合う社会のあり方を問うている。重度障害者に関わる経済的負担や介護の困難は、個人が負うものではないと理解されながらも、社会全体が素朴な功利主義へと滑り落ちていく危険性は常にある[4]。富永は「『生きるに値しない生命』などない。人間の生命に対して人間がそのような問いを持ち出すことは許されない。…（中略）…私たちの意識のなかにそのような考え方が深く根を張らない限り、真の共生社会の実現などありえない[4]。」と訴える。人類が辿ってきた過ちの歴史から、何を学び、どのような共生社会を築けるのかが問われている。

［4］社会防衛思想とは

　優生思想と並んで、精神障害のある人に対する差別・偏見の基盤を形成しているのが**社会防衛思想**である。社会防衛思想とは、社会に害を為す、あるいは役に立たない人びとを排除・隔離することで、社会の安寧と健全性を高めようという思想である。

　社会防衛思想は、犯罪者に対する刑罰や隔離矯正を目指す刑法理論を基盤とする。刑罰は、犯罪行為に対する単なる応報ではなく、反社会的性格・動機などの危険な素因を有する犯罪者に対する社会防衛手段であるとする。犯罪者の矯正・改善と再犯予防のために、刑罰と**保安処分**を「社会

保安処分
詳しくは➡ p.79 参照。

防衛処分」に一元化して、社会的危険性をもつ者の犯罪から社会を防衛すると主張した。刑を科す側の主観的判断によって恣意的に適用される可能性があり、個人の自由や人権の保障が侵される危険性も含んでいる。

日本においても、**精神障害者による犯罪**が報道されるたびに、刑法を改正して保安処分制度を導入する提案がなされてきている。背景には、日本の精神医療法制の基盤に社会防衛思想が根強くあることがある。現行の**精神保健福祉法**は、1950（昭和25）年に強制入院手続き法として制定された精神衛生法を元にしている。その議員立法案が国会に提案された時の法案趣旨説明では、「第一に苟も正常な社会生活を破壊する危険性のある精神障害者全般をその対象としてつかむこととし」「長期にわたって自由を拘束する必要のある精神障害者は、精神病院または精神病室に収容することを原則とした」と述べられている[5][6]。社会防衛思想に基づく保安の観点から、精神障害者を強制的に長期隔離収容することが法律の目的であり、日本の精神医療は保安の役割を担う体制が築かれていった。

B. 基本的人権の保障

[1] 基本的人権とは

基本的人権とは、人は生れながらにして人間としての権利を有するという天賦人権思想に立って、人間が人間らしく生きていくために必要な、国家権力によっても侵されることのない、基本的かつ普遍的な自由と権利の総称である[7][8]。20世紀以前は、国家権力によって制限されない思想・信教の自由などの自由権を意味したが、1948年12月に国際連合総会で議決された**世界人権宣言**は、自由権を現実に保障するための参政権や、国民が生活を保障される生存権などの**社会権**も含んで、基本的人権とした。

世界人権宣言は、全国家が「達成すべき共通の基準」であるとされたが、単なる宣言では法的な効力をもたないため、解決方策として**国際人権規約**が制定された（1976年発効）。20世紀後半に入ってからは、戦争・公害・無知などの脅威に対応して平和権・環境権・情報権（知る権利）など「新しい人権」も主張されるようになっている。

[2] 日本国憲法と基本的人権

日本国憲法は、基本的人権の尊重をその根本原理とし、その第3章「国民の権利及び義務」で、**基本的人権**を「侵すことのできない永久の権利」（11条・97条）として保障している。憲法で規定されている基本的人権には、次のようなものがある[7][8]。

精神障害者による犯罪
➡ p.72 第3章2節C
　 p.78 第3章2節F

精神保健福祉法
正式名称は、「精神保健及び精神障害者福祉に関する法律」。

基本的人権
human rights

自由権
思想・宗教・言論・集会・結社・居住・移転の自由、信書の秘密、住居の不可侵、財産権の不可侵など、国家権力の介入や干渉を排除して個人の自由を確保する権利。

社会権
政治に参加する参政権や、生活を保障される生存権、教育を受ける権利、勤労の権利などを指す。

国際人権規約
「経済的、社会的及び文化的諸権利に関する国際規約」（A規約）、「市民的及び政治的権利に関する国際規約」（B規約）、「市民的及び政治的権利に関する国際規約についての選択議定書」からなる。日本は、1979（昭和54）年にA規約とB規約について批准した。

基本的人権
自由権、社会権の詳細については、第1章3節（p.25）を参照。

精神的自由権として、思想および良心の自由（19条）、信教の自由（20条）、集会・結社および表現の自由（21条1項）、学問の自由（23条）、検閲の禁止・通信の秘密（21条2項）が規定されている。**人身の自由**を保障するために、奴隷的拘束および苦役からの自由（18条）と法定手続の保障（31条）、被疑者・刑事被告人の権利（37条）が保障され、国家権力の濫用を制限している（32条〜39条）。**経済的自由権**としては、職業選択の自由（22条1項）、財産権（私有財産制）の不可侵（29条）のほか、居住・移転の自由、外国移住の自由、国籍離脱の自由（ともに22条）がある。

社会権としては、生存権、教育を受ける権利、勤労の権利などがある。**生存権**の保障のために、「健康で文化的な最低限度の生活を営む権利」が規定され（25条1項）、その具体策として生活保護法、国民健康保険法などによって福祉の増進が図られている。機会均等な教育を受ける権利と義務教育の保障が規定され（26条）、勤労の権利の確保が規定（27条）されるとともに、**労働三権**（28条）を保障している。

今日では、これらの権利が国民に認められているのは当たり前と考えられているが、憲法に規定されていなければ、これらの権利は日本国民にはない。「この憲法が国民に保障する自由及び権利は、国民の不断の努力によつて、これを保持しなければならない」（12条）とされている。

［3］「公共の福祉」とは

日本国の憲法は、基本的人権の確保を基本原理に据え、包括的な基本権として幸福追求権を保障する建前をとるが、他方でその保障は「**公共の福祉**」に反しない限りにおいて認められる構造となっている。

憲法12条では、先の法文に加えて「又、国民は、これを濫用してはならないのであつて、常に公共の福祉のためにこれを利用する責任を負ふ」との言葉が続く。また、13条では「すべて国民は、個人として尊重される。生命、自由及び幸福追求に対する国民の権利については、公共の福祉に反しない限り、立法その他の国政の上で、最大の尊重を必要とする」とされ、22条では「何人も、公共の福祉に反しない限り、居住、移転及び職業選択の自由を有する」と記されている。人権は永久不可侵のものであることを前提としているが、憲法に定められた個人の権利は無制約なものではなく、合理的な理由のある制約であれば許容されるとし、唯一「公共の福祉」がその根拠とされている。

では「公共の福祉」とは何であろうか。これまでも、憲法学者の間ではさまざまな議論と解釈があった。かつては**一元的外在制約説**が判例上も認められ、公益や公共の安寧秩序などを理由に人権の制約を許容するこの考

え方は、憲法が保障する諸権利を簡単に制約できた。その後、**一元的内在制約説**が通説となった。この調整原理においては、全体の公共利益が個人の権利・利益を制約する正当化事由とはならず、調整の結果として人権を制約することになる場合には、必要最小限度の規制のみが認められると考えられた。しかし、元来「公共の福祉」とは国家による活動の目的一般を指す用語であり、個人間の人権相互の矛盾・衝突の調整を「公共の福祉」の名で呼ぶことへの疑問も提示されている。

「公共の福祉」をめぐる議論は現在も続いており、個人の権利を制約する根拠は、今も制限はなく曖昧なままである。

[4] 公共の福祉と精神障害者

集団の和を尊び、個人の権利主張を疎み、他者に迷惑をかけないことが道徳律とされている日本人は、「公共の福祉」という言葉に弱い。概念も曖昧な「公共の福祉」を理由に、社会から排除されてきたのが精神障害者や知的障害者などである。

旧優生保護法により遺伝性とされた者には強制避妊手術を、遺伝性でないとされた者には保護義務者の同意を得て不妊手術を施し、「不良な子孫」を断つという国策が遂行された[3]。**精神衛生法**により、「正常な社会生活を破壊する危険」があるとみなされた精神障害者・知的障害者は精神科病院に強制隔離された。優生思想も社会防衛思想も、「公共の福祉」を「公益」と解釈する論理によって正当化され、政策として制度化され、多くの専門職が制度の執行者としての役割を担っていた。

ソーシャルワーカーは社会福祉職であるが、「公共の福祉」という言葉には、懐疑的に距離を取らねばならない。これに対置されているのが「基本的人権」であることを踏まえ、精神保健福祉士には現行の精神保健福祉法制度に内在する人権侵害を鋭敏にキャッチすることが求められる。特に長期入院者は、人身の自由が侵害されているだけでなく、法定手続の保障や職業選択の自由、居住・移転の自由も奪われ続けており、多くの基本的人権が侵害されている状況に今もある。

C. 社会正義の実現

[1] 社会正義とは

国際ソーシャルワーカー連盟の「**ソーシャルワーク専門職のグローバル定義**」(2014年)では、「社会正義、人権、集団的責任、および多様性尊重の諸原理は、ソーシャルワークの中核をなす。」と規定されており、社

一元的内在制約説
「公共の福祉」は、社会の共同生活を成立させるために、それぞれに保障されている人権相互の矛盾を調整する公平の原理であるとした。

ソーシャルワーク専門職のグローバル定義
2014年7月に国際ソーシャルワーカー連盟と国際ソーシャルワーク教育学校連盟が採択した。

日本ソーシャルワーカー連盟
日本ソーシャルワーカー協会、日本医療ソーシャルワーカー協会、日本社会福祉士会、日本精神保健福祉士協会の4団体で構成される連合体で、世界ソーシャルワーカー連盟の日本支部と位置づけられる。

社会正義
social justice

国際労働機関
ILO: International Labor Organization

SDGs: Sustainable-Development-Goals
2015年に採択された「持続可能な開発のための2030アジェンダ」で、17の持続可能な開発目標（SDGs）が定められ、現在および将来の人びとと地球の平和と繁栄のための目標とされた。

実定法
その国の立法府等で人により定立された法で、国など特定の社会内で実効的に行われている法を指す。

自然法
人間や事物の本性を基礎とする法で、あらゆる時代や場所に妥当するとされる。

会正義はソーシャルワークの諸原理の中でも筆頭に挙げられている。

　また、**日本ソーシャルワーカー連盟**の「ソーシャルワーカーの倫理綱領」でもこれに倣い、「われわれは平和を擁護し、社会正義、人権、集団的責任、多様性尊重および全人的存在の原理に則り、人々がつながりを実感できる社会への変革と社会的包摂の実現をめざす専門職であり、多様な人々や組織と協働することを言明する」と前文で記している。そして、原理の「Ⅲ（社会正義）」では「ソーシャルワーカーは、差別、貧困、抑圧、排除、無関心、暴力、環境破壊などの無い、自由、平等、共生に基づく社会正義の実現をめざす」と記している。

　ここで取り上げる**社会正義**とは、社会的公正とも訳される。常識に照らして、社会生活を行う上で必要とされる正しい道理のことを指す[1]。すべての人間を、その出自や人種、性別や年齢、身体精神的状況、宗教的文化的背景、社会的地位、経済状況の違いにかかわらず、かけがえのない存在として尊重し、差別や貧困、抑圧や排除、暴力、環境破壊などのない、自由で平等な共生社会を創ることを目指すことが、ソーシャルワーカーの社会正義といえる。

　国際労働機関（ILO）は「世界の永続する平和は、社会正義を基礎としてのみ確立することができる」という言葉で始まるILO憲章を1919年に採択している。2007年の国連総会では、毎年2月20日を「世界社会正義の日」として制定し、貧困の撲滅や、男女の同権、労働者の権利等の社会正義の尊重の向上を訴えている。2015年にすべての国連加盟国によって採択された**SDGs**も、地球上の社会正義を実現するためのグローバルな理念と目標を提示したものといえる。

［2］正義への問い

　ただし、「常識」や「正義」は国や時代状況によって異なり、科学の発達や人びとの意識の新陳代謝とともに変化する。「力こそ正義」がまかり通る世界は不公正と多くの人が思うところであるが、「数こそ正義」は民主主義国家でまかり通っている。

　正義は、個々人の間での価値観の相違による葛藤や衝突でも生じる。それぞれの正義がぶつかり合う場が政治である。政治は、それぞれの思想に基づくルールの全体化を求め、異なる思想を有する他者を同一化しようとする。それぞれの立場により、正義の捉え方も異なる。マタイスによれば[9]、**実定法理論**では、正義は「法に従うこと」であり、「正義＝コンプライアンス（適法）」と考える。**自然法理論**では、正義は「自身に与えられるべき権利を守ること」であり、「正義＝人間に根ざす生まれつきの権利」と

主張する。社会福祉の理論では、正義は「社会福祉を促進すること」であり、「正義＝社会福祉の促進」に置きながら**自然法理論**に接近していると考えられている[9]。しかし、社会福祉の立場でも、功利主義的な解釈により「公共の福祉」が強調され過ぎると、少数派の個人の権利は蹂躙されることになる。

　多数決を骨格とする民主主義の生み出す法が、少数者に不利益や苦境を与えることは稀ではない[10]。前述の優生思想も社会的防衛思想も、多数派がマイノリティを社会から排除し、抹殺しようとしたものに他ならない。時々の最先端の科学技術を背景に、人びとは優生思想や社会防衛思想を疑わず、国家が法制度化することで時代の常識として流布され、多くの障害者が抑圧され、傷つき、生命を脅かされてきた歴史がある。

　個人に焦点化して、問題をその人に内在化して考えるようになると、社会正義の視点は失われる。人間は常に社会的存在であり、生活上の問題はその人の置かれた諸関係や状況の総和として顕在化している。人を全体的状況の中の個人として捉えるソーシャルワーカーの実践には、社会正義の実現に照らして課題を考える視点が欠かせない。

D. 法の下の平等

[1] 日本国憲法第14条

　「**法の下の平等**」とは、権利の享有や義務の負担に関して、すべての人が法律上平等に取り扱われなければならないとする、基本的人権の尊重に係る原則の一つである。人間は生来平等であるとの理念が、自由の理念とともに、重要な原理とされている[7][8]。

　日本国憲法14条1項は「すべて国民は、法の下に平等であって、人種、信条、性別、社会的身分又は門地により、政治的、経済的又は社会的関係において、差別されない」と定める。「法の下の平等」を定めたこの条文には、2つの意味がある。1つは、国家が政策を行うにあたっての客観的法原則（**平等原則**）を定め、不合理に差別せず、誰に対しても法を平等に適用することを定めている。もう1つは、人びとが平等に差別されない個人的権利（**平等権**）を保障したもので、法的に平等に扱われることを定めている。

　特定の人だけを差別する法律は作ってはならず、また特定の人だけが有利もしくは不利になるような法の運用は許されないとする「法の下の平等」が、最高法規の憲法によって定められている。このことは、国民として当たり前のことと考えがちであるが、現実には必ずしもそうではない。

自然法理論に接近
日本社会福祉士会の倫理綱領では、「原理」Ⅱ（人権）において「社会福祉士は、すべての人々を生まれながらにして侵すことのできない権利を有する存在であることを認識し、いかなる理由によってもその権利の抑圧・侵害・略奪を容認しない」としている。

功利主義
より多くの人の幸福の追求や、社会全体の利益を最善とする、ベンサムによって体系化された考え方。少数者の幸福は制限されてもよいと考えられがちになる。

その一例が、精神障害のある人に対する現行の精神保健福祉法である。

［2］日本弁護士連合会の決議

　日本弁護士連合会（以下、「日弁連」と記す）は、2021（令和3）年10月「**精神障害のある人の尊厳の確立を求める決議**」[(11)] を行った。精神障害のある人の中には、数十年もの長期にわたり入院隔離を強いられている人もいることに触れ、「これらの人権侵害は、精神障害のある人に対する特別な法制度がもたらしている」と指摘している。精神保健福祉法が、「精神障害のある人だけを対象として、精神障害があることを理由に、強制入院制度を設けた。期限のない施設隔離によって、その人の人生と尊厳を制約してきた。この法制度が精神障害のある人に対する差別偏見を規範化し、精神障害のある人は地域から隔離排除すべきとの誤った社会認識を構造化した」[(11)] と批判している。「人権侵害の根絶を達成するために、現行法制度の抜本的な改革を行い、精神障害のある人だけを対象とした強制入院制度を廃止して、これまでの人権侵害による被害回復を図り、精神障害のある全ての人の尊厳を保障すべく、国に対して法制度の創設及び改正を、国及び地方自治体に対して多様な施策を実施するよう求める」[(11)] としている。

　憲法で「法の下の平等」が謳われながら、優生思想や社会防衛思想を背景に、さまざまな基本的人権が制限される差別を受け続け虐げられてきた精神障害者の復権を強く求めたものといえる。

［3］精神医療国家賠償請求訴訟の問うもの

　この日弁連の決議に先立って2020（令和2）年9月には、**精神医療国家賠償請求訴訟**が提訴されている。この裁判の原告である伊藤時男氏は、17歳時に初回入院してから累計約45年に及ぶ長期入院を強いられた。たまたま2011（平成23）年に発生した東日本大震災と福島第一原子力発電所の爆発事故により、避難を余儀なくされることとなり、転院先の病院で「入院不要」と判断され地域社会に生還することができた[(12)]。

　裁判では、精神障害のある人に対する隔離収容政策を推し進めた国を被告としている。数十万人に及ぶ長期社会的入院者を生み出してきた日本の精神医療政策を問い、今もなお長期入院を強いられ続けている患者の救済を訴えている。諸外国からの**クラーク勧告**、**ICJ勧告**、**国連メンタルヘルスケア原則**等を無視し続けて、実効ある政策転換と法改正、予算措置を取らなかった行政府（厚生労働省）と立法府（国会）の不作為を問うている[(13)]。

　隔離収容政策は、優生思想と社会防衛思想を背景としている。基本的人権の保障が日本国憲法で定められていても、精神障害のある人の多くは、

長期入院
39年間入院していた病院では「あんたは大地震でもあれば退院できるかもね」と主治医から言われていた。

精神科病棟内死亡患者
➡ p.112 第4章1節

人権を蹂躙され虐げられてきた。法の下の平等が謳われながらも、地域で自由に生きる権利を奪われたまま病院内で亡くなっていった人も多い。「精神障害者の社会的復権」と「社会的入院の解消」をミッションとして国家資格化された精神保健福祉士は、本節で取り上げた原理をこころに留めながら、社会正義を目指す現場での実践に、粘り強く取り組む必要がある。

注）

(1) 『広辞苑（第 6 版）』岩波書店，2008.
(2) 高岡健編『隔離・収容政策と優生思想の現在』メンタルヘルス・ライブラリー43，批評社，2020.
(3) 藤野豊『戦後民主主義が生んだ優生思想―優生保護法の史的検証』六花出版，2021.
(4) 冨永健太郎「優生思想」『リハビリテーション研究（障害者の福祉・ノーマライゼーション増刊）』46（4），2017，p.48.
(5) 広田伊蘇夫『立法百年史―精神保健・医療・福祉関連法規の立法史（増補版）』批評社，2007.
(6) 古屋龍太『精神科病院脱施設化論―長期在院患者の歴史と現況、地域移行支援の理念と課題』批評社，2015.
(7) 池田政章「基本的人権」『日本大百科全書（ニッポニカ）』小学館.
(8) 福田幸夫・森長秀編『権利擁護を支える法制度』弘文堂，2021.
(9) マタイス，A.「『正義』に関する一考察」『社会正義紀要』（2），上智大学社会正義研究所，1983，pp.3-22.
(10) 横藤田誠『精神障害と人権―社会のレジリエンスが試される』法律文化社，2020.
(11) 日本弁護士連合会「精神障害のある人の尊厳の確立を求める決議」全文，2021.
(12) 古屋龍太「長期社会的入院から生還する契機となった東日本大震災―約 40 年に及ぶ精神科病院入院から精神医療国家賠償請求訴訟へ」『精神保健福祉』52（2），2021，pp.92-94.
(13) 古屋龍太「精神医療国家賠償請求訴訟が問う国家の不作為―問われる精神医療政策の歴史、この国のかたちと私たち」『精神医療』第 5 次（3），2021，pp.2-7.

▌理解を深めるための参考文献

● 高岡健編『隔離・収容政策と優生思想の現在』批評社，2020.
　29 名の執筆陣が、旧優生保護法、精神保健福祉法による措置入院・医療保護入院、医療観察法を通して、この国の精神医療政策の現状とあるべき姿を論じている。

2. 障害者福祉の理念

A. リハビリテーション

　リハビリテーションは、疾病または事故による後遺症や障害を負った人などを対象とした能力回復訓練を指して「リハビリ」と短縮した形で使われることも多く、すでに日常生活において浸透している用語である。上田は、リハビリテーションとは本来「人間らしく生きる権利の回復」であり「**全人間的復権**」の意味であるという[(1)]。そのような高次元の意を有するリハビリテーション理念の誕生や発展の背景に、人間らしく生きる権利を根こそぎ奪う戦争があることを、どれだけの人が理解しているだろうか。

[1] リハビリテーションの語源

　リハビリテーションの語源をさかのぼると、ラテン語の形容詞「habilis」、接続詞の「re」、接尾語「-ation」で構成されている。「再び適した状態にすること」「人間たるにふさわしい状態にすること」という意味を有するが、用いられ方は時代により少しずつ広がっている。中世では宗教界での「破門の取り消し」や高官等の「身分・地位の回復」など、近代になると「名誉や権利の回復」、現代に移行してからは犯罪者等の社会復帰（更生）、政治家の「政界復帰」、災害からの「復興」などの意味で用いられている。何らかの事由により尊厳や権利および名誉が損なわれた状態からの回復を支援することを、リハビリテーションと称していることがわかる。

　障害のある人のリハビリテーションなど、医学分野におけるこの言葉の歴史は100余年とまだ短い。しかし、この間発展し続けた概念は、特に1970年代以降に深化を見せている。その流れは障害観の変遷にも通じる。

[2] リハビリテーションの歴史

　第一次世界大戦（1914〜1918年）により命をとりとめた多くの傷痍軍人が祖国に帰還したことを受け、1917年にアメリカ陸軍病院に「身体再建およびリハビリテーション部門」が開設された。責任者の医師**モック**は「リハビリテーションとは、能力の低下した兵士を再び軍務に復帰させること、障害を残して退役する兵士を経済的に有益な存在にすること」と述

モック
Mock, Harry Edgar
1880–1959

べている。

　1918 年には、アメリカで傷痍軍人を対象に「**職業リハビリテーション法**」が、続けて 1920 年に一般市民向けに「**スミス・フェス法（職業リハビリテーション法）**」が制定された。世界で初めてリハビリテーションという用語を冠した法律で、対象は重度障害者を除く身体障害者に限られていた。

　障害を負った人の尊厳や権利の回復ではなく、国や社会の再興を目的とする労働力の回復が職業リハビリテーションの法制度化に強く影響したことがわかる。戦争で負傷した多くの若者が年金生活する状況が、「税金に依存して生活する者（Tax Dependent）」の増加という政策問題となった。モックが述べた「経済的に有益な存在」すなわち「納税者（Tax Payer）」を増やすことが身体障害者の職業リハビリテーションの目的だった。

　傷痍軍人のリハビリテーションの流れとは別に、第一次と第二次大戦の間に発生し障害の一大原因となったポリオに対し、イギリス、ドイツ、オーストリアで治療やリハビリテーションが取り組まれ、その後アメリカも続いた。1929 年、アメリカは後の世界大恐慌につながるウォール恐慌に陥り経済が破綻した。1933 年に大統領に就任したルーズベルトは、就任以前にポリオに罹患し、リハビリテーションを受けており、自らも出資して一大リハビリテーションセンターを建設している。政界復帰後に取り組んだ社会保障法制定を含むニューディール政策には自身の体験が大きく活きていたと考えられる。

　第二次世界大戦（1939 ～ 1945 年）により、戦禍に巻き込まれた子どもや高齢者を含む民間人も合わせ、多くの負傷者が欧米に溢れることとなった。1943 年に職業リハビリテーション法が改正された際には、知的障害者や精神障害者へ対象が拡大された。しかし、納税者になれないからと外されていた重度障害者が対象に含まれるようになるのは、「職業」が外れて「リハビリテーション法」となる 1973 年の改正を待たねばならなかった。

[3] 主要領域から総合的リハビリテーションへの発展

　1968 年に、WHO（世界保健機構）がリハビリテーションの定義を次のように示している。「機能的能力が可能な限りの最高レベルに達するように、医学的、社会的、教育的、職業的手段を併せ、かつ相互に調整をして、個体を訓練あるいは再訓練すること」。

　障害者個人に焦点を当てた「医学モデル」が強調されていた時代に、新たに示されたこの定義には、総合的なリハビリテーションの考え方が認められる。断片的なリハビリテーションの提供ではなく、障害者一人ひとりが望む人生を実現する「全人間的復権」を目指したものである。その後、さ

スミス・フェス法
Smith-Fess Act

ポリオ（急性灰白髄炎）
脊髄性小児麻痺とも呼ばれ、ポリオウイルスによって発病する。感染者の便を介してうつり、手足の筋肉や呼吸する筋肉等に作用して麻痺が生じる（厚労省ウェブサイトより）。

第１章●障害者福祉の理念　2：障害者福祉の理念

13

まざまな障害者運動とそれに伴う障害福祉の理念の登場により、「社会モデル」が現れ、今は「統合モデル」のリハビリテーションが主流となっている。

ここでは、主要4分野のリハビリテーションについて概観しておこう。

(1) 医学的リハビリテーション

医学的リハビリテーションとは、疾病や外傷に起因する生活上の支障のうち身体の失われた機能および残存機能の回復やあらゆる手段を講じてその機能を代償する行為を指す。具体的には、身体的、生理的機能の回復を目指し働きかける**理学療法**や手工芸、音楽、調理、スポーツなどの種々の作業課題を通し作業能力の回復や向上を目指す**作業療法**などが代表的である。その他にも、発声発語や言語機能、聴覚機能など、主としてコミュニケーション機能に働きかける言語聴覚療法、視覚や視力の機能に働きかける視能訓練などがある。これらの訓練等には、各専門の資格を有する理学療法士、作業療法士、言語聴覚士、視能訓練士などがあたり、障害を発症した当初に治療と並行して多職種チームアプローチによる提供がなされる。

(2) 職業的リハビリテーション

職業的リハビリテーションは、障害により職場および就労の機会を失った人や就労の機会を得られない人を対象に、雇用の機会獲得や雇用状況の継続を目的とする。国際労働機関（ILO）が1983年に採択した**「職業リハビリテーションおよび雇用に関する条約」**に職業的リハビリテーションの定義がある。職業評価、職業指導、職業準備訓練と職業訓練、職業紹介、保護雇用、フォローアップの6項目が基本原則に挙げられている。障害当事者に対する症状の管理や困難への対処方法の指導とあわせ、職場開拓や職場環境整備など職場や地域社会への働きかけもあり、ソーシャルワークにおいても重要な視点である。

(3) 教育的リハビリテーション

教育的リハビリテーションの目的は大きく2点ある。1つは障害がある者の学ぶ権利の保障である。障害児が教育から排除されてきた歴史は長く、現代社会においてなお、疾病や障害ゆえに学ぶ機会を剥奪されることが多い。視覚障害や聴覚障害のある児童生徒・学生に対する他の者と平等な教育環境の確保などは、IT化による改善もある一方で、教材の準備一つみても未だ課題が多い。近年、医療児ケアの教育保障が議論され実現してきたが、改めて障害児・者に対する高等教育や生涯教育までを視野に入れた修学機会や環境の整備がこの分野で求められる。

もう1つの目的は、障害のある人自身や家族が、疾病や障害の特性への理解を深め、対処の仕方や活用できる社会資源について学ぶ機会の提供である。特に、精神障害、発達障害、高次脳機能障害などは、自他ともに障

害についてわかりにくい特性がある。生活課題に直面する中で、初めて特性や対処方法などについて本人も関係者も理解を深める機会となることが多い。そのため、体験を通した地域社会における学習の機会が重要となる。

（4）社会的リハビリテーション

1981 年の国際障害者年は「完全参加と平等」をスローガンに掲げたが、実現に向けた取組みは、障害者個人への働きかけだけでは限界がある。

完全参加と平等は同列ではなく、完全参加のためには平等が土台となる。社会生活の基盤に挙げられる衣食住の確保のためには経済的基盤が必要となる。確保が困難な場合は、所得保障や福祉サービスなどの社会資源を活用し、社会資源の不足時には創設や開拓の動きを要する。さらには整備促進のための予算措置等、社会の応援体制づくり、偏見や差別などへの働きかけが求められる。環境改善や整備など、人びとの意識変革も含めた働きかけを通して、障害のある人が社会参加を果たし自己実現を図ることの支援を**社会的リハビリテーション**と呼ぶ。

以上、主要とされる 4 分野を概観してみた。第二次大戦後、戦争当事国とはなっていない日本の障害の発生原因は変化している。身体障害の場合は、労働災害や交通事故、また医療技術の進歩による早期治療と長寿命化が進み、身体に生じた麻痺や残った障害を抱えて生活する人が子どもや高齢者にも増えた。教育分野では子どもや青年を中心に、職業分野では主に成人が、医学分野では高齢者を中心に全世代にわたり、それぞれリハビリテーションが重要となる。人間らしく生きる権利の回復としてのリハビリテーションが目指す **QOL** の向上に対しては、介護、工学、建築、各種行政分野など官民協働で多分野多職種協働によるアプローチが欠かせない。

［4］リハビリテーション概念の発展・深化

本項では、WHO および国連（国際連合）文書等からリハビリテーション概念についての変遷を追ってみておこう。

1958 年の WHO の医学的リハビリテーション専門委員会の第一次報告では、リハビリテーションがチームアプローチを基本とすること、医学的リハビリテーションと並行あるいはやや遅れて教育的・職業的・社会的側面が緊密に協力して行われ、発症から社会への再統合までの全過程がスムーズに連続して実行される必要があることが、述べられている。

1969 年の第二次報告では、医学的、社会的、教育的、職業的な手段を巧みに組み合わせて用い、その個人を、機能的な能力の可能な最高水準にまで訓練あるいは再訓練することについて述べられている。ここまでは、機能訓練に重きが置かれていたことがわかる。

QOL: Quality of Life
「生活の質」「人生の質」などと訳される。1970 年代から保健医療分野で注目され始めた概念。患者自身の主観的評価を重視する質的指標。国際的な定義はないが、WHO が 1994 年 に 定義とWHO/QOL-100 という包括的評価尺度を開発。

その後、公民権運動や消費者主義の発展などの影響と、当事者主体という発想の広がりなどを受け、障害概念は問い直しを迫られることとなった。

1981年に出された障害予防とリハビリテーション専門委員会報告書は、以下のように記している。「リハビリテーションは能力障害や社会的不利を起こす諸条件の悪影響を減少させ、障害者の社会統合を実現することを目指すあらゆる措置を含む。リハビリテーションは、障害者が自分の環境に適応できるように訓練するだけでなく、その社会統合を容易にすることをも目的とする。障害者自身、その家族、そして彼らの住む地域社会はリハビリテーションに関係する諸種のサービスの計画と実施に関与しなければならない」。ここでは、リハビリテーションの手段が「あらゆる措置」を含み、環境適応にとどまらず「社会統合」を目指して、本人だけではなく家族や地域社会の関与が重要であることを指摘している。**コミュニティ・ベースド・リハビリテーション**（**CBR**）の考え方が現れていることも含め、リハビリテーションの定義が従来とは大きく変更されていることがわかる。

1982年の国連「障害者に関する世界行動計画」では、以下となる。

「リハビリテーションとは、機能障害をもった人が最適な精神的、身体的、社会的な機能水準に到達することを可能にし、それによってその人に自分自身の人生を変革する手段を提供することを目指す、目標指向的で時間を限定したプロセスである」。前年のWHOの定義がより簡潔に具体化されている。「人生を変革する」手段を提供することがリハビリテーションの目的であることが明示され、かつ、当事者主体の思想が強く打ち出された。同時に、目標指向的かつ時間を限定した有期限のプロセスとの視点も明確化された。

2008年に発効した国連の「**障害者の権利に関する条約**」の26条ではリハビリテーションについて、次の定義が示された。「障害者が、最大限の自立並びに十分な身体的、精神的、社会的及び職業的な能力を達成し、及び維持し、並びに生活のあらゆる側面に完全に受け入れられ、及び参加することを達成し、及び維持することを可能とするための効果的かつ適当な措置（障害者相互による支援を通じたものを含む。）をとる。このため、締約国は、特に、保健、雇用、教育及び社会に係るサービスの分野において、包括的なリハビリテーションのサービス及びプログラムを企画し、強化し、及び拡張する」。

リハビリテーションの目的に、望ましい状態の「達成」だけでなく、「維持」することも追記され、そのプロセスも含まれることが明示されている。多様な手段を活用し、さまざまな分野において包括的なサービスやプログラムを提供することが必要であることも明記されている。現代は総合的リ

CBR: Community Based Rehabilitation
1994年にILO、UNESCO、WHOが合同で以下の定義をしている。「CBRは障害者や家族、地域社会による共同の運動、適切な保健、教育、職業、社会サービスによって実施される」。

障害者権利条約
Convention on the Rights of Persons with Disabilities
日本政府の公定訳では「障害者の権利に関する条約」とされている。

ハビリテーションの考え方が関係者によって共有されていることがわかる。

なお、関連する ADL 概念の登場を大事な流れとして押えておきたい。現在、日常的に活用されている **ADL** の概念は、医師ディーヴァーの研究や臨床に礎がある。ディーヴァーは、戦傷兵の体力回復プログラムの開発・指導で成果を上げた。その後、身体障害児・者研究所において脊椎損傷者のリハビリテーションに携わり、ADL の概念や基本技法を確立している。1945 年に『日常生活に必要な身体活動—日常生活活動』を著した。「生命」を重要な価値とした従来の医学に対し、「生活」の視点を導入したことが画期的と評され、リハビリテーションの発展に大きく寄与した。

ADL: Activities of Daily Living
日常生活動作のこと。食事、排泄、更衣、移動、入浴など日常生活の基礎動作。身体機能（PADL）と複雑な道具を用いる機能（IADL）と双方を合わせる総合的 ADL という3つの要素がある。

ディーヴァー
Deaver, George G.
1890-1973

B. ノーマライゼーション

[1] 北欧における知的障害者の施策に関する法制定にみる源流

国連が 1940 年代後半に世界人権宣言や児童の権利宣言を採択した後、1950 年代に入り、ノーマライゼーションの理念は北欧スカンジナビア諸国で誕生した。当時、各国では穏やかな生活保障を目的に謳い、知的障害児・者らが暮らす場は一般市民と離れた地や環境に造られた施設であった。

デンマークでは、1950 年代前半に知的障害児の親の会が設立され、巨大施設に収容された子どもに対する人権侵害の事実と、子どもたちには家族と共に暮らす権利があるという訴えを起こした。当時、訴えを聴き対策を検討した社会省の担当官であった**バンク‐ミケルセン**は、デンマークがナチスドイツに占領されていた時代に捕虜であった自らの収容体験が重なったという。彼は、ノーマライゼーションの理念を実現することを目指して、精神遅滞者ケア法いわゆる「**1959 年法**」を制定した。

バンク‐ミケルセン
Bank-Mikkelsen, Neils Erik
1919-1990

バンク‐ミケルセンは、ノーマライゼーションを「障害のある人たちに、障害のない人びとと同じ生活条件をつくりだすこと」だと示した。

その後、1967 年にスウェーデンでも知的障害者援護法が制定された。その制定に尽力したのは、スウェーデン精神遅滞者協会の事務局長をしていた**ニィリエ**である。1969 年にノーマライゼーションの原理についての論文を発表したことで、体系化された形で各国に広まった。

ニィリエ
Nirje, Bengt
1924-2006

ニィリエはノーマライゼーションを「知的障害者が、社会の主流となっている規範や形態にできるだけ近い日常生活の条件を得られるようにすること」とした。そのうえで、具体的目標と 8 つの原理を以下のように提唱している。①プライバシーや活動等に関連した 1 日のノーマルなリズム、②1 週間のノーマルなリズム、③1 年間のノーマルなリズム、④ライフサイクルにおけるノーマルな経験をする機会、⑤要求や自己決定におけるノ

ーマルな尊重、⑥男女両性がいるノーマルな性的文化環境、⑦ノーマルな経済水準、⑧ノーマルな生活環境水準。ここでいう「ノーマルな」とは、同年代の市民と「同等の、普通の」という意味である。

　集団的に画一的な管理処遇を行う巨大施設（**全制的施設**）では、入所児・者が無力化させられていくことが判明している。ノーマライゼーションは、その環境を解体する仕組みと実施プロセスを具体化して示したといえる。

［2］対人サービスの概念としての再構成

　北欧の2人は、ノーマライゼーションの理念は環境条件の整備に有効な意義を示すとして、知的障害者の居住に関する設計や運営を中心に改革を行った。アメリカのケネディ大統領が組織する「精神遅滞に関する大統領委員会」が後援する論文集には、ニィリエがアメリカの巨大施設の在り方を批判している論文が収められている。1969年には、アメリカ出身の**ヴォルフェンスベルガー**がスカンジナビアを訪れたとき、ノーマライゼーションの普及ぶりに関する圧倒的現実を目の当たりにして衝撃を受け、その後、アメリカ、カナダ、イギリスでの展開に寄与することとなった。

　ヴォルフェンスベルガーは、対人援助のシステム作りによる理念の実現を目指した。後に、アメリカのネブラスカ州においてENCORという住宅や雇用、教育などのサービスシステムを展開している。さらに、人の行動と特性を文化的にノーマライズするという手順と行動変容に焦点を当てた。具体的には、サービスやシステムの中でノーマライゼーションがどのように実施されているかに関して、人材養成やプログラム、財源などの分析システムを開発した。また、障害者にとって「価値ある社会的役割の獲得」が重要とした**ソーシャル・ロール・バロリゼーション**（SRV）を唱え、北欧の2人とは異なる視点で障害者支援に関する価値を提唱した。

　ソーシャル・ロール・バロリゼーションとは、「可能な限り、文化的に標準となっている手段を用いて、人びと、特に価値評価の点でリスクを抱えている人びとのために、価値ある社会的役割を可能にすること、確立すること、高めること、支持すること、そして防衛すること」である。

［3］ノーマライゼーションの発展と脱施設化

　ノーマライゼーション理念は、その後北欧においては脱施設化や社会的統合の推進力となった。デンマークでは、対象別にサービスを規定する方法は、隔離主義や保護主義を生みノーマライゼーションの実現には至らない、との考えが浸透した。その結果、1980年に障害者のみをサービス対象とする法律を廃止し、新たに統合された「社会援助法」において個々の

ニーズに応じてあらゆるサービスが提供されることになった。また、スウェーデンでは、入所施設の解体・閉鎖と地域生活支援のための方策を打ち出した「**知的障害者等特別援護法**」が1986年に施行された。ノルウェーでは1995年にすべての知的障害者施設が閉鎖されるに至っている。アメリカでも、1950年代後半から精神障害者の巨大精神科病院への収容や知的障害者の施設収容施策に対する批判が高まり同様の流れが起きた。1963年に、**ケネディ大統領が議会に提出した教書を受けて**、州立の精神病院や施設の解体が始まり、1970年代に脱施設化の運動が展開した。

　このようにノーマライゼーション理念の実現とは、共に生きる社会づくりを目指し、そのための社会変革を進めることである。暮らす場を変えれば良いだけではない。家庭や地域での生活においても「ノーマルな」生活をいかに取り戻していくのかが課題となる。自己決定には責任も伴い、主体性を育むことが大切になるが、自分らしくあることを肯定できないままで自己主張や自己決定を行うことは難しい。地域から阻害され、収容され画一的な処遇を受けてきた人びとは、自己主張の仕方がわからず、選択肢がない中、決定の機会を奪われ続けてきた。自己決定が困難な状況は、単に障害があることが理由ではない。ごく当たり前の生活が送れる環境の中で、自身で主張し選択決定し自分自身の人生を生きる、その環境をつくる支援の力がソーシャルワーカーに問われている。

C. エンパワメント、自立生活

[1] エンパワメント

　エンパワメントとは、パワーレスな状態（無力化）にある人が、自らを人生の主体者として「自らの生活をコントロールする力」を取り戻し「自信を回復する」ことを指す。支援の概念においては、パワーレスな状態を改善するための活動を手助けするプロセスとされ、北野は、日本語訳は難しいとしつつ「共に生きる価値と力を高めること」と仮訳している[2]。

　1950年代のアメリカの公民権運動において、社会的に差別されパワーを奪われた黒人が法律上平等な地位の獲得を目指して展開した運動理念として登場した。その後、反差別運動や変革を求める運動理念として、当事者運動全般に用いられるようになった経緯がある。**ソロモン**が黒人に対するソーシャルワークにエンパワメントアプローチを提唱し、社会福祉における支援の理念として規定された。実践における4つの活動レベルがある。①個人レベルは、抑圧的、差別的な環境に置かれて無力感を覚える利用者とともに潜在的能力を確認し、状況を批判的に受け止めていけるような

ケネディ教書
アメリカ合衆国第35代大統領のケネディが精神疾患と精神遅滞の問題に対して1963年に議会に提出した教書のこと。従来の入院中心から地域ケアに重点を置くことを強調し精神障害者の施策に関する基本方針の転換となった。

ソロモン
Solomon, Barbara
1934–

パターナリズム
「父権主義」ともいわれる。当事者に対し、自分にとって利益となることを当事者のためとしながら押し付ける在り方。当事者の力を奪ってしまい、当事者の真の利益にならない支援の在り方。

情報提供や主体性への支援である。

②集団レベルは、同じような環境にある人たちの文化を尊重しながら集団として解決力をつけるための支援として組織化活動を行う。

③組織レベルは、政策に関するソーシャルアクションを行う支援をする。

④政治レベルは、制度創設や改善等、政治的課題として明確化を支援する。

エンパワメントの概念には、専門家の**パターナリズム**が利用者を無力化させていないかについて点検するパートナーシップの視点が重要であることを理解しておこう。精神障害者の支援においては、彼らを無力化させているさまざまな要因に対して、利用者との対等な**パートナーシップ**と**ストレングスモデル**により環境要因の改善を働きかける支援が重要となる。

地域に仲間が集える場を作りたいと、当事者達がセルフヘルプグループを立ち上げ先進的な地域へ見学に行き、自分達の町に憩いの場を創設した活動事例などは、まさに主体的な変化を重ねるエンパワメント事例である。

[2] 自立生活

tax payer
納税者
➡ p.13

エド・ロバーツ
Edward Roberts
1939–

1960年代後半から1970年代にアメリカで起きた**IL運動**が、リハビリテーションにおける新たな「自立生活の概念」を生み出した。職業リハビリテーションを中心にtax payerの再生に長く重きを置いてきたアメリカで、重度の身体障害を持つエド・ロバーツなどカリフォルニア大学バークレイ校の学生が中心に起こした運動である。「自己決定と選択に基づいた生き方」をしていれば「必要な介助・援助を受けての自律した生活」は「自立した生活」と言えると、「**IL（Independent Living）運動**」を展開し、従来の自立概念を転換したのである。上田は、IL運動によって自立生活には階層的な構造があることが明らかになったとする。重要だが絶対的なものではない「ADL自立」、それ以上に重要な「社会的自立」（経済的自立を含む）、さらに上位にあるのが「精神的自立」という階層である[1]。

自立生活センター
CIL: Center for
Independent Living

IL運動は、障害のある学生に必要な援助提供サービスに関する「身体障害者学生プログラム」を開発し、サービス提供機関として**自立生活センター（CIL）**を設立・運営することや、ピアカウンセリング手法の普及にとどまらず、障害者の地域生活のための権利擁護運動に発展する成果を見せた。「リスクをおかすことの尊厳」も、この自立観の確立において確認され、まさに従来の専門家による保護主義を批判するものとなった。挑戦や冒険はリスクも伴うが、それらが人生の醍醐味であり、そうした権利は障害者も保障され、奪われるべきではないとの意である。このような運動の成果は、国連の障害者権利条約における自立生活に関する第19条の規定に結実したといえる。日本でも各地で**JIL**が活動を展開している。

JIL: Japan council on
Independent Living
centers
全国自立生活センター協議会

D. 機会均等、インクルージョン

［1］ 機会均等

　国連は、1971 年に「精神薄弱者の権利宣言」を、1975 年には「障害者の権利宣言」を採択している。宣言には障害者のリハビリテーションや労働、経済保障などの権利、差別や搾取からの保護が謳われている。1976年の総会ではこれらの宣言を具体化する目的で 1981 年を国際障害者年とすることを決め、「完全参加と平等」をスローガンに掲げた。1982 年には「障害者に関する世界行動計画」を定め、1983 年から 1992 年までを国連・障害者の 10 年として各国に行動計画の実施を求めた。これらの取組みにより確実に一定程度の普及啓発がみられたが、掲げた目標に照らせば不十分であった。そのため 10 年の中間年にあたる 1987 年の中間年専門家会議では、障害者差別撤廃に関する条約の必要性が訴えられた。

　世界人権宣言の主旨に照らせば、差別の禁止が謳われていることは自明と思われるが、明記されてはいない。宣言はそもそも法的拘束力をもたない。そのために法的拘束力を有する条約を求める動きになり、条約策定への提案が 2 度なされた。しかし、主に財源問題への懸念と障害者のみを特別扱いすることに対する視点から否決され、条約化の動きは頓挫した。1993 年に「障害者の機会均等化に関する基準原則」（以下、機会均等規則）が採択された。法的拘束力はなく、妥協策のように捉えられる向きもあるが、条約否決のプロセスにおいて、平等とは何か、という議論が深化したことは大事な布石となった。機会均等規則の序文および目的に記されている内容を一部抜粋転載する[3]。

　「この新たな概念は障害を持つ個人が経験する制約と、障害を持つ人の環境の設計と構造並びに国民全般の態度とに密接な関係があることを示した」。

　「本規則の目的は障害を持つ少女・少年・女性・男性が、他の市民と同様に、自分の属する社会の市民としての権利と義務を果たすよう保障することにある。障害を持つ人がその権利と自由を行使するのを妨げ、障害を持つ人が各自の社会の活動に完全に参加するのを困難にしている障壁が世界の全ての社会に未だに存在している。政府の責任はこのような障壁を取り除くことである」。

　「機会均等化が意味するのは、社会の仕組みと、サービスや活動、情報、文書といった環境を、全員に、特に障害を持つ人に利用できるようにする過程である。平等な権利の原則とは、各個人全員のニーズは等しく重要であり、そのニーズが社会の設計の基礎とされなければならず、全ての個人

に参加への平等な機会を保障するように全資源は利用されなければならないことである」。

　機会均等規則では、社会の在り方が機会の均等を阻害しているとの前提で社会そのものの変革を求めており、社会モデルが強調されている。

［2］ソーシャル・インクルージョン（社会的包摂）

　近年、新しい社会福祉の考え方として、「誰をも排除しない共生社会」という観点でのソーシャル・インクルージョンという概念が登場している。

　国連障害者権利条約の署名式のスピーチ[4]にも、「世界中の障害者がコミュニティにおける完全なインクルージョンへの期待をしている」とある。

　ソーシャル・インクルージョンとは、1974年にフランスで初めて登場した**ソーシャル・エクスクルージョン**（**社会的排除**）概念に対立してイギリスで提起された概念である。フランスでは当初、薬物中毒者、高齢者、障害者などの社会的不適応者が社会的排除の対象とされていた。1980年代になり今日的な意味での「社会的排除」の概念が使われるようになった。

　EU（欧州連合）では、社会的排除の指標に経済的指標とともに、教育、雇用、医療、住宅、社会参加を挙げている。貧困問題の研究者阿倍は、「金銭的・物質的な欠乏から人間関係の欠乏に視野を広げた」概念という[5]。

　ソーシャル・インクルージョンとは、周縁化され排除された人びとに対して、人としての権利を尊重する基本的立場に立ち、動員が可能なあらゆる資源を提供・開発し、社会的なつながりを回復させ、社会参加し得る自立した主体となるよう支援する社会的方策とその基盤にある理念である。

　欧州で生み出されたこの概念は、各種の差別を受け社会参加ができずにいる人びとや地域社会から排除されている人びとなどを、同じ市民として捉え直し、新たな総合的社会政策と実践的プログラムの必要性を訴える。

　日本にとってもソーシャル・インクルージョンが21世紀の福祉社会の構築に必要な挑戦的な理念だとされた。京極は、それは社会的弱者を上からインテグレート（統合）するのではなく、社会の成員としてインクルード（包摂）することで、ある意味ソーシャル・エンパワメントと共通する意味内容を持っている理念として再確認すべきともいう[6]。一方で、堀らは、ソーシャル・インクルージョン理念が肯定的価値を有するがゆえに、社会的排除の原因の明確化が弱く、排除の主体である社会の問題を覆い隠してしまう問題点があると指摘している[5]。

　以上、概観してきたように、日本には多くの障害福祉理念が社会文化の異なる国々から導入されてきている。理念が謳う社会の実現は果たせているだろうか。概念用語が一人歩きしている現状はないか。改めて問いたい。

ソーシャル・インクルージョン
social inclusion

ソーシャル・エクスクルージョン
social exclusion

社会的排除
1980年代、脱工業化とグローバリゼーションが進む中で、若者の不安定雇用や長期失業などの新たな社会問題が生じ、労働市場や福祉制度等のさまざまな領域で、社会の構成員としての地位・資格を喪失することが概念化された。

一人ひとりの人権が尊重され確立された社会では、誰もが平等で「あなたも私も共に生きている」ことが実感できる。ソーシャル・インクルージョンを真に実現するためには、福祉政策だけでなくあらゆる生活面においてすべての人が参加できる社会づくりに関心を向けることが必要となる。

注)

ネット検索によるデータの取得日は，いずれも 2022 年 6 月 30 日.

(1) 上田敏『リハビリテーションの歩み』医学書院，2013，p. 274.
(2) 北野誠一『ケアからエンパワーメントへ』ミネルヴァ書房，2015，p. 100.
(3) 長瀬修訳「障害者の機会均等化に関する基準規則（日本語版）」公益財団法人日本障害者リハビリテーション協会情報センターウェブサイト「障害保健福祉研究情報システム」.
(4) 「国連障害者の権利条約署名式関連：署名式スピーチ：国際障害同盟（IDA）、国際障害コーカス（IDC）代表ギディオン・カイノ・マンデシ氏による祝辞」公益財団法人 日本障害者リハビリテーション協会 情報センターウェブサイト「障害保健福祉研究情報システム」.
(5) 堀正嗣『障害学は共生社会をつくれるか』明石書店，2021，p.93, 98.
(6) 日本ソーシャルインクルージョン推進会議編『ソーシャル・インクルージョン──格差社会の処方箋』中央法規，2007.

■ **理解を深めるための参考文献**
● 佐藤久夫・小澤温『障害者福祉の世界（第 5 版）』有斐閣アルマ，2016.
　さまざまな流れからの複雑な制度の最新状況と、背後にある障害者観や障害者福祉の歴史について書かれた、この分野に精通する研究者による丁寧な解説テキスト。

3. 障害者福祉の歴史的展開

　福祉の理念は人権思想に依って立つとされる。人権思想とはどのような経緯で生まれてきたのか、本節では歴史的展開を概観していく。

A. 基本的人権の保障（自由権と社会権）

　人間は生まれながらに自由かつ平等であり、生命や財産についての「自然権」を有する、とするのが自然権思想である。しかし、植民地支配や階級制など、人が人を支配する仕組みにより自然権は踏みにじられてきたため、抑圧されてきた人びとが解放や自由を求めて変革を起こした歴史がある。たとえば、イギリス植民地からの独立を勝ち取った**アメリカ独立宣言**

（1776 年）であり、「自由・平等・友愛」を掲げて支配階級からの解放を求めた**フランス市民革命**（1789 ～ 1799 年）であった。

［1］ 世界人権宣言

世界人権宣言
Universal Declaration
of Human Rights

　1948 年に「**世界人権宣言**」が第 3 回国連総会で採択された。国連は、2度におよぶ大戦が人類に与えた惨害とそれに伴う悲哀への反省に基づき1945 年に設立された。そこには、基本的人権と人間の尊厳および価値、各国の同権に関する信念が通底している。設立後に国連人権委員会が設置され、当委員会が国際権利章典の提案を求められ、草案作成を行った。前文および本文 30 条で構成され、すべての人間の自由と平等、刑事手続き上の権利、表現の自由、社会保障を受ける権利などについて宣言されている。以下に、前文の趣旨から一部を抜粋する（読みやすく改行している）。

> 　人類社会のすべての構成員の固有の尊厳と平等で譲ることのできない権利とを承認することは、世界における自由、正義及び平和の基礎であり、
> 　人権の無視及び軽侮が、人類の良心を踏みにじった野蛮行為をもたらし、言論及び信仰の自由が受けられ、恐怖及び欠乏のない世界の到来が、一般の人々の最高の願望として宣言されたので、
> 　人間が専制と圧迫とに対する最後の手段として反逆に訴えることがないようにするためには、法の支配によって人権保護することが肝要である。

　上記趣旨に基づき、「加盟国は、国際連合と協力して、人権及び基本的自由の普遍的な尊重及び遵守の促進を達成することを誓約し」と記し、すべての人とすべての国との達成すべき共通の基準とすることを宣言の目的としている。以下に 1 条と 2 条 1 項を掲載するが、どの条文も重要なので、ぜひ 30 の条文に目を通す機会を得てほしい。

> **第 1 条**　すべての人間は、生れながらにして自由であり、かつ、尊厳と権利とについて平等である。人間は、理性と良心とを授けられており、互いに同胞の精神をもって行動しなければならない。
> **第 2 条**　すべて人は、人種、皮膚の色、性、言語、宗教、政治上その他の意見、国民的若しくは社会的出身、財産、門地その他の地位又はこれに類するいかなる事由による差別をも受けることなく、この宣言に掲げるすべての権利と自由とを享有することができる。

　世界人権宣言は、今もさまざまな国連の活動および人権に関する多くの条約において再確認され言及されることが多い。また、各国政府において共通の基準として認められたものである。しかし、宣言は法的拘束力を持たないという限界があるため、国連は世界人権宣言に現した諸権利をより詳細に規定した人権規約の作成に取り掛かることとなった。

［2］国際人権規約（自由権と社会権）

　1950 年の第 5 回国連総会にその草案が示された。内容は市民的及び政治的権利に関するもの（いわゆる**自由権**）であった。しかし、経済的欠乏から解放されない限り、自由権の保障は難しいとの認識から、前提となる経済的、社会的及び文化的権利（いわゆる**社会権**）の確保が必要との議論を呼んだ。その結果、「経済的、社会的及び文化的権利に関する国際規約」と「市民的及び政治的権利に関する国際規約」の 2 つの規約案が作られることとなった。前者の**社会権規約**は「**A 規約**」、後者の**自由権規約**は「**B 規約**」と呼ばれ、これらは 1966 年第 21 回総会で採択された。加えて、B 規約に関する個人の通報制度を規定した「選択議定書」も採択された。A 規約と B 規約およびその選択議定書は 1976 年に発効している。**国際権利章典**とは、のちに作成された第二選択議定書も含む 4 つの規約文書を指す。第二選択議定書は B 規約の 6 条に言及されている死刑制度の廃止に関するもので 1989 年に審議採択され、1991 年から発効している。日本は、第一選択議定書も第二選択議定書も批准をしていない。

国際権利章典
International Bill of
Rights

　こうした状況に鑑み、日本は「権利後進国」と揶揄されることも多い。日本弁護士連合会は 1996（平成 8）年、国に対し「国際人権（自由権）規約の周知徹底のための方策を講ずること」「第一選択議定書の早期批准を強く求め」、さらに積極的な運動を展開していくことの決意宣言を公表している。

　その後 A 規約の個人通報制度に関する選択議定書も 2008 年に採択され、2013 年に発効しているが、こちらも日本は批准していない。

（1）自由権の前提としての社会権

　A 規約も B 規約もその前文において、人権を認めることが「世界における自由、正義及び平和の基礎をなす」ことであり「人間の固有の尊厳に由来する」人権の尊重を促進することが国家の義務であり個人の責任であると、表明している。また、人間にとって理想とする「恐怖及び欠乏からの自由」は、人権を享有できる環境があってはじめて達成される、としている。改めて、自由権と社会権について学んでいこう。

　自由権とは、国家から干渉や妨害されることなく個人の生活が保障される権利のことで、たとえば、思想や表現、身体や安全の自由などである。この権利が西欧民主主義の発展の過程で確立されてきたことは先述した。

　民主主義の発展は、人びとの自由の保障が平等を崩していく矛盾を孕む過程でもある。民主主義のもと自由競争に基づく経済政策は、おのずと格差すなわち不平等を生む仕組みを作る。自由を抑制せずに平等を実現することは、非常に大きな矛盾を生む。自由を保障するためには、社会的に平

等を担保していく仕組みが必要となる。このことが社会権規約の背景にある。

　社会権とは、国家が個人の生活の保障を果たすべき責任を有するとの観点から定められた。国の施策を享受することが認められる、個人に対する諸権利のことである。たとえば、教育を受ける権利、労働に関する権利、種々の社会保障制度を受ける権利などがある。

(2) 差別の排除と平等の原則

　Ａ・Ｂ両規約とも２条２項において、規約の締約国に対し、人種、皮膚の色、性、言語、宗教、政治的意見その他の意見、国民的もしくは社会的出身、財産、出生または他の地位など、いかなる差別もなく権利の行使が保障されることを求めている。

　Ａ規約の社会権においては、たとえば11条および12条で相当な生活水準や健康の享受に関する権利が規定されている。また、13条および14条では教育に関する権利も盛り込まれている。

　Ｂ規約の自由権においては、9条で身体の自由および安全についての権利、17条ではプライバシーの保護に関する権利、20条では移動および居住の自由についての権利などが規定されている。

　これらは、2006年に採択された障害者の権利条約に通じる内容である。しかし、いずれも締約国に対し「漸進的に達成する」ことを求めており、実現に時間がかかることが容認されている。

　また、障害者の権利の実現に関するいくつかの国際的権利文書が必要になる背景には、排除すべき差別の規定に「障害」という明記がみられないことが挙げられる。人種や性、宗教などと列記される中に「障害」という記載があったら、その後の展開はどう変わっていたのだろうか。記載がなかったために、国連の諸機会を活用して、障害観や障害による差別の実態の改善策を求めて対策検討のための議論が続けられ深化した。そのことの意義は決して否定するものではなく大きい。しかし、その意義が確認できるのは、目指した社会の在り方が実現されてからである。現状は、未だ多くの国や地域において障害のある人の人権に関する課題が山積している。

B. 自立支援・社会参加支援

　障害者の権利条約とその第19条は、パラダイムシフトの目標の基礎となる。それは、国連の条約概要や特別委員会のドン・マッケイ議長の弁から読み取れる評価である。多くの国では伝統的に障害者を施設に隔離収容し地域社会から排除してきたが、障害者が自己の権利を主張し得ること、そして自身の生活について自由に決定を下しうる権利主体と捉えることが

ドン・マッケイ
Don MacKay

26

第19条の前提だ、と説く。以下に第19条を確認しておこう。

第19条自立した生活〔生活の自律〕及び地域社会へのインクルージョン

　この条約の締約国は、障害のあるすべての人に対し、他の者と平等の選択の自由をもって地域社会で生活する平等の権利を認める。締約国は、障害のある人によるこの権利の完全な享有並びに地域社会への障害のある人の完全なインクルージョン及び参加を容易にするための効果的かつ適切な措置をとるものとし、特に次のことを確保する。

(a) 障害のある人が、他の者との平等を基礎として、居住地及びどこで誰と生活するかを選択する機会を有すること、並びに特定の生活様式で生活するよう義務づけられないこと。

(b) 障害のある人が、地域社会における生活及びインクルージョンを支援するために並びに地域社会からの孤立及び隔離を防止するために必要な在宅サービス、居住サービスその他の地域社会支援サービス（パーソナル・アシスタンスを含む。）にアクセスすること。

(c) 一般住民向けの地域社会サービス及び施設〔設備〕が、障害のある人にとって他の者との平等を基礎として利用可能であり、かつ、障害のある人の必要〔ニーズ〕に応ずること。

　　　　　　　　　　　　（川島＝長瀬仮訳〔2008年5月30日付〕を使用）

　1960年代に始まったIL運動は、どこで誰とどのように過ごすかを自ら選択決定したうえで実現を果たせるようになることを要望し、その実現のための社会サービスの要求、創設・開発などを進めてきた。そのことが権利として条約化された意義は非常に大きい。本条項には「**自律（autonomy）**」と「**自立（independent）**」が必ずしも同義ではなく用いられている。条約締結までの経緯の説明資料などを紐解くと、前者には自己決定の意味が、後者にはIL運動が主張してきた「自己選択や自己決定を含む自立」の意味があることが読み取れる。草案段階から締結まで約5年、用語の解釈や影響等をめぐり重ねられた議論が取り入れたIL運動の自立概念を改めて以下に確認しておこう。

　「自立した生活とは、どんなに重度の障害があっても、その人生において自ら決定することを最大限尊重され、危険を冒す権利と決定したことに責任を負える人生の主体者であることを周りの人たちが認めること。施設や親の庇護の下での生活という不自由な形ではなく、ごく当たり前のことが当たり前にでき、その人が望む場所で、望むサービスを受け、普通の人生を暮らしていくこと」

---

［1］自立生活支援

　この主体的な生活の営みをさまざまな場面や側面に応じて支援していくことを**自立生活支援**という。具体的には、**自立生活プログラム、ピアカウンセリング、アドボカシー**の3つが自立生活支援の重要な要素となる。

　自立生活プログラムについては、以下の全国自立生活センター協議会

（JIL）の説明[1]が非常にわかりやすい。「障害者が自立生活に必要な心構えや技術を学ぶ場」であり、「障害者と健常者が共に生きる場をつくるために、まず障害者自身が力をつけていく場だ」、とある。

さらに「施設や在宅の閉鎖的な場所で暮らしてきた障害者が社会の中で自立生活をしていくときに、先輩の障害者から生活技能を学ぶためにつくられた、障害者文化の伝達の場ともいえるもので」「生活技能とは、対人関係のつくり方、介助者との接し方、住宅、性について、健康管理、トラブルの処理方法、金銭管理、調理、危機管理、社会資源の使い方、など」とある。

プログラムの中でも、環境要因によって何もできないと思わされてきた障害者が自分の価値を肯定的に捉えていく意識改革は障害当事者にとっても重要とされる。保護者や専門職、支援者は、この諦観（諦めの境地）をもちやすいため、障害者を無力化させていないかを点検する必要がある。

外出時にどのルートを通るか、どの交通機関を使うか、どこで買い物をし、どこでトイレに行くかなどの日常的な行動は障害のない人なら当然自分で決めることだろう。一方で、長く保護者や施設職員が決定や行為を代行してきたもとでの生活は、障害者にとって活動や生活の選択決定をする以前に、自身を肯定し思考を自覚すること自体に高い壁を築きやすい。

1994（平成6）年に斎藤は次のように文章に記している[2]。「IL運動を日本に翻訳導入する際に、遠慮がちにものをいうのが普通になっている日本では強く受け止められがちな［自己決定］ではなく［意思表示］くらいにしておくべきだったかと言葉の選択を省みる」。そして、「自己決定ができない、あるいは困難という烙印を押して自立生活から除外する理由は何もない。」「障害者の［自立と自己決定］には付帯条件はないし、除外項目もない。障害があろうとなかろうと［自立と自己決定］は人間として当然の、冒すべからざる権利である。」と記している。今なお、心に刻むべき言葉である。

自立生活支援において力を発揮するのが**ピアカウンセリング**や**ピアサポート**である。障害によって同じような体験を有する仲間の存在と、その支え合いは対等で安心な関係をもたらし、共感が大きな力となる。当事者のことを最もよく理解しているのは当事者自身である、との考え方が基本にある。ありのままの自分を認める精神的サポートとしてのカウンセリングや、自立生活に有用なサービスなどに関する情報提供が主な活動となる。

アドボカシーは、障害者の自立生活支援にとって欠かすことのできない重要な実践的概念である。自己決定がなんらかの事由で難しい人に対し代弁する活動が必要になるが、アドボカシーとは、障害者の権利を擁護し代

弁する活動に限定されない。侵害されている権利性を明確化することの支援や、阻害要因との対峙による解決を支援し、既存の政策や実践を変える目的を持つものとされる。アドボカシーは、用語の概念がまだ発展途上であるとされている。北野は、「権利保護」ではなく、地域生活主体である本人の権利性に、強くアプローチする活動であり、「権利支援」と翻訳したほうが良かったかもしれないと述べる(3)。松本は、「擁護」や「支持」とともに「政策提言」という意味がある、とする(4)。

　自立した生活を送るためには権利を自覚すること、しかも当たり前の権利をもっていることを確認することが必要となる。言い換えれば、当たり前の権利を剥奪される環境に身を置く状況に追いやられていないか、の点検が必要となる。そのことについて、社会の側の加害者性への自覚が求められる。精神保健福祉士をはじめ専門職においては、陥りやすいパターナリズムを排し、本人（当事者）主体を徹底しないと、実は自覚することが難しいことでもある。

［2］社会参加支援

　徐々に障害者の社会参加が進んできているが、前進を後押しした大きな契機は、障害者権利条約の採択に至るまでの政策決定プロセスへの当事者参画といえる。"nothing about us without us"（**私たち抜きに私たちのことを決めないで！**）。権利条約策定の全過程で、すべての障害者の共通の思いを示すものとして使用されたスローガン（叫び）である。参加とは、日常生活から政策に至るまで、決定権を持って参画する市民としての存在の仕方を意味する。長くそうした参加を認められなかった障害者の経験から、このスローガンの下に世界中の障害者が団結し勝ち取った権利である。

　締約国においては、権利条約に沿って、障害があっても自己実現が果たせるインクルーシブな社会を作るための環境整備の実施が求められている。日本でも条約署名から批准に至るまでに国内の法制度改革を行い、徐々に施策の進展が図られているが、居住、移動、雇用、教育、政治などさまざまな場面で社会参加を阻害する状況は未だに多くある。

　2003（平成15）年に障害者支援費制度が施行された際、知的障害者のガイドヘルパー利用が想定された需要を超え、財政的に破綻する要因の1つとなった。それまで、年老いた保護者が中年配の知的障害のある子どもの手をとり移動する場面を時々見かけていた。多くが通院など欠かすことのできない移動場面だったと推測する。支援費制度施行後は若い支援者による同行場面を見かけることが増えた。制度施行以前には保護者に言えずに我慢してきた行楽や趣味に関する外出が増えたと聞くようになった。障

害の有無により文化に触れ楽しむことが制約される社会は、真に文化的ではないといえる。この権利も条約の30条に規定されている。

2019（令和元）年に実施された参議院議員の国政選挙において、重度障害のある議員が2名当選を果たし、2022（令和4）年の同選挙でも1名当選した。国の中枢機関としての国会で、重度障害者の政治参加をめぐりさまざまなバリアフリー課題の対策が行われ始めている。日本の状況がどのように変わっていく推進力になるか、注目していきたい。国政だけでなく、地方における政治や政策および諸制度の決定プロセスに障害当事者が参画するための環境改善もソーシャルワーク課題である。そうした環境改善は、たとえば会議場などの物理的バリアの改善と同時に、重度障害者の介護制度や同行支援とそのマンパワー、交通機関などのアクセス環境、審議資料の作成におけるユニバーサルデザインの視点など、ミクロからマクロレベルまでの多岐にわたる。障害者の社会参加を支援するには、幅広く阻害要因を発見し社会の意識化を図り、対策を講じる俎上に乗せる必要がある。権利条約において言語と認められた手話に関して、手話言語条例を定める自治体もある一方、政見放送や災害時の緊急会見などに手話が伴わない事例もある。さまざまに社会参加が困難な状態を想定した対応策が基準となることで、今は困難を抱えていない人の状態変化にも、また軽度な困難を抱える人にも対応可能である。求められているのは決して特別な権利ではなく、他の者と同等の権利である。あらゆる人の社会参加を容易にしていくための資源開発や環境整備に向け、ネットワークの構築や知恵を集め、具体化することはソーシャルワークの一環でもある。

C. 消費者としての権利保障

障害福祉理念の変遷と施策が徐々に進展し、地域で暮らす障害者が少しずつ増えてきている。一方、**社会福祉基礎構造改革**により福祉や介護サービスは利用者との契約に基づき提供されるようになった。近年は民法における**成年後見制度**や社会福祉法の**日常生活権利擁護事業**など、契約能力に支障がある人の**権利擁護制度**が整備されている。消費者（コンシューマー）権利を有する市民として、生活に困難を抱えることや権利侵害を受けないような支援が必要となる。

コンシューマリズム（**消費者主権主義**）は、1800年代の西欧とアメリカにおける消費者運動に源流をみることができる。その後アメリカでは、特にベトナム戦争による物価の問題や、技術革新による豊かさと危険の両面が消費者にもたらされたことなどにより、消費者運動は攻撃的で告発的

消費者
consumer

30

な側面を見せたとされる。ケネディ大統領が特別教書で「**基本的な消費者の権利**」を宣言し、安全、情報、選択権、意見の反映権という4つの権利を示し、現代コンシューマリズムの生成と発展に大きな役割を果たした。日本でもインフレによる物価高騰や商品公害を背景に、消費者の権利意識の向上や抗議行動など、消費者運動がみられた。

ケネディ大統領の宣言
1962年に、ケネディ大統領が議会への特別教書として「基本的な消費者の権利」という宣言を行った。

消費者主権主義は消費者運動より理念的側面が強いとされ、「消費者の立場からの注文だけでなく、生きる生活者の立場からも要求を打出すように方向づけを与えたもの」とも定義される[5]。こうした理念は人間と環境を守る価値に立脚し、多様な住民運動や人間性回復運動および自然を守る運動などと共通基盤をもち、政府や行政へのカウンターパワーを展開しながら権利擁護を担うと考えられる。近年、障害者や家族等が利用する福祉サービスにおいて規制緩和が進み、提供主体に資本の参入が増えている。利潤追求を優先し、利用者の権利利益が侵害される事態も多く表出している。支援者の立場にある者は、障害者の権利保障としてコンシューマリズムの理念を学び、活動することが重要となる。

2022年8月の国連権利委員会対後審査を受け、9月に障害者権利条約に関し日本政府に対する総括初見が公表された。障害関連の国内法および政策が条約の人権モデルと調和なく父権主義的なアプローチが継続していること、医学モデルによる障害認定制度が社会包摂制度からより集中的な支援を要する人びとを排除することを促進していること、などの懸念が示された。権利保障の実現に向けて未だパラダイムシフトが課題の現状がある。

注）

(1) 全国自立生活センター協議会ウェブサイト「自立生活プログラムとは」（データ取得日2022年6月30日）.

(2) 斎藤明子「自立生活からみた障害者の自立と自己決定」ノーマライゼーション研究会編『ノーマライゼーション研究年報』1994，p.26, 29.

(3) 北野誠一『ケアからエンパワーメントへ――人を支援することは意思決定を支援すること』ミネルヴァ書房，2015，p.2.

(4) 松本真由美『精神に障害のある人々の政策への参画』明石書店，2019，p.23.

(5) 宇野政雄「コンシューマリズムの行方とマーケティング」早稲田商学同攻会編『早稲田商学』227，早稲田大学，1972，pp.31-45.

▌理解を深めるための参考文献

● 長瀬修・東俊裕・川島聡編『障害者の権利条約と日本――概要と展望（増補改訂）』生活書院，2012.
　障害者権利条約の理念、採択までの経緯や日本の批准に向けた取り組み、条約実施の実践など現代の障害者福祉の肝要を理解できる、さらに読み物としてもお勧め！

問われる精神障害分野での仕事のあり方

きょうされん　専務理事　藤井克徳

精神障害者を対象とした共同作業所（以下、作業所）は、1976（昭和51）年開設のあさやけ第二作業所が最初だった。場所は東京の小平市。同市内には、国立精神・神経医療研究センター（旧国立武蔵療養所）がある。「あさやけ」は、その国立武蔵の目と鼻の先の長屋風のアパートの一隅で産声を上げた。国立武蔵が超大型タンカーだとすれば、タグボートぐらいのイメージだろうか。

小さなタグボートではあったがパワーはあった。まずは、国立武蔵をはじめとする近郊医療機関からの退院者の現実的な就労や活動の場になったことである。そのうえで、さまざまな役割を果たすことになる。ここでは、その中の2つに焦点を当てることにする。

第1は、全国的な作業所づくりの指南役を担ったことである。とにかく見学者が多かった。家族会が本格的に設置をすすめることになる。列島各地に、一気に豆電球が点灯するかのように増えていった。作業所の全数は、2003（平成15）年度の時点で6,025ヵ所（都道府県および政令指定都市等の補助金交付数）に上った。このうち、精神障害者を主対象としたのは1,749ヵ所であった。無認可とはいえ、精神障害分野の一大社会資源を成すことになる。2006（平成18）年度以降は、法定事業の設置要件緩和策もあり、大半が就労継続支援事業などに移行することになる。

第2は、精神障害分野での働き方に一石を投じたことである。当時のメンバー（通所者の呼称）の特徴は、長い入院生活を経ている者が大半だった。個々の障害の状態や年齢にもよるが、明らかな変化を遂げた。

一方で、地域の精神障害者の捉え方は閉鎖的なままだった。就職先やアパート探しの面で、無理解や偏見の壁に多くぶつかった。これらを経験する中で、作業所職員に求められるものが明確になっていった。大きくは2つである。1つは、メンバー個々の力を高めていくための支援の充実であり、培った力をまっとうに見てもらえるような地域づくりに力を注ぐのがもう1つだった。

2014（平成26）年に批准された障害者権利条約の特徴の1つは、新たな障害者観を打ち立てたことである。置かれている環境（障壁）によって障害は重くもなれば軽くもなるという考え方である。環境に働きかけることを重視してきた作業所職員にとっては、まさに「わが意を得たり」の感覚を得たに違いない。

残念ながら、これまでの精神医療は個々の機能障害（精神症状）のみに着目する傾向が強い。むろん機能障害の改善は重要であるが、同時に、症状のある個々の状態をそのまま受け入れてくれる社会環境づくりに力を割くことも忘れてはならない。経験を蓄積している地域の非医療分野とのいっそうの連携が期待される。独りよがりならぬ「医療よがり」からどう脱却するか、今後の精神医療に求められる大切な実践課題の1つとなろう。

第2章 「障害」と「障害者」の概念

人は誰もが幸福に生きる権利と尊厳を有する。一方で、さまざまな生きづらさとなる障害を抱える方が存在する。その人が暮らす社会（時代・経済・文化など）において本人の心身機能や構造の状態が、どのように受け止められるか、または阻害されるかに大きく関わる。本章では障害の捉え方について学ぶ。

1

障害の概念は、生きづらさの要因を個人に求めていた捉え方から環境要因によって変化をするという捉え方に大きくシフトしてきた。本節では、その変化について学ぶ。

2

障害の定義は、生活を支える諸施策を規定する法制度によって異なる。制度によって定義が異なる背景や、そのことに伴う課題などについて理解を深める。

3

日本における障害構造論（上田モデル・蜂矢モデル）を基に、精神障害における『障害』とは何か、精神保健福祉士としてその障害をどのように捉えるか、理解を深める。

1.「障害」の概念

　障害とは何か、と説明を求められたらどう答えるであろうか。今なお多くの人が、いわゆる医学モデルの「インペアメント」に該当する身体的・知的・精神的な機能的損失から生じる状態を答えるのではないであろうか。

　障害をめぐってなされるいかなる実践的な取組みも、障害についての適切な認識なくしては展開しない。星加良司は、この理解が、この領域に関心を寄せる障害当事者や研究者の間で共有されてきたことを反映して「障害学」が注目されてきたと述べる[1]。日本で、障害学が産声を上げてから約20年経つ今も障害の概念は発展途上といえよう。2010（平成22）年の**障がい者制度改革推進会議**における「『障害』の表記に関する検討結果について」の議論をみても、未だ成熟に向けた過程にあると考えられる。現段階の国内外で普及している障害の概念をここでは学ぶこととする。

A. 障害者権利条約における障害の定義

　障害者権利条約[2]では、前文（e）と第1条において、障害に関して以下のように明記しているので確認してみよう。

障害者の権利に関する条約

前文（e）

障害〔ディスアビリティ〕が形成途上にある〔徐々に発展している〕概念であること、また、障害が機能障害〔インペアメント〕のある人と態度及び環境に関する障壁との相互作用であって、機能障害のある人が他の者との平等を基礎として社会に完全かつ効果的に参加することを妨げるものから生ずることを認め……。

第1条　目的

この条約は、障害のあるすべての人によるすべての人権及び基本的自由の完全かつ平等な享有を促進し、保護し及び確保すること、並びに障害のある人の固有の尊厳の尊重を促進することを目的とする。

障害〔ディスアビリティ〕のある人には、長期の身体的、精神的、知的又は感覚的な機能障害〔インペアメント〕のある人を含む。これらの機能障害は、種々の障壁と相互に作用することにより、機能障害のある人が他の者との平等を基礎として社会に完全かつ効果的に参加することを妨げることがある。

　条約が示す障害（ディスアビリティー）とは、機能障害（インペアメント）のある人と社会（他の人びと、コミュニティ）との相互作用であり、インペアメントを有する人が社会の側の不適切な対応や配慮不足から受け

「障害」の表記について
法令等における「障害」の表記の在り方に関する検討等に関し意見が求められた推進会議では、2010（平成22）年に審議の結果、第一次意見では継続審議となった。作業チームが設置され「障害」「障碍」「障がい」「チャレンジド」の4候補が俎上に乗り、各関係者で賛否が交わされた。結果は、法令上は障害標記の継続となったが、障害者権利条約の考え方を念頭に置きつつ、それぞれの表記に関する考え方を国民に広く紹介し、各界各層の議論を喚起するとともに、その動向やそれぞれの表記の普及状況等を注視しながら、今後、さらに検討を進め、意見集約を図っていく必要があるとされた。内閣府資料は、内閣府ウェブサイト「『障害』の表記に関する検討結果について」を参照。

障害者権利条約
Convention on the Rights of Persons with Disabilities
日本政府の公定訳では「障害者の権利に関する条約」とされている。

ディスアビリティー
disability

インペアメント
impairment

る不利益や社会的障壁のことをさす。この概念は障害の社会モデルとされる。つまり、従来の障害の個人モデル（医学モデル）において個人の身体的・知的・精神的機能不全の克服が求められていたことに対し、障害者が経験する社会的不利としての障害の原因は社会にあると、当事者から問い直された主張が反映されたものである。

　星加は、個人モデルから社会モデルのパラダイムシフトの意義について、「障害者問題の焦点をインペアメントからディスアビリティーに移行させたことにある」とする[1]。まず、障害の個人モデルとされた概念を先に見ておこう。

B. 国際障害分類（ICIDH）

　WHO（世界保健機関）は1980年に**国際障害分類**（**ICIDH**）を公表した。その障害モデルは以下のようなものである（図2-1-1）。

WHO: World Health Organization
世界保健機関

国際障害分類
ICIDH: International Classification of Impairments, Disabilities, and Handicaps

図2-1-1　ICIDH：WHO 国際障害分類（1980）の障害構造モデル

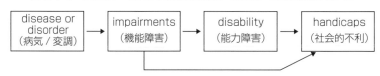

　見てわかるように、この分類は病気の諸帰結を整理して現している。病気や怪我、変調が顕在化したものを「機能障害（impairment）」とし、そのために活動能力が低下や制約されることを「能力障害（disability）」といい、その結果として通常果たしている社会的役割に困難が生じることを「社会的不利（handicap）」とする。

　WHOはWHO-FIC（WHO国際分類ファミリー）と呼ばれる多くの国際分類を作成公表している。1900年にWHOは**ICD**を作成し、国際会議で採択を受け適用している。日本でも1900年からICDに準拠した「疾病、傷害及び死因の統計分類」を作成し、2016年からは、人口動態統計や患者調査等の公的な統計に用いられている。

　ICDが公表されて後、医学や治療技術の進歩により、世界における健康問題の焦点は急性疾患から慢性疾患に移行してきた。また、戦争による障害のほか、交通・労災事故による後遺症も増加し、医療に加え長期間の生活障害に対するリハビリテーションや社会保障が求められるようになってきた。疾病がその後の生活や人生にどのような影響を及ぼすのかを把握する必要が生じ、1980年に国際障害分類ICIDHが試用版として作成された。

ICD: International Classification of Diseases
WHOが作成公表するICDの正式名称は、疾病及び関連保健問題の国際統計分類（International Statistical Classification of Diseases and Related Health Problems）である。当初は死亡統計分類としての使用であったが、時代の要請に応えて疾病統計等へ視野を拡大し改訂を重ね続けてきている。2018年には30年ぶりにICD-11として改訂され、2022年に各国で使用が可能なように準備が整えられている。

瞬く間に世界で活用されることになった ICIDH には、当初から批判的意見があり、WHO は 1990 年から改定作業を始めた。専門家だけでなく障害当事者も参加して、ベータ1案および2案のそれぞれに対し国際的協力のもとに試行的検討が行われ、2001 年5月の総会で採択され改定に至った。日本からも当事者、専門家が参画している。

改定を求めた批判点は複数挙げられた。1つには、障害当事者の意見を聞かないで専門家が作ったものだという点。また、障害の評価がネガティブな面、マイナスの側面からのみである点。リハビリテーションはマイナス面を減らす、もしくはネガティブな面を治すとの考え方が強調されてしまう点。障害者にとってプラス面やポジティブな側面も捉えられるが、一部にしか過ぎない障害の面をすべてと捉えがちなことへの批判である。潜在的な能力を発見、開発・発展させることで大きな成果を上げるストレングス視点の不足などである。社会的不利の状況は、環境因子のうちの阻害因子が機能障害・能力障害と相互作用を起こすことによるものであり、環境重視の視点が重要との指摘であった。さらには、上田敏が唱えた「主観的な障害」（体験としての障害）の視点が欠落しているとの批判などもあった。ICIDH の障害構造モデルは「客観的な障害」しか扱っていないとして、当事者の苦悩や絶望感、あるいは克服するため心理的**コーピング・スキル**を追加する必要が訴えられたのである。

C. 国際生活機能分類（ICF）

[1] ICIDH から ICF へ

改定作業を経て新たに採択された**国際生活機能分類**（ICF）は、タイトルから「障害」が消えており、大きく異なっていることがわかる。人が生きていくための機能を、生命・生活・人生の3つのレベル（心身機能・構造、活動、参加）で表したものとなっている。生きることにおいて現れた困難を障害（生きづらさ）と捉えていくことも示され、プラスとマイナスの両面を見ることができる構造に変化している。具体的には、心身機能・構造の困難は「機能障害」となり、活動の困難は「活動制限」、参加に生じる困難は「参加制約」とされた。

ICIDH では変調および疾病だけであったが、ICF においては、障害または生活機能に影響する因子は、健康状態と個人因子、環境因子の3つとなった。**個人因子**とは生得的な特徴のほかに、個人が人生で獲得した特徴のことをいい、価値観やライフスタイルなども含まれる。また**環境因子**とは、物的・人的・社会的環境を指す。

コーピング・スキル
coping skill
さまざまな状況下で生じるストレスなどの情動反応などを軽減することおよび和らげる方法や工夫をいう対処技術の意味。問題焦点型コーピングや情動焦点型コーピングなどがある。

国際生活機能分類
ICF: International Classification of Functioning, Disability and Health

[2] ICF の特徴

1つ目の大きな特徴は「障害の分類」から「すべての人の分類」に変更されたことである。疾病や変調から始まるのではなく、健康状態というすべての人に当てはまる要素を充てたことの意味は大きい。健康状態としたことで加齢や妊娠なども含まれる広い概念となった。加齢はすべての人が体験する健康上の状態であり、妊娠は一般的に慶事とされる。しかし、これらが生活機能に与える影響や問題の生じ方は個々人それぞれである。初めから「障害者」が存在するのではなく、すべての人の生活機能への影響因子との相関により「障害のある人」が現れるという考え方である。

2つ目の大きな特徴は、生命、生活、人生のそれぞれに適応する「心身機能・構造」「活動」「参加」という3つの要素すべてを含む包括的な概念として「生活機能」を位置づけたことである。3つの要素のうち、活動は参加を可能とする前提と考えられる。参加という概念は、広く人生のさまざまな状況に関与し、役割を果たす意味合いで用いられている。

3つ目は、相互作用モデルとなったことである。図2-1-1（➡ p.35）と比較するとわかるように ICIDH においては矢印が一方向であったが、ICF モデル（➡ p.48 図2-3-2）では構成要素間の矢印が双方向であり、それぞれに影響し合っていることが理解できる。双方向に影響し合う相互作用はプラス面に動いて良い循環を促すばかりではない。悪循環の相互作用も生じることに留意しなければならない。

4つ目は、生活機能に影響を与える背景因子の考え方が「個人因子」と「環境因子」に分けて取り入れられたことである。障害の社会モデルの考え方から、物・人・制度などを含む幅広い考え方で環境因子を重視した構成となっている。

医学モデルでは、障害に対して治療や個人の適応および行動変容を目標とする対処に重きが置かれ、医療や保健ケアが重要な政策課題とされる。社会モデルでは、障害は社会によってつくられたとの考えから、その対処は社会変化を求める態度や思想の課題として人権政策の対象とみるべきだとする。社会モデルの考え方を主張する人びとからは、ICF に対して、障害のある人の身近な物理的環境改善に終わってしまい、人権政策まで視野に入らず矮小化されてしまうとの批判がある[1]。

社会モデルを理解するのに、わかりやすい比喩を引用すると、「手足が動かないことによって不利益を被っているのではなく、手足が動かないと困るような社会であることによって不利益を被っているのだ」[1]。まさに、社会のありようによって、不利益の被り方は変化する。この視点は社会変革の担い手であるソーシャルワーカーにとって重要である。

さまざまな批判もあるが、ICF の目的は、臨床や生活支援等のサービス提供の現場で、医学モデルと社会モデルの批判的統合モデル（**生物・心理・社会モデル**）として有効に活用することである。

［3］ICF の構成と活用

ICF は、ICD と同様にアルファベットと数字を組み合わせて項目を細分化し記述する方式を採る。人間の生活機能と障害について、大・中・小の計 1,443 項目に分類し、これを用いて個人の生活機能および障害状況と関連する環境を測定する際に、数字を用いて評価点をつけていく仕組みである。紙面の制約から大項目のみを以下に掲載する（**表 2-1-1**）[3]。

たとえば、活動と参加の共通リスト 7 にある「対人関係」は精神障害者を意識して設定された項目である。統合失調症の A さんの対人関係を例に見てみよう（**表 2-1-2**）。たとえば家族との関係が非常に悪く、生活機能の参加への評価点は a760.3 となる。しかし、支援者が同席すればやや改善するという促進因子がある場合には、環境因子の評価は a760 + 促進値となる。

実際にコーディングと評価を行うには、諸団体が実施する研修受講をして活用することが望ましい。また、重要な視点は、活動を評価する際に、「今している、行っている活動」と、実際には行っていないが潜在的な能力として「できる活動」を見極めることである。支援者のアセスメントの

表 2-1-1　ICF の各次元と要素の分類項目（大項目のみ）

（b）心身機能	（s）身体構造	（d）活動（a）と参加（p）共通リスト（領域の d）	（e）環境因子
1. 精神機能 2. 感覚機能と痛み 3. 音声と発話の機能 4. 心血管系・血液系・免疫系・呼吸器系の機能 5. 消化器系・代謝系・内分泌系の機能 6. 排尿・性・生殖の機能 7. 神経・筋・骨格と運動関連機能 8. 皮膚と関連機関の機能	1. 神経系の構造 2. 目・耳および関連部位の構造 3. 音声と発話に関わる構造 4. 心血管系・血液系・免疫系・呼吸器系の構造 5. 消化器系・代謝系・内分泌系に関連した構造 6. 尿路性器系および生殖器系に関連した構造 7. 運動に関連した構造 8. 皮膚と関連部位の構造	1. 学習と知識の応用 2. 一般的な課題と要求 3. コミュニケーション 4. 運動・移動 5. セルフケア 6. 家庭生活 7. 対人関係 8. 主要な生活領域（教育・就労・経済活動） 9. コミュニティライフ・社会生活・市民生活	物的環境 1. 生産品と用具 2. 自然環境と人間がもたらした環境変化 人的環境 3. 支援と関係 4. 態度 社会的環境 5. サービス・制度・政策
（中項目：98，小項目：212）	（中項目：40，小項目：104）	（中項目：100，小項目：174）	（中項目：64，小項目：103）

出典）『KS ブックレット ICF（国際生活機能分類）の理解と活用』[3] をもとに筆者作成.

表2-1-2 ICFの分類項目（大項目）と各評価点

<table>
<tr><td colspan="2">

（d）活動（a）と参加（p）
共通リスト（領域のd）

1. 学習と知識の応用
2. 一般的な課題と要求
3. コミュニケーション
4. 運動・移動
5. セルフケア
6. 家庭生活

7. 対人関係

8. 主要な生活領域（教育・就労・経済活動）
9. コミュニティライフ・社会生活・市民生活

（中項目：100、小項目174）

</td></tr>
</table>

第7章 対人関係
一般的な対人関係
□ a710 基本的な対人関係
□ a720 複雑な対人関係
特別な対人関係
　よく知らない人との関係　□ a730
　公的な関係　　　　　　　□ a740
　非公式な社会的関係　　　□ a750
　家族関係　　　　　　　　□ a760
　親密な関係　　　　　　　□ a770

＜共通評価点＞	＜環境因子の評価＞
0：問題なし	0：阻害因子なし
1：軽度	1：軽度の阻害因子
2：中度	2：中度の阻害因子
3：重度	3：重度の阻害因子
4：完全な問題、最重度	4：完全な阻害因子
8：詳細不明	8：詳細不明の阻害因子
9：非該当	9：非該当

数字の前に＋をつけると促進因子の評価
（評価点は同様）

力が問われるところである。主観的な障害体験や環境因子などについては、誰よりも当事者が知っていることであり、目標志向で協働してICFを活用できることが望ましい。障害の捉え方、促進因子となる必要な支援を考える上で活用しやすいモデルであるので、**図2-1-2**では事例を想定して考えてみよう。

図2-1-2 健康状態とは？生活機能と背景因子との複雑でダイナミックな相互関係

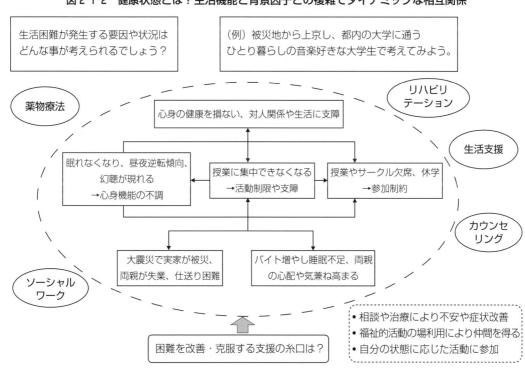

生活困難が発生する要因や状況はどんな事が考えられるでしょう？

（例）被災地から上京し、都内の大学に通うひとり暮らしの音楽好きな大学生で考えてみよう。

薬物療法
リハビリテーション
生活支援
カウンセリング
ソーシャルワーク

心身の健康を損ない、対人関係や生活に支障

眠れなくなり、昼夜逆転傾向、幻聴が現れる
→心身機能の不調

授業に集中できなくなる
→活動制限や支障

授業やサークル欠席、休学
→参加制約

大震災で実家が被災、両親が失業、仕送り困難

バイト増やし睡眠不足、両親の心配や気兼ね高まる

困難を改善・克服する支援の糸口は？

• 相談や治療により不安や症状改善
• 福祉的活動の場利用により仲間を得る
• 自分の状態に応じた活動に参加

筆者の作成事例で生活機能に障害（困難）が発生する状況を考えてみる。たとえば、地方から都内の大学に合格し上京し、一人暮らしを始めた音楽好きな大学生がいる。この状態は健康な状態と考えられる。しかし、甚大な被害を与えた地震が地元の地方を襲い、実家が津波に流され、両親は職を失い、仕送りが難しくなる状況に陥った。これは阻害因子としての〈環境因子〉にあたる。学生はアルバイトを増やし経済的課題を耐えるが、睡眠不足に陥り疲労を貯めてしまう。同時に、自分だけ地元に帰らず都内に残っていていいものかと、両親への心配や気兼ねも高じる日々となった。これは〈個人因子〉が関係する。いよいよ眠れなくなり、昼夜逆転気味となり、幻聴が現れてきた。〈心身機能と構造〉への影響である。その結果、授業に集中できなくなり、〈活動〉に関する制限の状況が生じる。そのような状態が続き、授業を休みがちになり、休学してしまうこととなった。同時に音楽サークル活動も中断となり友人関係が疎遠になり始めた。対人関係にも影響が及び、〈参加〉の制約にまでいたった状態と捉えられる。

　こうした構造を理解し、ソーシャルワーカーが行える支援を考えてみる。心身機能・構造の問題に対しては、学内の相談室や心療内科の利用を紹介することで、生活リズムに対する助言と睡眠に関する薬の処方により、まずは不眠の改善が図られた。また、経済面に関しては学内の経済的支援の給付金活用が考えられ、気持ちが少し楽になると同時に、アルバイトを詰めることがなくなり、徐々に体調に改善がみられた。しかし、授業にはまだ出られるほど安定しておらず、好きなサークルも仲間の目が気になり参加できないという。そこで、大学の活動にこだわらず地域のフリーサークルのような集まりを紹介してみた。当初、散歩や運動の効果に留まる見学の時期が続いたが、次第に声を掛け合う知り合いができた。同世代とは異なる親世代とのコミュニケーションもできて、時には地元に思いを寄せながらも安心できる場を見つけることにつながった。このように、ICFのモデルによる各要素と、その相互作用を理解し活用することで、対象者の生活像と支援を組み立てやすくなる。人生のどのような段階の時期を、どのような健康状態で、どのような生活を過ごしている人なのか、その夢や目標は何か、阻害している環境や促進している環境は何か、などを考えやすい。

注)
(1)　星加良司『障害とは何か―ディスアビリティの社会理論に向けて』生活書院, 2007, p.22, p.38.
(2)　川島聡・長瀬修訳「障害のある人の権利に関する条約　仮訳」障害者ネットワークノーマネットウェブサイト（データ取得日2022年7月1日）.
(3)　上田敏『ICF（国際生活機能分類）の理解と活用』KSブックレット5, きょうされん発行, 萌文社, 2005.

2. 制度における「精神障害者」の定義

　前節で障害の概念について学んできた。本節では、「制度」における「精神障害者」の定義を学ぶこととする。

　そもそも「制度」とは何であろうか。いくつかの辞書を引くと、「社会における人間の行動や関係を規制するために確立されているきまり。国家・団体などを統治・運営するために定められたきまり。」と書かれている。

　前者は、古くから引き継がれてきた慣習やしきたりともいえる。それらが進化して制度になったものもある。社会規範といわれることもある。そうした制度は、多様な価値観や信念、思考をもつ人びとの社会における関わりにおいて共通理解を形作ることが必要となり、できてきたものと考えられる。一方で、制度ができたことにより、共通理解やそれに基づく行為が為されるという現象も起きる。価値観等が制度化を進める場合と、制度化により生まれる価値観もあるということである。社会学者の盛山和夫によると、「制度とは、純粋に経験的で顕在的な存在ではなく、「理念的」な存在であること、そして制度は人々の行動や行為によって構成されているのではなく、それらに関連づけられた秩序として存在している」とある(1)。

　身近な例を挙げてみよう。児童虐待防止法における義務化により通報を躊躇する人が減ったことが挙げられる。また、育児休業法の整備により育児のために仕事を休むのは女性ばかりではなく男性もその対象だとの考え方が徐々に浸透している。また、新バリアフリー法の施行により駅を中心とした地区等は面的バリアフリーを整備することとなっている。このように、制度化されることで、政策や人の考え方や行動が変わることがある。

　精神障害者について日本においては各種制度でどのように規定されてきたのであろうか。制度規定が精神障害のある人の生活に、また支援の在り方にどう影響してきたのか。主要な法律における精神障害者の定義を概観していく。

A. 障害者基本法

[1] 基本法の特徴

　まず、障害者基本法の特徴である「基本法」の位置づけについて触れておく。基本法とは、一般的には、国政の重要な分野について、国の制度、

児童虐待防止法
正式名称は、「児童虐待の防止等に関する法律」。

育児休業法
正式名称は、「育児休業、介護休業等育児又は家族介護を行う労働者の福祉に関する法律」。

新バリアフリー法
正式名称は、「高齢者、障害者等の移動等の円滑化の促進に関する法律」。2006（平成18）年12月20日から施行されている。あらゆる人たちが社会活動に参加し、自己実現できるためのバリアフリー化においての課題解決が目的の新法。課題とは、連続的なバリアフリー化やソフト面での対策が不十分なことをさす。

政策、対策に関する基本方針や原則などを明示したものとされる。近年は、**自殺対策基本法、ギャンブル等依存症対策基本法**など、この位置づけの法律が増えており、直近では、子ども基本法が制定されたところである。また、基本法は理念法ともいわれる。特質として、憲法と個別法との間をつなぐものとして、憲法の理念を具体化する役割を果たすとされる。これに対するのは、個別政策課題に関する規定を定めた実定法といわれる法律となる。障害者分野に限るものを挙げれば**障害者雇用促進法**や**障害者総合支援法**などである。この３つの法律は、広くは社会保障の範疇だが、所得保障や雇用、社会福祉の分野に分けられる。つまり障害者が生きていくことをサポートするための法制度は多岐にわたり、決して福祉面の施策だけで十分ということはない。そのために各分野にわたり存在する個別法に対し、総合的な方針を定める障害者基本法が策定されている。

[2] 障害者の定義

国連・障害者の 10 年の終了後に制定された障害者基本法は、1970（昭和45）年に制定された**心身障害者対策基本法**の改定の形を採っている。

心身障害者対策基本法
（定義）
第２条　この法律において「心身障害者」とは、肢体不自由、視覚障害、聴覚障害、平衡機能障害、音声機能障害若しくは言語機能障害、心臓機能障害、呼吸器機能障害等の固定的臓器機能障害又は精神薄弱等の精神的欠陥（以下、「心身障害」と総称する。）があるため、長期にわたり日常生活又は社会生活に相当な制限を受ける者をいう。

〈国連文書等の障害定義〉
障害者の権利宣言（1975 年 12 月 9 日制定）
（障害者の定義）
「先天性か否かにかかわらず、身体的または精神的能力の不全のために、通常の個人又は社会生活に必要なことを確保することが、自分自身では完全に又は部分的にできない人」
国際障害者年行動計画（1982 年 12 月 3 日、第 37 回国連総会において採択）
障害という問題を、ある個人とその環境との関係としてとらえることがずっとより建設的な解決の方法であるということは，最近ますます明確になりつつある。…（中略）…ある社会がその構成員のいくらかの人々を閉め出すような場合，それは弱くもろい社会なのである。障害者は，その社会の他の異なったニーズを持つ特別な集団と考えられるべきではなく，その通常の人間的なニーズを満たすのに特別の困難を持つ普通の市民と考えられるべきなのである。

日本では障害種別に施策が発展し、心身障害者対策基本法においては精神障害者が対象とされなかったことから、精神障害者の施策は未だに立ち遅れている。「心身」の「心」には精神障害者が含まれるよう受け止めら

障害者雇用促進法
正式名称は、「障害者の雇用の促進等に関する法律」。

国連・障害者の 10 年
1982 年 12 月 3 日 第 37 回国連総会において障害者に関する世界行動計画が採択され、同日、障害のある人びとの人権を促進するための政策枠組みである計画の実施を推進する目的で、1983 年から 1992 年の 10 年間を「国連・障害者の十年」とすることが宣言された。

れるが、当時は福祉施策の対象と考えられておらず対象外となった。当時、障害者の福祉法として施行されていたのは**身体障害者福祉法**と**精神薄弱者福祉法**（当時）であり、これらの法の対象のみ、障害名の限定列挙方式の記述である。

障害者基本法
（定義）
第2条 この法律において、次の各号に掲げる用語の意義は、それぞれ当該各号に定めるところによる。
1. 障害者　身体障害、知的障害、精神障害（発達障害を含む。）その他の心身の機能の障害（以下「障害」と総称する。）がある者であって、障害及び社会的障壁により継続的に日常生活又は社会生活に相当な制限を受ける状態にあるものをいう。
2. 社会的障壁　障害がある者にとつて日常生活又は社会生活を営む上で障壁となるような社会における事物、制度、慣行、観念その他一切のものをいう。

障害者基本法は1993（平成5）年に制定され、その後2004（平成16）年、2011（平成23）年と改正を重ねている。2011年改正で2条の定義に追加されたのが、1項の「**社会的障壁**」と2項での説明である。1項では精神障害（発達障害を含む）が身体障害、知的障害と並び記載され、精神障害がようやく法的に障害者と位置づけられた。さらに、疾病や障害の列記ではなく、障害及び社会的障壁により継続的に日常生活又は社会生活に相当な制限を受ける状態のあるものとされた。掲載を省いたが、1条の目的では、自立と社会参加を目的に障害者施策が総合的・計画的に実施されなければならないとされ、3条では差別の禁止も記され、重要な規定を含む法律となっている。日本の法律における障害者の規定がようやく国連文書と足並みを揃え始めたように思える。しかし、残念なことに、この基本法と各個別法における精神障害者の規定は一致していない。

　障害者が自己実現を果たせるように生活の営みをサポートするためにはあらゆる分野における施策が必要となるが、なかでもリハビリテーション等に関する施策は、障害種別および年齢区分によって細分化されてきた。戦後まもなく身体障害者福祉法が1949（昭和24）年に制定された。戦後すぐの1947（昭和22）年に制定された児童福祉法で対応されてきた知的障害児の施策も、成年となった者への対策の必要から、1960（昭和35）年に精神薄弱者福祉法（後の知的障害者福祉法）が制定された。2000（平成12）年には介護保険法が制定され、65歳以降の障害者は介護保険優先となった。つまり、これらの法制度における障害者等を定義する際の目的は、施策サービスの利用対象者を限定し、さらには必要な財源を設定、制約することにある。制度とはそのように基準の枠組みを設けることなしには成立しない。ソーシャルワーカーには、枠組みの柔軟な解釈を得て生活

者の実態にあわせた制度活用が可能な力をもつと同時に、制度不備を変えていく力が求められる。

［3］障害者の位置づけを得た精神障害者

精神障害者が障害者基本法に規定された背景がいくつか考えられる。国連・障害者の10年の期間に「疾病と障害を併せ持つ」精神障害者の特性について社会的認知が広がったことや、キャンペーン行動の最中に他の障害者と精神障害者の連帯が進んだことなどがある。

宇都宮病院事件
➡ p.75 第3章2節D

しかし、何よりも1984（昭和59）年の**宇都宮病院事件**の影響が大きい。人権擁護と社会復帰の促進の重要性が、医療の対象として限定せず、併せ持つ障害への福祉サービスの対象者としての認識を押し上げた。1995（平成7）年には**精神保健福祉法**が制定され、ようやく他障害と並び、福祉サービス利用のための手帳制度が規定された。また、社会復帰施設の整備の動きも見られるようになった。同年には**障害者新長期計画**に基づく**障害者プラン**が策定され、障害者施策の整備推進の数値目標に精神障害者施策も加わった。厚生省内では、すでに障害者施策の担当部署が大臣官房障害保健福祉部に一本化され、徐々に三障害分野の統合化も視野に動き始めていた。ただし、出遅れた精神障害分野では、圧倒的に福祉資源の整備が進まず障害間格差は縮まなかった。未だ医学モデルによる障害観から脱却できないまま、地域生活と結びつかず社会から疎外されたままであった。

B. 精神保健福祉法

精神保健福祉法の正式名称は、「精神保健及び精神障害者福祉に関する法律」。

精神保健福祉法制定時の精神障害者の定義を以下に確認しておこう。

> **精神保健福祉法**（1995〔平成7〕年制定時）
> **第5条** この法律で「精神障害者」とは、精神分裂病、中毒性精神病、精神薄弱、精神病質、その他の精神疾患を有する者をいう。

障害者基本法により、ようやく生活機能に着目した障害概念が表されたのに、ここでは医学的な障害概念で定義されていることがわかる。結果的に大変わかりにくく、説明の難しさがつきまとう。自立や社会参加、QOLを目的に据える障害概念に基づく規定ではなく、医学モデルによる障害概念から脱却できずにいるとの問題認識が持たれ、定義変更の検討がなされたが、1999（平成11）年の法改正時には以下の改正に留まった。

QOL: Quality of Life

> **精神保健福祉法**（1999〔平成11〕年改正時）
> **第5条** この法律で「精神障害者とは、精神分裂病、精神作用物質による急性中毒又はその依存症、知的障害、精神病質、その他の精神疾患を有する者をいう。」

その後、2005（平成17）年の法改正時に「精神分裂病」から「統合失調症」に病名が改められた。これは偏見や差別解消に向けた活動となる大きな布石であると同時に、当事者家族の要望を受けて日本精神神経学会が病名変更を共に協議検討したことも注目すべきことであった。

　なぜ精神保健福祉法の障害者定義が医学モデルのまま疾患名の列記の形を採るのか。本法律の目的は改正を重ねて現在、ほぼ入院医療の在り方等を規定するものとなっているためか。法の目的と規定内容に未だ問題が潜んでいる。法律の正式名称は「精神保健および精神障害者の福祉に関する法律」である。精神保健の対象は国民すべてである。一方で福祉に関しては精神障害による生きづらさを抱えている人が対象となる。法律名からすれば、医療に関する内容の規定が中心をしめるとは考えにくい。精神科医療については、さかのぼれば**精神病院法**の時代から、そして**医療法**の制定後も、精神科医療に固有の入院制度等に関する規定をこの法律の中で引き継いできた。国際的に障害概念の変化がみられ、日本で福祉の対象となった際に、従来の精神科医療の入院を中心にしたものとは全く別に、新たな枠組みを設けるチャンスがあったが、その機を逃したともいえる。

　一方で、**メンタルヘルスリテラシー**が国民に浸透しない限り、精神疾患の発生の予防や、国民の精神的健康の保持及び増進に努めることを目的の一つに持つ精神保健福祉法を、すべての国民のための法律だと、身近に理解する人はどれだけ存在するであろうか。精神障害者への偏見差別解消のため、特に医療的な政策差別を解消するために、法の在り方を考えるべきだという提案の声はずいぶん以前から上がっている。

C. 障害者総合支援法

　利用者本人を主体に、尊厳を尊重し選択契約方式に舵を切った社会福祉法および介護保険法が施行された2000（平成12）年以降、しばらくして市町村を窓口にして三障害一元化で福祉サービスを提供する仕組みが始まった。2006（平成18）年施行の障害者自立支援法である。その後、自立支援を謳いながら**応益負担**の仕組みを採っていたため、生存権保障の観点から憲法違反を訴える当事者等と政府の交渉協議の中で、障害者権利条約批准に向けた動きも伴い、障害者総合支援法に転換されていった。

　障害者基本法の理念を実現するための具体的な福祉サービス法との位置づけである。各障害種別福祉法も残っているが、具体的な福祉サービスに関しては、障害者総合支援法が所管することとなった。障害のある人が本人の望む暮らしを送るために利用が欠かせない福祉サービスの運用につい

医療法
1948（昭和23）年7月30日に公布された。病院、診療所、助産所棟医療施設の開設、施設、管理等の基準を定めた組織法。また医療施設に対する行政庁の監督についても規定している。1985（昭和60）年の改正により医療計画が創設された。

障害者総合支援法
正式名称は、「障害者の日常生活及び社会生活を総合的に支援するための法律」。

応益負担
所得や能力に関係なくその人が受ける利益に応じて一定の負担をする考え方のこと。障害のある人が生きていくために必要なサービスを利益とはいわないと、反対の声が上がった。

て、さまざま規定されている法制度である。障害者総合支援法を利用するための前提の一つに障害者手帳や**障害支援区分認定**がある。提供するサービス量の調整システムとして、手帳制度が活用されることや、機能判定のような仕組みが存在する。その背景には、金・人・物という社会資源の状況と配分問題が見える。本人のニーズに即した支援提供ではなく、資源の有無から組み立てられる支援となりやすいことも理解し、注意したい。

　障害者総合支援法における精神障害者の定義は以下である（太字、著者）。

障害者総合支援法
（定義）
第4条　この法律において「障害者」とは、…（中略）…精神保健及び精神障害者福祉に関する法律第5条に規定する精神障害者（発達障害者支援法第2条第2項に規定する発達障害者を含み、知的障害者福祉法にいう知的障害者を除く。以下、「精神障害者」という。）のうち18歳以上である…（中略）…ものをいう。
（目的）
第1条　この法律は、障害者基本法の基本的な理念にのっとり、身体障害者福祉法、知的障害者福祉法、精神保健及び精神障害者福祉に関する法律、児童福祉法その他障害者及び障害児の福祉に関する法律と相まって、障害者及び障害児が**基本的人権を享有する個人としての尊厳にふさわしい日常生活又は社会生活を営むことができるよう**、……。

　障害者総合支援法における精神障害者の定義は精神保健福祉法と同じで、医療的な記述ぶりである。従来は精神保健福祉法に規定されていた**通院医療費公費負担制度**がこの法の中に**自立支援医療**と名を変えて移ってきたことも背景に考えられる。法の目的は障害者基本法の理念に則るとあるが、障害者の定義は異なるという不整合がみられる。参考に、障害者雇用促進法における精神障害者の定義もみておこう。「精神障害者保健福祉手帳の交付を受けるか、統合失調症、躁うつ病、てんかんの病名である者のうち、病状が安定し、就労が可能な状態にある者」と、この定義もまた異なる。

　障害者の定義が制度の都合で変わるということが、障害のある人の暮らしに影響しない筈はない。制度に人を合わせると矛盾が生まれ、悪循環が生まれる。暮らしを支える制度の在り方を今一度考えていく必要がある。

注）
(1)　盛山和夫『制度論の構図』現代自由学芸叢書，創文社，1995，p.5.

3. 精神障害の障害特性

　精神保健福祉士にとって、「障害とは何か」とは重要な問いである。ともすれば症状（妄想や幻聴など）自体が障害を生んでいるかのように捉えてしまいがちである。対象者をきちんと理解し生活上の困難や生きづらさを支援するためには、精神障害における障害概念を理解することが必要となる。本節では、前節で学んだ世界保健機関（WHO）による**国際生活機能分類**（ICF）やその改訂前の**国際障害分類**（ICIDH）など障害を構造的に表す方法を用いた**上田モデル**や**蜂矢モデル**などを紹介し、精神障害の障害概念を学ぶ。その上で、精神障害がある人の生活上の困難や不自由、不利益など**生きづらさ**とはどこから生じるのか、他の障害と精神障害の障害特性の違いについて理解する。

A. 上田モデル

　上田敏はリハビリテーションを専門とする医師であり、ICIDHに基づく障害の構造化や、それに続くICFへの改訂作業にも参加している。ここでは、上田がICIDHとICFを発展させた障害構造のモデルを学ぶ。

[1] 国際障害分類（ICIDH）を基にしたモデル

　1980年にICIDHが発表されたが、直後から上田は必ずしも、疾病から機能障害→能力障害→社会的不利へと時系列的に移行する訳ではなく、精神疾患のように病気があるだけで社会的不利が生じる場合があることを指摘した[(1)]。また、医学的・社会的に客観視した障害だけでなく、障害のある人を全体的・総合的に理解するために、障害をもつ人の心の中にある**「主観的障害（体験としての障害）」**の概念が重要であると提唱した。1995年には疾患からの影響だけでなく、「環境」からの影響を追加しICIDHの図を改訂した障害構造のモデル（**図2-3-1**）を提示した。

[2] 国際生活機能分類（ICF）と『真の「生きることの全体像」』

　2001年に正式決定されたICFは、それまでの障害の構造を示すICIDHから、生活の全体を表すものへと改定された。「機能・形態障害」・「能力障害」・「社会的不利」は**「心身機能・構造」・「活動」・「参加」**へと変更さ

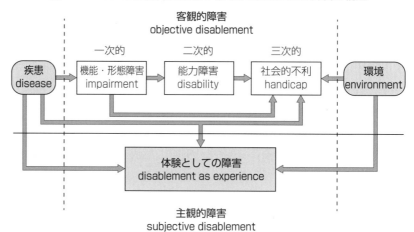

図 2-3-1　WHO 国際障害分類の考え方を発展させた障害の構造

出典）上田敏，2004，p.93，図 2 をもとに作成.

図 2-3-2　真の「生きることの全体像」

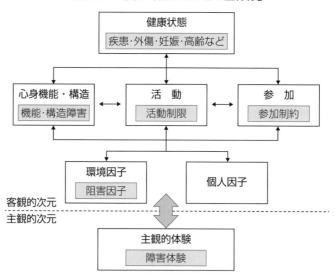

出典）上田敏，2021，p.41，図 4 をもとに作成.

れ、「**個人要因**」と上田が ICIDH に追加していた「**環境要因**」が正式に追加された。障害というマイナス面だけでなく、その人の生活全体を見て行えていること、たとえば自炊ができている、趣味のグループに参加しているなどのプラス面も表せるものになった。また、矢印が一方方向であったものがすべて両方向を指し示し、互いに影響し合っている様子を示した。

　上田は ICF のモデルを「客観的次元」とし、それらに「主観的次元」として「**主観的体験**」を追加したモデルを『真の「生きることの全体像」』として提示した[2]（**図 2-3-2**）。主観的次元は客観的次元と複雑に相互作用

をしている。たとえば、客観的には学校や職場に行かないという「参加制約」があることで、主観的体験としては、「学校に行けないダメな自分」と自己肯定感が下がってしまうこともある。また逆に、その状況から変わっていこう、現状を克服しようという主観的心理的な**レジリエンス**（精神的強靭性）や**コーピング**（心理的対応）によって、「活動」や「参加」の向上につながることもある。上田は主観的体験を9つの章に分類した試案を提示している⁽²⁾（**表2-3-1**）。主観的体験はこの節の後半で詳しく説明する。

表2-3-1 　主観的体験の大分類（試案）

1章	健康状態に関する満足度
2章	心身機能・身体構造に関する満足度
3章	活動に関する満足度
4章	参加に関する満足度
5章	環境因子に関する満足度
6章	人生と自己の価値・意味・目標
7章	身近な人との関係（愛情・信頼　等）
8章	集団への帰属感・疎外感
9章	基本的生活態度

出典）上田敏, 2021, p.72.

B. 蜂矢モデル─精神障害における「障害モデル」

　まだ医療モデル中心であった1980年代に精神科医の蜂矢英彦は上田らの障害論に触発され、「精神分裂病（以下、統合失調症）者は障害者でもある」と医療中心のアプローチに問題を提起した⁽³⁾。また、精神科リハビリテーションの観点から「**障害モデルの実践がリハビリテーションである**」とICIDHを基にした上田モデルを精神障害者に当てはめ、精神障害における疾患と障害の構造を示した（**図2-3-3**）。その構造図の中で、精神疾患を持つ患者らが、身体機能的な障害による、「電車に乗れない・買い物ができない」などの能力障害がなくても、**偏見や差別**などから「学校に行きづらい、仕事が見つからない、近所の目を気にして自宅近くの商店に買い物に行きづらい」などの「**社会的不利**」な立場に彼らが置かれているという状況（図中の二重線矢印）を示した。このような社会的不利を生む状況は、患者本人の主観的・心理的苦しみとしての「**やまい（体験としての障害）**」となることを提示している。蜂矢は機能障害や能力障害への適応的・治療的アプローチだけでなく、社会的不利への対応の必要性を説き、

レジリエンス
resilience
元は回復力やゴムなどの跳ね返す力という意味。精神保健・福祉・心理学などの分野では、困難な状況・ストレス・トラウマとなるような体験・逆境などを克服する力や適応力、また状況に対抗し適応しようとする過程を指す。

コーピング
coping
困難な状況などから派生するストレスやトラウマ（心的外傷）などへの意識的な対応・対応方法。

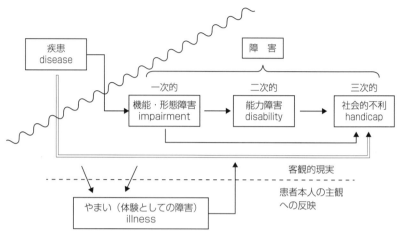

図 2-3-3　精神障害における疾患と障害の構造

出典）蜂矢英彦，2016，p.125，図5をもとに著者作成.

障害者雇用促進法
正式名称は、「障害者の
雇用の促進等に関する法
律」。

障害者雇用促進法の対象に精神障害が含まれていない時代に「職業の保障」を含む「所得の保障」「住居の保障」といった**福祉的アプローチ**を提唱しさまざまな精神科リハビリテーションの発展に寄与している。

C. 精神障害の障害特性

［1］疾患と障害の共存

　精神障害を、何らかの疾患・傷病の結果として起こった「**①疾患の後にくる障害**」と、生まれ持った「**②生来性の独立した障害**」という身体障害や知的障害など従来のパターンに当てはめることは難しい。蜂矢は、疾患自体が慢性病であるということだけでなく、その疾患や症状の存在によって「日常生活に困難や不利益が生じる＝障害がある」ことが特徴の一つであり、「**③疾患と共存する障害**」であるとした[3]。

　また、中枢神経系に機能的に脆弱性を有していることの多い精神障害[4]のある人は治療を継続していても、たとえば体のだるさや眠気、意欲の低下などの**陰性症状**で生活に「活動制限」が起こる。そしてそれによる「参加制約」のため孤独やストレス状態が続くと、その状態が症状の悪化や再燃という悪循環につながる。このように疾患による症状と障害が相互に影響をし合うことが多く、**ストレス脆弱性モデル**を利用して説明されることもある。また、これは精神障害が**可逆性の障害**であることも示している。症状の変化に伴って生活上の「活動」や「参加」の状況が変化することは他の疾患でも予想されやすいが、「環境因子」の変化として、転居や新しい仕事への就職などがあったり、「個人因子」とも言える失恋や好きなア

イドルグループの解散などでも病状に変化をきたすことがある。そのため、治療と同時に心理社会的支援を含めさまざまな福祉的アプローチが重要となる。

[2] 主観的体験

　上田や蜂矢らのモデルに採用されている「**主観的体験**」という概念[2]は、精神障害を持つ方の理解のために重要な概念である。差別や偏見にさらされやすい精神障害は、障害を持つ当事者自身にも主観的次元で自身への絶望や**セルフスティグマ**を植えつけやすく、そのようなセルフスティグマは自己肯定感を下げ、無力感や**生きづらさ**を生んでいく。しかし、主観的体験の提唱者である上田は、主観的体験にもプラス面とマイナス面があり、「コーピングスキル（心理的対応能力）」や「レジリエンス（精神的強靭性）」といったプラスの中に「障害体験」というマイナスがあると捉えている[2]。主観的体験だけに限らず、ICF の生活全体のプラス面、マイナス面の統合的捉え方は**ラップ**が提唱し[5]、現在では精神保健福祉分野のみならず、社会福祉分野では当たり前のように使われるようになった**ストレングス**の考え方と通じている。また、そのプラス面をさらに強化するような働きかけが**エンパワメント**となる。

ラップ
Rapp, Charles Anthony

　現在、そのような当事者自身の体験を当事者自身の言葉で表す「主観的体験」を基に**ナラティブアプローチ**や**オープンダイアローグ**などが行われている。北海道の**浦河べてるの家**で行われているミーティングや**当事者研究**[6]では、自分たちの病気の症状や障害を自分たちの言葉でお互いに語ること、言い換えれば「**主観的体験**」を語り合うことで、対処する方法を自分たちで編み出したり、自分なりの生き方を探し出したりしてきている。べてるの家の「弱さの情報公開」・「安心してさぼれる職場」などのスローガンやそれを良しとする価値観は、社会から植え付けられたセルフスティグマを弱める力を持っている[4]。

オープンダイアローグ
1980 年代フィンランドで開発された。患者と医師や他のスタッフからなるチームが対話によって治療を進めていくアプローチ方法。

べてるの家
北海道浦河町に 1984（昭和 59）年に設立された精神障害を抱えた当事者の地域活動拠点。メンバーが主体的に地域に根ざした活動を行っている。「当事者研究」は 2007（平成 19）年に精神保健福祉のベストプラクティスに選定されている。

[3] リカバリーと主観的体験

　近年日本においても**リカバリー**のムーブメントが起こり、精神保健福祉関連分野ではすでに中心的な概念となってきている。上田の「主体的体験」は、日本においてその先駆的な概念としても捉えることができる[4]。リカバリーには、病気の症状や社会的機能の回復を示す**クリニカルリカバリー**と、当事者から出てきた考え方として、人として（人生）のリカバリーを表す**パーソナルリカバリー**があると言われている。先述した「主観的体験の大分類（試案）」の 6 章ではタイトルが「人生と自己の価値・意

味・目標」とされ、さらにその中に8つの項目が挙げられている[2]。これらはリカバリーの中でもパーソナルリカバリーの領域と非常によく似通っている。**表2-3-2**にわかりやすいように並記したが、たとえば、《7. 将来への希望》はリカバリーの領域でも【Hope：希望】であり、リカバリーを構成する要素の中で高い頻度で語られるものとされている。また、《3. 人生の意味》や《6. 生きる目的・目標》はパーソナルリカバリーでも【Meaning：自分の人生の意味、自分の人生の目的や目標も含む】とされ4つのリカバリー領域の中の1つである[7]。パーソナルリカバリーとは単なる病気や障害からの回復ではなく、当事者自身が自分の人生をどのように捉えて生きていくかという視点やその過程であるとされているように[8][9]、本人にしか体験できず、非常に個別性の高いものである。支援者にはそのようなリカバリーを促進できる支援や当事者同士が支え合えるような場の創設が求められる。

表2-3-2　主観的体験とリカバリーの関係

主観的体験6章 《人生と自己の価値・意味・目標》	【パーソナルリカバリーの領域】
1. 自尊心	1. Hope（希望）：リカバリーを構成する要素・成分として経験者から高い頻度で語られるもの
2. 自分の価値	
3. 人生の意味	
4. 自信（自分の能力・人柄・外見）	2. Self-Identity（自分らしさ）：現在と未来の自分らしさを含む
5. 信念	
6. 生きる目的・目標・使命感	3. Meaning（意味・意義）：自分の人生の意味、人生の目的・目標も含む
7. 将来への希望	4. Personal-Responsibility（自分についての責任）：自分の人生に自身で責任を持つこと
8. 人生への興味	

出典）上田敏, 2021, p.72 と東京大学精神保健学講座ウェブサイト「本人のリカバリ-100の支え方（翻訳版）」より.

　客観的に症状や障害の状況・環境の影響などをアセスメントしていく視点はもちろん必要である。しかし、客観的な症状・障害ですら目で見えないものが精神障害である。当事者の主観的体験：主観的障害がどのような体験であるのか、その言葉に丁寧に耳を傾けて捉え、取り巻く環境も含めた当事者一人ひとりが生きている個人と社会との全体像を捉えていく視点が精神保健福祉士には求められている。

注)

(1) 上田敏『リハビリテーションの思想—人間復権の医療を求めて（第2版増補版）』医学書院，2004，pp.86-104.

(2) 上田敏『ICF の理解と活用—人が「生きること」「生きることの困難（障害）」をどうとらえるか　入門編（第2版）』KS ブックレット5，きょうされん，萌文社，2021，pp.14-18，36-42，69-78.

(3) 蜂矢英彦『私の精神障害リハビリテーション論』金剛出版，2016，pp.108-137.

(4) 池淵恵美『精神障害リハビリテーション—こころの回復を支える』医学書院，2019，pp.3-5，28-31，45-48.

(5) ラップ，C. A., ＆ゴスチャ，R. J. 著／伊勢田堯　他訳『ストレングスモデル—リカバリー志向の精神保健福祉サービス（第3版）』金剛出版，2014.

(6) 浦河べてるの家『べてるの家の「当事者研究」』シリーズケアをひらく，医学書院，2005.

(7) rethink mental illness website, "100 Ways to Support Recovery".
（東京大学精神保健学講座ウェブサイト「本人のリカバリー100の支え方（翻訳版）」）（データ取得日 2022 年 7 月 11 日）.

(8) Deegan, P. E. Recovery: The lived experience of rehabilitation. *Psychosocial Rehabilitation Journal*, (4)，1988，pp.11-19.

(9) Anthony, W. A. Recovery from mental illness: The guiding vision of the mental health service system in the 1990's. *Psychosocial Rehabilitation Journal*, (4)，1993，pp.12-23.

▌理解を深めるための参考文献

- 川越敏司・川島聡・星加良司編『障害学のリハビリテーション』生活書院，2013.
  障害学は、何のために、どのようなものとして存在するべきか、との基本的な問いへの答は未だ深められていないと、多角的に紙面上でも対談でも探究する一冊。

- 浅野弘毅『精神医療論争史』批評社メンタルヘルスライブラリー3，批評社，2000.
  日本における理念や実践上の用語の変遷の背後には、精神障害者が地域社会で暮らす支援の考え方が移ろい、実践も移ろいという歴史があると説く、お勧めの本。

生活者としての対象者理解に迫る

聖徳大学心理・福祉学部　准教授　向井智之

対人支援において、対象者理解は非常に重要だ。精神保健福祉士は対象者を、精神障害者ではなく、生活者として捉える。ただ、それは精神障害に目を向けないということではない。そのことを考えると、今は亡き高橋さん（仮名）を思い出す。

私が精神保健福祉士として、精神科病院に勤めて２年目のことだった。

高橋さんは、40歳代後半の男性。社会復帰病棟に30年余り入院している。最初の印象は強烈だった。

そこは古い病棟。窓には鉄格子がはめられ、入口には鉄の扉。思いの外、明るい陽が差しているが、その分見通しがよく隠れる場所が少ない。精神科特有の構造。

私が病棟の廊下を歩いているとき、畳敷きの病室に一人でかがみ込んで、何やら熱心に書き物をしている高橋さんを見かけた。私は気になって声をかけてみた。

「何を書いているのですか？」

すると、床に置いてあるノートを片手で持ち上げてこちらに見せてくれた。ノートは真っ黒だった。真っ黒だったので表紙を見せてくれたのだと思ったが、高橋さんはそのまま動かない。そこで、顔を近づけてよく見てみると、小さな文字というか、図形というか、よくわからないものが隙間なくびっしりと書き込まれていた。そのために一見真っ黒に見えたのだ。

高橋さんに、これは何かと恐る恐る尋ねると、今度は、ノートを持っていないほうの手で天井を指さしてくるくると回しだした。おそらく、電波を受信して書きつけているということなのだろう。にこにこと笑顔であったのが、やけに不気味に感じられた。高橋さんは妄想が強くてとても退院できる人ではない。私はそう思った。

しかし、その後の高橋さんの様子を見ていると、考えが変わってきた。高橋さんは、お金だけではなく、薬も病棟で自己管理しており、なくなりそうになると看護師に申し出る。時間があれば喫茶店にアイスコーヒーを飲みに行き、コンビニで買い物をして帰ってくる。確かに、電波を受信して書き物をしている時間はあるが、それによって生活に支障があるとは思えない。

妄想に注目すると、高橋さんはまだ精神症状がある患者ということになるが、生活に注目すると十分退院できる人であると思う。

ただ、それは精神症状が関係ないということではない。精神症状に目を向けないということではない。その症状を含めて、生活に支障はないのではないかと判断したのだ。精神障害はその人のすべてではないが、一部ではある。そのため、そこを含めて対象者を理解することは当然であろう。健康な面と病気の面。そのどちらかに大きく偏り過ぎるのではなく、全体として見る。

多角的で近遠距離的。時間の経過も踏まえる。さまざまな見方を意識して行うことで、多様で独自的な対象者の本来の姿の理解に近づける。

第3章　社会的排除と社会的障壁

　精神保健福祉士は、日々の業務のなかでさまざまなクライエントと出会う。クライエントの抱える問題を、現在から過去へと時間軸を移しつつ、それでいて未来志向の解決策を見つけ出す協働作業を行う。社会的排除や社会的障壁といった精神障害者が置かれている社会的な立場や位置を捉える際にも、過去・現在・未来という時間軸の視点が考えるヒントになる。

1

　精神疾患は人類の歴史とともに存在した。病者から魔女へ、隔離拘束から人権主体へ。本人の意志とは関係なく、社会の側が精神障害者の見方を規定してきた社会的な背景を学ぶ。

2

　日本の精神保健福祉施策は、さまざまな「事件」の影響を常に受けてきた。社会を揺るがす出来事が、時代の法制度にどのように影響を与え、精神障害者を社会的に排除したのかを学ぶ。

3

　一市民として生活者のごく当たり前の生活を阻んできた社会的障壁を学ぶ。法制度上の障壁、メンタルヘルスリテラシーの課題、人びとの偏見と差別、コンフリクトなどにフォーカスし、当事者の声を踏まえながら理解を深める。

長い人類の歴史にとって、精神疾患は決して新しい病ではなく、太古から存在した病である。しかしながら、その存在は時代によって、社会から忌み嫌われ排除され、時に「病者」として社会から隔離の対象となった。精神障害者のアナロジー、すなわち歴史上で精神障害者がどのように認識され、どのような立場に置かれてきたのか、その背景を理解することで「精神障害者にとっての人権とは何か？」を問い続ける姿勢や感性が精神保健福祉士には常に求められる。

アナロジー
一つの事柄からほかの事柄を推し量って考えること。

A. 精神障害者の歴史

[1] 古代「病者の時代」

古代ギリシャでは、その治療の妥当性や科学性はともかくとし、**ヒポクラテス**はそれまで精神疾患を神罰や悪霊としていた説を否定し、精神の異常は脳の病気であるとした。精神の病は、迷信や魔術、霊魂などによる災いではなく、病気は4つの体液（血液、粘液、黄胆汁、黒胆汁）の不調和によるものと捉えられ、それが脳に影響して精神症状が現れるとして、血液の一部を抜き取る放血や瀉血（しゃけつ）などの治療がまことしやかに行われていた。ローマ時代には「仕事は最良の医師である」と、現在の作業療法のような試みも行われていた。イスラム教やキリスト教の修道会が精神病者の避難所を設立するなど、宗教的な背景からもさまざまな治療が試みられた。世界で最初の精神科病院は、8世紀のイラクのバグダッド（西暦705年）にすでに建てられていた[1]。

古代インドでは、さまざまな精神疾患に関する記述が経典である**アーユルヴェーダ**写本等にみられ、食事との関係から病気に関する記述が残されている。

古代における精神障害者は、一般的には病者と理解され医療の対象として社会的に了解されており、社会的排除の対象とはなっていなかった。

ヒポクラテス
Hippocrates
古代ギリシアの医学者。迷信や呪術を廃して科学的医学の基礎を築き、「医学の父」と称される。

アーユルヴェーダ
世界3大医学の一つで、インド・スリランカで生まれ5000年以上の歴史をもつ最古の伝統医学。サンスクリット語 Ayuh（生命・寿命）、Veda（科学・知識）が由来で、主に瞑想やヨガ、呼吸法やハーブを用いた食事療法などを生活に取り入れて病気を予防し、心と身体の健康を保つことを目的としている。

[2] 中世ヨーロッパ「魔女の時代」

ギリシャ・ローマ帝国の衰退によって、精神疾患の原因究明のための科学的な発展は著しく停滞していった。一方で、キリスト教が国教化されヨ

ーロッパ各地で勢力を拡大し、中世ヨーロッパ社会では、迷信や魔術信仰が社会の趨勢となっていった[2]。

　13世紀に入ると、疫病の蔓延や天変地異が度々ヨーロッパ各地に発生し、人びとはその原因が「悪魔の仕業」であると転嫁した。異教者だけでなく多くの精神障害者が、その奇異な言動から、超自然的な力で人畜に害を及ぼす「魔女」であり「悪霊が憑いている」と考えられ、徹底的に迫害され「魔女狩り」の対象となった。魔女に対しては宗教裁判（魔女裁判）にかける社会的なシステムができ上がり、魔女とされた精神障害者は、拷問を受けて災いをもたらす存在であることの自白を迫られ、火あぶりや斬首刑が行われた。1486年には『魔女の槌』という魔女狩りの解説書が出版され、その残虐な行為が社会的に正当化された[2][3]。

　この非人道的な魔女裁判は、当時はヨーロッパ全域で行われており、その被害者は実に数百万人とされている。その後この動きは建国まもないアメリカ大陸にも伝播し18世紀頃まで続けられた。

　この時代における精神障害者は宗教的な世界観と宗教裁判という仕組みで社会から徹底して迫害され排除されたのである。

[3] 精神科病院の改革の時代「ピネルの英断」

　ルネサンスの到来とともに、中世ヨーロッパに医学の考え方が勃興し、フランスでは1656年にルイ14世がパリの火薬工場跡地に、精神障害者だけでなく、浮浪者や犯罪者、孤児なども混在して収容する大規模な施設を建設した。女性用はサルペト・リエール病院、男性用はビセートル病院と名づけられ、入所者の多くが鎖につながれたまま処遇されていた。この時代は、先の魔女裁判の影響もあり、ヨーロッパ社会全体で精神障害者を抱える家族に対して社会的なスティグマが根強く残っており、家族は、彼らを路上に放置することも厭わなかった[1]。

　フランス革命（1789年）の戦乱の中、精神科医のピネルは、これら非人道的扱いを改善すべく、1793年にビセートル病院の壁に鎖でつながれた精神障害者の鎖を解き放つ画期的な実践が試みられた。患者を人間として尊重するとともに、病人として治療を受ける権利があることを人びとに知らしめ、その後の人道主義的処遇の道を切り拓いた。ピネルは近代精神医学の創始者とも呼ばれており、近代的な疾病分類の著作『疾病の哲学的分類』（1798年）を著している。

[4] 精神衛生運動の時代「ビアーズの戦い」

　世界の精神衛生運動（現在の精神保健運動）に大きな影響を与えた人物

『魔女の槌』
The Hammer of Witches

ピネル
Pinel, Philippe
1745-1826
1745年に南フランスの農家で生まれ、トゥルーズ大学で神学、その後医学部へ。心理学的解剖学的外科の臨床に関わり、骨格と関節の研究を行っていたが、心理精神病理学へ転向し、ビセートル病院に勤め、閉鎖病棟の開放化をすすめ、そこで常態化している患者の鎖を解き人道的治療を実践した。後にパリ大学医学部の教授となる。

疾病の哲学的分類
Nosographie
Philosophique

に、精神障害の当事者でもある**ビアーズ**がいる。

ビアーズは、彼自身が壮絶な体験をした精神科病院への入院経験を赤裸々に綴った『わが魂にあうまで』（1908年）を著した[4]。

彼の著書に感動したアメリカ精神医学会の重鎮**マイヤー**は、その著作に熱心なレビューを書き、精神医療改革のための彼のキャンペーンに協力するようになり、共に活動を始めた。ビアーズが始めた精神疾患の治療を改革する取組みは、徐々に全米の医療従事者の支持を得ることになり、1908年には「コネチカット州精神衛生協会」が設立された。

その後は1909年に「精神衛生全国委員会」の立ち上げ、専門誌である『メンタルヘルス』や『児童発達理解』の創刊にも深く関わるなど、精神衛生思想の普及に務めた。ビアーズの活動思想はヨーロッパ諸国にも波及し、フランスやベルギー、イギリス、イタリアなどでも次々と精神衛生運動組織が結成されていった。彼は精神疾患と精神障害に対する市民の意識を高めるための教育キャンペーンを行うとともに、運動のパートナーであるマイヤーと社会精神医学の拡大に努め、精神医療現場で、職業として緒に就いたばかりの精神医学ソーシャルワーカーを大いに鼓舞することになった。その後、彼の活動はニューヘブンのクリフォードビルクリニック（1913年）の立ち上げにもつながり、アメリカで最初の外来メンタルクリニックが誕生している。

1930年にワシントンで開催された「第1回・国際精神衛生会議」では事務局長を務め、その後は世界精神衛生連盟の名誉会長に就任しており、1943年に亡くなるまで、全米だけではなく世界の精神衛生運動のリーダーを務めるなど、精神衛生運動をけん引した。

B. 国連・WHOの動きをめぐって

[1] 国連の役割

国際連合（以下、国連）は世界の平和と発展に寄与する国際機関で、各国との友好関係づくりだけでなく人権への取組みについても中心的な役割を担っている。その中で人びとの健康と安全を担当する機関として**世界保健機関**（以下、**WHO**）がある。スイスのジュネーブに本部を置き、「すべての人々が可能な最高の健康水準に到達すること」を設立目的としている。1948年4月7日の設立以来、全世界の人びとの健康を守るため広範な活動を行っており、精神保健福祉の分野でも世界規模での調査研究だけでなく、世界に向け積極的に情報提供を行っている。

日本では、1960年代に日本政府が招聘した WHO 顧問の精神科医**クラーク**

博士が有名であり、彼が残した「日本における地域精神保健の勧告」（通称、**クラーク勧告**）（1968〔昭和 43〕年）は現在の地域精神保健福祉施策にも通じる多くの示唆が含まれている。しかし実際には当時の政府はクラーク勧告をまったく省みることなく、新たな精神科病院を認可し続け、精神医療の現場も、強制入院である医療保護入院や措置入院制度、閉鎖病棟や身体的拘束など、著しく人権を制限する仕組みを温存したまま今日に至っている。

［2］障害者に関する宣言の採択

　第二次世界大戦による世界規模での戦争の惨劇の反省から設立された国連は、すべての人間は生まれながらにして自由であり、かつ、尊厳と権利について平等であると述べた「**世界人権宣言**」（1948 年）を発表し、その内容を具体化し法的拘束力をもたせた宣言とするため「国連人権規約」（1966 年）を採択し決議した（日本は 1979〔昭和 54〕年に批准している）。

　1975 年に、障害者も人間としての尊厳が尊重される生まれながらの権利を有しているとした「障害者の権利宣言」を採択し、1981 年には「国際障害者年（障害者の完全参加と平等）」を定めた。そして 1983（昭和 58）年から 1993（平成 5）年までの 10 年間を「**国連・障害者の 10 年**」とした。日本では、その間に各種国内法との整合性を図りながら、障害者の人権の保障、権利擁護の理念の浸透を進めてきた。その後も国連障害者権利条約（2006 年）を受け、日本国内では 2010（平成 22）年から内閣府を中心に「**障がい者制度改革推進会議**」を開催し、2011（平成 23）年に初めて精神障害者が福祉の対象とされた「障害者基本法」の改正や、2013（平成 25）年の「**障害者総合支援法**」、「**障害者虐待防止法**」（2011〔平成 23〕年）「**障害者差別解消法**」（2013〔平成 23〕年）、その後も改正「**障害者雇用促進**」など次々と障害者の人権と社会経済活動への参加に関する法整備が進められた。

　精神障害者の社会復帰は、社会的障壁を一つひとつ取り除いていく、地道な取組みが必要であるが、国連の障害者に関する各種宣言が出されなければ国内法の改正が進まないという、法制度上の制約や障害者施策のジレンマが残されている。

　権利主体としての障害者施策を志向する社会変革のためには、マクロレベル（政策や制度など社会全体に対して）に働きかけるソーシャルワークを実践する必要がある。

クラーク
Clark, David Hazell
1920–2010
イギリス、フルボーン病院長として精神医療改革に取り組み、その後はWHO のアドバイザーを務めた精神科医。WHO顧問として 1967 年 11 月から 1968 年 2 月まで日本を訪れ日本の地域精神保健に関する全国調査を実施し「日本における地域精神保健への勧告」（通称、クラーク勧告）をまとめた。

障害者総合支援法
正式名称は、「障害者の日常生活及び社会生活を総合的に支援するための法律」。

障害者虐待防止法
正式名称は、「障害者虐待の防止、障害者の養護者に対する支援等に関する法律」。

障害者差別解消法
正式名称は、「障害を理由とする差別の解消の推進に関する法律」。

障害者雇用促進法
正式名称は、「障害者の雇用の促進等に関する法律」。

［3］国連「精神疾患を有する者の保護及びメンタルヘルスケア改善のための諸原則」

　1991年12月の国連総会で採択された「**精神疾患を有する者の保護及び
メンタルヘルスケア改善のための諸原則**」（以下、**国連原則**）は、条約で
はなく、あくまでも決議であり、法的拘束力を伴わないものだが、精神障
害者を対象にした国際基準としてつくられた経過がある。

　これは各国で自分の意志に反して精神科病院に入院させられている精神
障害者の現状を踏まえ、強制性を極力少なくすべきであるとの立場から、
強制的な入院治療をできるだけ少なくすることが盛り込まれている。

　原則1では「基本的自由と権利」として、すべての人が可能な最善のメ
ンタルヘルスケアを受ける権利を有していると定め、その処遇は人道的か
つ人としての尊厳が尊重されるものでなければならないと定めている。

　以下、国連原則では「未成年者の保護」や「可能な限り地域社会で生活
する権利を有すること」や「治療は最も制限の少ない環境で受けること」。
そして「インフォームドコンセトによって治療がなされること」、「患者の
持つ権利についても全て告知すること」など、精神障害者が入院医療を受
ける場合、退院後に地域で生活する場面までの一連の経過を想定して原則
が細かく定められている。

　しかしこの国連原則については、当事者からの広範なヒアリングが行わ
れずに原則が策定された成立プロセスや、強制入院や強制治療自体を容認
していることなどについて、批判的な意見もある。

［4］WHO「精神保健ケアに関する法—基本10原則」

　1996年にWHOが国連原則と世界45ヵ国の精神保健法の比較分析を踏
まえて、主要な原則をわかりやすく解説した「**精神保健ケアに関する法—
基本10原則**」（以下、**基本原則**）を発表した。

　この中では精神病を理由とする差別があってはならないこと（原則1：
基本的な自由と権利）や可能な限り地域において生活し働く権利（原則
3：地域での生活）、また身近な地域で治療やケアを受ける権利、そして早
期退院して地域で生活する権利（原則7：地域と分化の役割）等の先に示
された国連原則を収斂する内容となっている。

　この基本原則は加盟国や専門家、関係団体、当事者等からのヒアリング
を中心に作成しており、それぞれの国の文化背景や法体系の影響をできる
限り廃することで、普遍性のある精神保健分野の原則を現しているとされ
ている。これを基に、各国政府が自国の精神保健関連法の立法化を進める
ことが各国に委ねられている。

　基本原則は、あくまでも精神保健ケアに関する法整備についての基本的

な考え方を WHO が示したものであり、形式的には模範法の体系をとっていなかった。そのために、各国の精神保健関連法の制定では国内事情が優先され、立法過程では、必ずしもそれぞれの国の当事者の側に立った法文にはなっていないこともあり、この点に関して批判的な意見もある(5)(6)。

[5] 日本の取組み

日本では、先述の国連の精神保健福祉に関する諸原則を受け、厚生労働大臣を本部長とする精神保健福祉対策本部が「**精神保健医療福祉の改革ビジョン**」(2004〔平成16〕年9月)を示し、「**入院医療中心から地域生活中心へ**」の基本方針が出された。その結果として、これまで取り組まれてきた精神保健福祉施策の抜本的な見直しを行うことが必要となり、特に今後10年間で「受け入れ条件が整えば退院可能な者(7万人)」の退院を進める数値目標を示した方針を掲げ、病床の削減に大きく舵を切った。これをきっかけの一つとして、複数の自治体で退院促進支援事業が進められ、国と地方自治体の精神保健福祉施策として**地域移行**や**地域定着支援事業**が行われるようになった。しかし、実際には大胆な病床削減は行われず、グループホームなど地域生活の受け皿整備が立ち遅れるなど、今日でも長期入院者の地域移行は十分な成果をあげてはいない。

一方で、これまでは精神科病院の精神保健福祉士や保健所の精神保健福祉相談員等による個別支援を中心とした取組みであった長期入院患者の地域移行支援が、各自治体の市町村障害福祉計画に盛り込まれた。そのことによって、自治体の精神保健福祉施策の重点施策として推進されるようになった。地域移行支援事業の方向性と責任の所在が明確化されたことで、各自治体の行政政策として動き出したのである。

C. 諸外国の精神保健福祉

国際的な精神保健福祉を捉えるには、精神障害者の入院から退院、そして地域生活への移行だけではなく、国民のメンタルヘルスの保持増進といった予防施策も含めた、包括的なシステムとしての精神保健福祉施策の全体像をしっかりと理解することが必要となる。

ここでは先進国の精神保健福祉施策を概観しながら、その特徴を探る。

[1] アメリカの精神保健福祉

アメリカにおける精神保健福祉システムは、1963年の「**ケネディ教書**」が明示した脱施設化方針に従って、地域精神保健体制へと移行していった。

ケネディ教書
アメリカ第35代大統領ジョン. F.ケネディによって1963年に出された「精神病及び精神薄弱者に関する大統領教書」。入院中心主義から地域でのケアが推奨され、これに基づき脱施設化政策が行われた。

抗精神病薬（クロプロマジン等）やさまざまな精神療法の登場により、入院治療以外の選択肢が増えたこともあって、州立の大規模精神科病院が一斉に廃止され、全米で一気に**脱施設化**が進んだ。

　ところが、地域社会に十分な受け皿が整わないうちに、急激に精神科病院の廃止が推し進められたこともあって、市内はホームレスとなる精神障害者で溢れ、地域生活を継続できずに精神科病院に逆戻りする「**回転ドア現象**」が発生した。加えて、地域で安定した生活を送ることができない精神障害者は、犯罪行為に巻き込まれ、微罪で逮捕されて州や郡の医療刑務所に収監されるケースが増えていった。医療刑務所が州立精神科病院の移行先施設となったのである。1965 年に「地域精神保健センター法」が制定され、地域精神保健センターを中心に、支援地区を定め、入院・外来・緊急等の対応窓口を整備する一方で、地域の受け皿づくりが始まった。しかし、それらの精神保健システムは、都市部を中心に整備されたために、州によるバラツキが大きかった。そこで新たな精神保健プログラムを模索する動きが始まり、1980 年代にウイスコンシン州で、精神科病院退院者を病院関係者が地域の中で支援する **ACT** プログラムが始まった。この実験的な取組みは、入院治療よりも地域ケアによる支援が、症状の安定や再入院率の低下をもたらす科学的な根拠と費用対効果に優れていることが実証された。その後、1990 年代になると、ペンシルバニア州やカリフォルニア州のロサンゼルスでも同様の取組みが始まっている。

ACT: Assertive Community Treatment
包括型地域生活支援プログラム
「アクト」と読む。

　ロサンゼルス郡精神保健協会が実施する **The Village ISA** は、アウトリーチ中心の 24 時間 365 日の包括型支援サービスで、投薬はもちろんのこと、デイケアやレクリエーション、就労訓練など、本人のニーズに応じて社会復帰のためのサービスをフルサポートで提供している。この取組みは全米から注目されアメリカ精神科看護協会等からベストプラクティス賞を受賞するなど、先駆的な地域精神保健プログラムとして注目されている。

The Village ISA: The Village Integrated Service Agency

　また、The Village ISA のプログラム利用者が中心となって当事者活動である **PRPSN** が結成され、その活動のつながりはカリフォルニア州全域に広がっている。当事者自身が州からの委託事業として団体の運営全般を担っており、そこで働く職員には一般と変わらない賃金が支払われている。また、当事者が自らのリカバリー体験を活かして、同じくリカバリーの途中にある人への支援者となる「ピアスペシャリスト」が一つの職業として州で認められている。PRPSN では、ピアスペシャリストの養成事業だけでなく、当事者自らの経験をもとに、一般市民を対象にしたメンタルヘルス電話相談事業も行っている。精神保健福祉サービスの利用者（user）という立場だけではなく、市民活動としてサービスの提供者（provider）の

PRPSN: Project Return Peer Support Network

役割も担っており、そのことが、PRPSN メンバーのリカバリーにつなが
る好循環を生み出している。

　アメリカにおける精神保健サービスは、**メディケイド**（低所得者や無所
得者の医療費をカバー）と**メディケア**（高齢者および障害者の保険プログ
ラム）が中心で、州による格差が大きく、全米で共通する精神保健福祉サ
ービスは存在しない。郡レベルで設置されている精神保健センターが地域
精神医療とリハビリテーションの機能を担っている。

　最近では、閉鎖的で画一化された精神科病院や福祉施設などの環境下で
はリカバリーが起きないことが徐々に明らかになってきている。2000 年
にジョージア州で認定ピアスペシャリストが制度化され、2004 年には「**全
米ピアスペシャリスト協会（NAPS）**」が、2006 年には「**ピアスペシャリ
スト全米同盟（PSAA）**」が設立されるなど、リカバリーを模索する当事
者の動きが、全米規模で盛んに行われるようになっている[7][8][9]。

［2］ イギリスの精神保健福祉

　1990 年代に入り「国民保健サービス及びコミュニティケア法」（1998 年）
が成立し、ケアマネジメントが導入され、1999 年には「精神保健のための
ナショナル・サービス・フレームワーク（**NSF・10 年計画**）」（1999 年）に
よって、積極的なアウトリーチ方式による個別支援や家族ケアラー支援が
制度化された。**NHS（国民保健サービス）**や NPO 組織など多様なサービ
ス供給媒体によって、国民全体に保健医療サービスが提供されている。

　東部の大学都市として有名なケンブリッジ市（人口約 12 万人）では、
NHS 所属の ACT チームが、在宅のすべての精神障害者に保健医療サー
ビスを提供している。入院施設は 20 床以下で、発病時は精神科医や看護
師、ソーシャルワーカー等による精神医療チームが本人宅を訪れ、自宅と
病院治療のいずれかを選択させる。自宅での治療を希望する場合は 1 週間
程度 24 時間体制でモニタリングを行い、回復とともにケアマネジメント
を活用する支援体制に移行し、その後は通常の **GP 制度**（一般登録医制
度）を活用しながら社会復帰する体制をとっている。家族と離れ自立した
生活を望む者には NPO 団体が運営するグループホームやアパートが紹介
され、単身生活を支援する体制が整っている[10]。

　イギリスでは特に当事者の社会復帰に力を入れており、新たな試みとし
ては、治療的アプローチではなく、当事者自身の主体的な学びを通じてリ
カバリーを目指す、**リカバリーカレッジ**と呼ばれる取組みが広がっている。
当事者と専門職が共同で学習・自己啓発のプログラムを運営しながら、一
人ひとりに起こるリカバリーを通じて、豊かな人生を生きるための方法を

全米ピアスペシャリスト
協会
NAPS: National
Association of Peer
Specialists

ピアスペシャリスト全米
同盟
PSAA: Peer Specialist
Alliance of America

NSF: National Service
Framework

国民保健サービス
NHS: National Health
Service

GP: General Practitioner

学ぶ場となっており、NHS もリカバリーカレッジの活動を財政的に支援している。リカバリーカレッジは、アメリカのリカバリー教育を源流として 2009 年頃に英国に伝わったとされている。現在はヨーロッパだけでなく、日本にもその実践が伝わり、立川市、神戸市、岡山市、福岡市などで当事者や支援者を中心にリカバリーカレッジが開催されている[11][12][13]。

［3］カナダの精神保健福祉

カナダは州によって精神保健に関する制度が異なるが、精神医療については基本的に公立の医療機関がサービスを提供している。カナダもアメリカ同様に 1960 年代から巨大精神科病院に対する不満の高まりや、高騰する医療費の抑制策として精神科病院の廃止が進み、その分の医療財政は地域ケアへと回された。カナダは、英国と同様の GP 制度（一般登録医制度）を取り入れており、精神科治療の入口は GP から始まり、精神科専門病院へと引き継がれる仕組みになっている。太平洋に面するブリティシュコロンビア州のバンクーバー地区では、州より精神保健サービスの責任を委託された NPO 組織である**グレーターバンクーバー精神保健サービス**（GVMHS）が、人口規模を勘案し、地区を 7 つの**コミュニティヘルスエリア**に分け、多職種からなるメンタルヘルスチームが医療や住宅、リハビリテーションなどのサービスを継続的に提供している。チーム構成としては、精神科医は必要時のアドバイザーの役割を担い、基本的にはソーシャルワーカー、看護師、作業療法士、臨床心理士等によって構成されている。地域には、居住型のグループホームだけでなく、精神科医が巡回し、簡易的な医療を提供する居住型診療施設やドロップインセンター（精神障害者の溜まり場的な施設）などが整備されており、精神科病院の病床は大幅に縮小され、将来的には精神科病院自体の廃止を目標としている[14]。

［4］ニュージーランドの精神保健福祉

英国経済の凋落に伴う支援減少に伴い、ニュージーランドの精神保健福祉サービスは、1980 年代半ば以降、それまでの公的サービス中心から、市場原理を取り入れた保健福祉サービス体制へと移行した。福祉多元主義をとっており、社会保障制度は地域のニーズに応じて発展している。たとえば、現在でも大きな福祉課題として人口の 13％を占める先住民のマオリ族への支援がある。マオリ族は、文化的に大家族制をとっており、十分な教育の機会が保障されなかったり、アルコール依存症の割合が多く、自殺率が高く、平均余命が短いなどもあって、「**貧困の連鎖**」が福祉課題とされている。国家成立時のワイタンギ条約により先住民族のマオリに対しては

グレーターバンクーバー精神保健サービス
GVMHS: Greater Vancouver Mental Health Services

コミュニティヘルスエリア
community health area

貧困の連鎖
貧困とは経済的に困窮するだけでなく、医療や教育などであらゆる選択肢や機会が奪われ、大人になっても貧困が解消されないまま子どもや孫の世代まで貧困が続いていく状態のこと。

ヨーロッパ系移民と同等の権利保障が約束され、公用語も英語とマオリ語となっているにもかかわらず、未だに根強い社会の偏見や差別が横行しており、先住民の文化的多様性の社会的認知が人権上の課題となっている。

　精神保健施策としては、1980年代に入り、他の先進国と同様に精神科病院の廃止が始まり、地域生活支援体制へと移行している。たとえば、ニュージーランドの首都ウエリントンでは、都市圏人口約40万人に対して、精神科病床は48床で精神保健システムが運用されている。緊急の場合でも入院が必要と判断されるケースは生命危険がある場合の10％程度とされており、残りは地域の居住型診療施設や自宅で、当面必要とされるサービスが受けられるようになっている。また、精神科病院に入院しても身体を拘束されることはなく、入院患者はできるだけ早く地域のケアスタッフに引き継ぐことが原則とされており、入院初期段階から地域生活への移行準備が始まる。

　一方で精神疾患に対する偏見や差別意識は根強く、なかなか改善が見られないこともあり、精神保健福祉施策の戦略は当事者のリカバリー視点に基づくアプローチが多くの場面で取り入れられている。この背景には1980年代から国内の精神保健福祉活動にとどまらず、世界的に著名となった**オーヘーガン**によるリカバリー視点の当事者運動が大きく影響している[15]。

　ニュージーランドの精神医療は、GP制度が優先しており、緊急時以外は最寄りのGP診療所で受診と処方が可能である。そして精神保健福祉サービスはNPO団体による供給体制が中心であり、ケアマネジメントを活用し、エンパワメントとセルフケア能力の向上を目的とした支援やユーザーのリカバリー支援に力が注がれている。家族に対しても継続した支援が行われており、アウトリーチ型支援を主流とした地域精神保健福祉サービスが主流となっている[16][17]。

オーヘーガン
O'Hagan, Mary
ニュージーランドのユーザー運動の創始者で、国連のユーザーアドバイザーや世界ユーザー連盟元会長を務める。現在は国際的に講演会をこなし、ライターとしてユーザー視点からのコラムなどを多数執筆している。

D. 世界の精神保健福祉の潮流と今後の精神保健福祉士の課題

　世界的な精神保健福祉の流れは、身体的拘束の少ない短期間の精神科入院医療と、早期に地域生活に移行しケアマネジメントを活用しながら、質の高いリカバリー志向の支援プログラムへと変化してきている。そして当事者運動による**エンパワメント**を体験する中で、リカバリー志向の地域生活を実現するための環境整備が進められている。当事者が自分自身の人生の主人公として、自らのゴールを定め、その目標達成を目指す、ユーザー中心の精神保健福祉施策が主流となってきている。リカバリーが起きるた

めには当事者の積極的な参加と、それを支える質の高い専門技術をもったスタッフの存在が欠かせないとされている。日本では、精神障害の有無や程度にかかわらず、誰もが安心して自分らしく暮らすことができるような地域包括ケアシステムの構築が課題となっている。リカバリー志向の地域生活が送れる地域包括支援体制づくりには、ソーシャルワーカーである精神保健福祉士が重要な役割を担うため、積極的に関与していくことが必要である。

2014年に「ソーシャルワーク専門職のグローバル定義」がIFSW（国際ソーシャルワーカー連盟）から示され、ソーシャルワークが世界的に認知された専門職業であるとの共通理解が各国で浸透しつつある。これまでの定義では、ソーシャルワークは「人びとがその環境と相互に影響しあう接点に介入する」（2000年ソーシャルワークの定義）技術であったものが、ソーシャルワークは「生活課題に取り組み、…（中略）…人々やさまざまな構造に働きかける」機能へと変化しきている[18]。

これまでのソーシャルワーク実践の価値である人権をベースにしつつも、人と環境への働きかけであるエコロジカルな視点や、さまざまな構造に働きかける開発の視点、そして国際的な視点を併せ持ったソーシャルワークを日々の実践の中で展開することが必要である。ソーシャルワークが介入する課題は、国によって時代背景や成立過程は異なるが、国内と世界の課題が類似し同質性をもつものである「グローカリゼーション」（グローバルとローカルを合わせた言葉）が生じている[19]。

たとえば、気候変動とソーシャルワークの関係を中心とした世界規模での「グリーンソーシャルワーク」または「エコソーシャルワーク」という考え方が導入されている点も指摘しておきたい。これは個人・生物と環境（動植物や大気、水質管理等も含めた生態系）のミクロからマクロ視点まで含めた持続可能な関係を構築すべくホリスティック（全体的）なアプローチを用いて、共生的な関係に焦点をあててアセスメントしながら、クライエントや地域の支援を行うこと、とされている。つまりクライエントの置かれている環境を社会的および経済的な文脈だけで捉えるのではなく、自然界の観点から見ていこうとする試みでもある。

これは2015年の環境サミットで採択された国連が提唱する**開発目標SDGs**を背景としており、ソーシャルワーカーも専門職として、地球環境を維持し地球的な課題に取り組むことが必要とされている[19]。

気候変動やエネルギー問題など、一見すると精神保健福祉士の課題とはかけ離れた社会課題にみえる。しかし、地球環境問題に起因する生活課題に積極的に介入し、必要なスキルを精神障害者に提供することで、市民と

の共通理解を増やすだけでなく、人々との距離を縮めるきっかけにもなり、生活改善の意志決定プロセスを精神障害者と協働して行ってもらうことなどが考えられる。プラスチックごみの削減や地域清掃のクリーンアップ活動への参加などが好例である。

　東日本大震災後に多くの精神保健福祉士が心のケアチームとして被災地の避難所や復興住宅で被災者支援に取り組む中で、被災者の声に寄り添いながら、国や地方自治体に対して、被災者の心のケアの必要性や、そのための地域組織化を強く働きかけるソーシャルアクションを行ってきた。避難所のアルコール対策やPTSD対策のための定期的な訪問活動など、地域のメンタルヘルス支援活動が、地域のレジリエンスを高めるための有効な手段であることや、被災者支援が地域社会の復興に効果があることを体験的に学んだ。

　ソーシャルワーカーは、生活課題をグローカリゼーションとして捉え直し、社会的排除や社会的障壁を取り除き、誰一人取り残されないインクルーシブな共生社会を構築していく先導的な役割を担っている。精神保健福祉士はソーシャルワーカーとして、地球規模での環境問題に対して、しっかりと地域レベルから責任を担う体制や組織づくりを意識して日々の実践に臨むことが必要であり、環境破壊や世界的な紛争および弾圧、その過程で生じる難民問題等の課題についても、共生社会構築の取組みの一つとしてソーシャルアクションを意識した活動を継続していかなければならない[20]。

注)
　　　ネット検索によるデータの取得日は，いずれも2022年8月10日.
(1)　松下正明・広瀬徹也編『Text精神医学』南山堂，1998.
(2)　中井久雄『西欧精神医学背景史（初版）』みすず書房，1999.
(3)　森島恒雄『魔女狩り』岩波新書，1970.
(4)　ビアーズ，C. W. 著／江畑敬介訳『わが魂にあうまで』星和書店，1980.
(5)　WHO精神保健・依存症予防部門編／木村明子訳「精神保健ケアに関する法―基本10原則」『精神看護』1（4），1998.
(6)　医療観察法．NETウェブサイト「精神疾患を有する者の保護及びメンタルヘルスケアの改善のための諸原則」.
(7)　レーガン，M. 著／前田ケイ訳『ビレッジから学ぶリカバリーの道―精神の病から立ち直ることを支援する』金剛出版，2005.
(8)　The Village Integrated Services Agency website.
(9)　江間由紀夫「VillageISAの理念と活動から学ぶサービス統合システム―当事者主体のケースマネジメントを中心に」全精社協10周年記念特別号2001
(10)　助川征雄「イギリス・ケンブリッジ州における精神障がい者支援に関する経年的研究（2）2009～2011年」聖学院大学論叢，24（2），聖学院大学，2012.
(11)　助川征雄「イギリス・ケンブリッジ州における精神障がい者支援に関する経年的研究（3）―リカバリー・イノベーションとピアサポートワーカーの役割」聖

学院大学論叢，25（2），聖学院大学，2013.

(12) リカバリーカレッジたちかわウェブサイト「リカバリーカレッジとは？」

(13) 東京大学医学部附属病院精神神経科他翻訳／編集「本人のリカバリーの100の支え方—精神保健従事者のためのガイド」東京大学大学院医学系研究科精神保健学分野／精神看護学分野ウェブサイト.

(14) 半澤節子「バンクーバーにおける精神障害者の地域生活支援システムの実際」『長崎大学医学部保健学科紀要』14（2），2001, pp.49–56.

(15) O'Hagan, M. *Stopovers: On My Way Home from Mars*. Survivors Speak Out, 1991.
（オーヘイガン，M. 著／中田智恵海監訳／長野英子訳『精神医療ユーザーのめざすもの—欧米のセルフヘルプ活動』解放出版社，1999.）

(16) 横尾久美子「ニュージーランドにおける精神障害者地域生活支援—福祉国家の変貌と本邦の課題に関する一考察」『新潟青陵大学紀要』（8），2008年3月.

(17) Slade, M. "100 way to support recovery". Rethink Mental Illness Website.

(18) 日本社会福祉士会 国際関連情報ウェブサイト「ソーシャルワーク専門職のグローバル定義（日本語訳確定版）」（2022年5月17日閲覧）

(19) Dominelli, L. *Green Social Work in Theory and Practice: A new environmental paradaime for the profession*. Routledge, 2018.
（ドミネリ，L. 著／上野谷加代子・所めぐみ監訳『グリーンソーシャルワークとは何か—環境正義と共生社会実現』ミネルヴア書房，2017.）

(20) 木村真理子・小原眞知子・武田丈編著『国際ソーシャルワークを知る—世界で活躍するための理論と実践』中央法規，2022.

▌理解を深めるための参考文献

● **谷中輝雄編『谷中輝雄論稿集Ⅰ 生活』やどかり出版，1993.**
　いまでは普通に使われる "ごくあたりまえの生活" "当事者との協働" などという考え方のルーツに触れる一冊。実践家による社会的排除との戦いの記録でもある。

2. 日本の精神保健福祉施策に影響を与えた出来事

　法は、その時代の社会の意識を反映するとともに、その時代の社会の意識を形成する。1つの法律が提案され、可決成立し施行されるまでには、さまざまな出来事があり、立法府（国会）だけでなく多くの関係者の議論がある。日本の精神保健福祉施策も、その時代に起きた事件や出来事に大きく影響を受けながら、関係者の議論の末に制定されてきている。

　本節では、日本の近現代史の中で、社会の耳目を集めた精神保健福祉の事柄を取り上げ、その出来事の概要を紹介し、その結果どのような法制度・施策が展開されたのかをまとめておく。過去の歴史から、精神障害者に対するその時代の人びとの意識を考え、今も続く社会的排除と社会的障壁の課題を考えてほしい。

A. 相馬事件

　精神障害者に対する社会的関心を集めた明治期の事件として、**相馬事件**がある。元の相馬藩主（相馬誠胤）をめぐって1883（明治16）年から1895（明治28）年にかけて世間を騒がせたお家騒動である[1]。1879（明治12）年に家督相続をめぐる争いの過程で、怒った誠胤が槍を持ち出したところ「御前様がおくるいあそばした」と騒ぎとなり、邸内に監禁された後に「瘋癲症」と記された精神疾患の診断書により癲狂院（精神病院）に収容された。1883（明治16）年に家臣の錦織剛清が「狂人に仕立て上げようとした謀略による不法監禁」と告発し、相馬家と錦織側で争われた裁判では、双方が時の政界人を弁護人に巻き込み、黒岩涙香の新聞「萬朝報」を中心に報道は過熱した。1887（明治20）年、錦織は夜中に旧藩主を病院から連れ出して後藤新平宅に逃げ込むが、のちに連れ戻されている。1892（明治25）年に旧藩主が死亡すると錦織は毒殺だと訴え、遺体が掘り起こされて解剖に付され、当時の病院長が毒殺の疑いで留置場に70日間拘留されるなど、世間の関心を集めた。1895（明治28）年に錦織が誣告罪（虚偽告訴罪）で訴えられ、のちに有罪が確定し、事件は終結した。

　相馬事件はアメリカやイギリスの新聞紙上でも取り上げられ、日本では精神病患者が不法監禁されており無法状態に近いなど、法律の不備が批判された。明治政府は、諸外国との不平等条約改正を最大課題としており、

瘋癲症
明治時代の精神医学では、精神疾患については瘋癲症、躁暴狂、惰性偏狂、鬱憂病などの診断名が用いられ、法律・規則等では狂癲人、瘋癲人などと記されていた。

不法監禁の防止という観点から、**精神病者監護法**を1900（明治33）年に制定した。諸外国の批判という外圧によって、政府が初めて動き、日本で最初の精神障害者に係わる法律ができた。

これ以前にもいくつかの通達はあり、1894（明治27）年には、警視庁訓令「**精神病者取扱心得**」が発布されている。精神病の用語が法規で用いられたのは、これが初めてである。精神病者はあくまでも監護治療すべき存在とされ、入院させる際には医師の診察を行って許可する役割が警察官にあった。また、精神病者に対しては常に、縄で縛り、鎖で固定するなどの処遇が当たり前とされていた。同年には「**行旅病人及行旅死亡人取扱法**」も公布され、路頭にさまよう救護者のない精神病者の保護の規制が行われた。しかし、いずれも法制度として体系立ったものではなく、警察による精神障害者への日常的干渉のあり方を規定したものであった。

精神病者監護法制定の目的は「精神病者の中には社会に害悪を流す者は意想外に多い」ため「法を制定し、精神病者を保護し、社会に流す患害をなきようにしたい」という治安を第一義にした**社会防衛思想**に基づくものであった。日本で最初の精神障害者保護に関する法律は、衛生法規としてではなく社会防衛のための治安法規として出発したのである。半世紀後の1950（昭和25）年に**精神衛生法**が制定されるまで、日本の精神障害者施策の基本に位置づけられる法律となった。

精神病者監護法の主な内容は、以下の通りである。①後見人・配偶者等の親族を精神病者の**監護義務者**とする。②警察を経由して私宅または精神病院への監置の許可を受ける。③監護に要する費用は監護義務者・扶養義務者が負担する。④監護義務者がいないかいても履行できない時には市町村長が監護義務を行い費用は市町村が負担する。

精神病者監護法は、それまで各府県単位で定められていた**私宅監置**や入院手続きを全国的に統一することで、私宅監置を促進することとなった。後述の呉・樫田論文では、私宅監置実例105例のうち、精神病者監護法以前からの監置開始例は2例に過ぎず、法制定後に私宅監置数は急増している[(1)]。法制度の制定により、社会的排除の対象者が生み出されたのである。

B.「精神病者私宅監置ノ実況」

精神病者監護法の制定により、家族に監護義務が課され座敷牢が合法化されたことにより、患者を抱えた家族は大きな負担を背負った。この私宅監置の悲惨な実態を世に訴えたのが、当時の東京帝国大学医科大学精神病学教室主任教授であった**呉 秀三**である。樫田五郎とともに1918（大正7）

社会防衛
社会を危険や犯罪から守ること。たとえば、公衆衛生の観点から、伝染病・結核・食中毒患者を発見した際に、行政が強制的に隔離して、無害化して危険が収まるのを待つなどがこれにあたる。

精神病者
精神病者監護法で記された「精神病者」は、現在の法律の「精神障害者」の定義にほぼ相当する。

座敷牢
実際には、座敷に牢を作る家庭は少なく、納屋や土間に粗末な小屋を造って患者を収容していた。患者は糞尿にまみれたまま全裸で放置されるなど、処遇の実態はむごたらしいものがあった。

呉秀三
1865-1932
1897～1901年にオーストリア、ドイツに留学し、帰国後に東京府巣鴨病院（現・松沢病院）長に就任した。すぐに患者の処遇改善に取り組み、身体拘束具・拘束衣を使用禁止にして、自ら集め焼却した。種々の作業、音楽会、遠足、レクリエーション活動を展開し、精神医療改革に取り組んだ。

年に「精神病者私宅監置ノ実況及ビ其統計的観察」[2]を発表し、貴衆両院の議員などに配布した。呉はこの中で、日本の精神障害者が「実ニ聖代医学ノ恩沢ニ潤ハズ、国家及ビ社会ハ之ヲ放棄シテ」「被監置者ノ監禁アリテ、之ニ対スル治療ナシ」と痛烈に批判した。さらにこの実情を諸外国の状況と比べ「我邦十何万ノ精神病者ハ実ニ此病ヲ受ケタルノ不幸ノ外ニ、此邦ニ生レタルノ不幸ヲ重ヌルモノト云フベシ」「精神病者ノ救済・保護ハ実ニ人道問題ニシテ、我邦目下ノ急務ト謂ハザルベカラズ」と怒りと嘆きの言葉を残している。

呉秀三は、この調査を開始する前、1902（明治35）年に**精神病者慈善救治会**を提唱し設立している。呉秀三は前述の論文を発表する前から、私宅監置の写真を衆議院議員に回覧して働きかけ、1911（明治44）年には**「官公立精神病院設置ニ関スル建議案」**が提出され可決している。1917（大正6）年には、内務省による精神障害者の全国一斉調査が実施された。精神病者総数は6万5,000人、精神病院に入院中の者は約5,000人で、私宅監置を含めて約6万人が医療の枠外にあり、病院を含む精神病者収容施設を持たない県が28県あることなどが明らかとなった。

呉秀三ら関係者の努力が実って、1919（大正8）年、**精神病院法**が公布され、日本で初めて、治療の場として精神病院が法律化された。法案の提案趣旨では「保護治療上から療養の途のない精神病者、その他の監護を必要とする精神病者を収容するために、道府県に対し精神病院の設置を主務大臣が命じ、場合によっては道府県の援助で相当の精神病院を設置させ、国がこれを補助して施設を運営したい」と説明されている。

精神病院法の主な内容は次の通りである。①内務大臣は道府県に精神病院の設置を命ずることができる。②公立精神病院への入院対象となる患者は、市町村長の監護すべき者、あるいは罪を犯した者で司法官庁が特に危険と認めた者、療養の途なき者、地方長官が入院の必要を認める者とした。③入院患者・扶養義務者から、入院費の全部または一部を徴収できる。④病院長は、入院患者に対して監護上必要な処置を行うことができる。⑤承諾を得た私立精神病院を公立病院の代用施設とする。

精神病院法は、**結核予防法**などの伝染病対策と並んでの公布であり、やはり社会防衛的な要素が色濃い法律であったと評価されがちである。しかし、法案審議時の説明を行った政府委員は「精神病者の中には犯罪行為を行う者もいるが、これは精神病になった結果であって、刑法が罪を問わないように実に憐（あわ）れむべき同胞である。精神病者の多数はむしろ危険性を帯びず、精神病に関する立法は保護・治療ということを主として制定されるべき」と答弁している。精神病者監護法が、精神病者の危険性を強調して、

私宅監置の状況
呉秀三は1910（明治43）年から教室員12人を全国に出張させ、6年間にわたって各地の私宅監置364件の状況を調査させた。当時の私宅監置の実態を写真つきで詳細に報告しており、関係者に強い衝撃を与えた。

精神病者慈善救治会
日本で最初の、精神保健啓発運動を意図した民間の慈善団体。入院患者の慰問、演芸会の開催、作業療法器具の購入などのボランティア活動を行った。「日本精神衛生協会」「精神厚生会」と幾多の変遷を経て、1950（昭和25）年「日本精神衛生会」となり現在に至っている。

官公立精神病院設置ニ関スル建議案
その理由書には「我ガ同胞中五百分ノ一、則チ、十数万人ノ精神病者アルコトハ総計ニ示ス所…（中略）…病者ハ少数ナル私立病院ニ収容セシムルノ外、国家トシ何等ノ設備ヲ有セザルハ聖代ノ一大欠点ナリ……」と述べられている。

社会秩序維持と他者に対する危険の防止に力点を置き、警察行政下の強制監置を法制化したものであるのに対し、精神病院法は、憐れむべき同胞に対する治療・保護の必要性を強調し、強制入院のための法制化を意図していたものであることがわかる[3]。いずれも、精神病者の自己決定権を認めない**パターナリズム**の原理に基づいている点は変わらないが、両者の法律の視点はかなり違っていた。

しかし、精神病院法は施行されたものの、**公立精神科病院**の設置は予算不足から一向に進まなかった。すでにあった東京府立松沢病院のほか、敗戦後の1945（昭和20）年までに国が設置した公立精神病院は全国で5ヵ所に過ぎなかった。しかも、その設置のきっかけになったのは、私宅監置を抜け出した患者が路上で数人の通行人を殺傷した事件（大阪府）や、イギリス皇太子を迎えるために公安上の理由から精神病院の建設が急がれた（神奈川県）などの事情によるものであった[4]。精神病院の設置は、公安維持・治安対策としてしか、なかなか進まなかった。

精神病者監護法も廃止されていなかったことから、**私宅監置**の状況は大きくは変わらなかった。精神病院法制定時（1919〔大正8〕年）には約4,500であった私宅監置数は、1935（昭和10）年には7,188件と増えている。開設された病院も、治安上問題のある患者を優先して入院させていたため、結局精神病院法は監護法の補完物にしかならなかった。近代国家としての体裁を急速に整えていった日本であるが、精神障害者については医療を受ける機会もないまま、相変わらず私宅に監置されている状況が続いていた。

C. ライシャワー事件

第二次世界大戦後の1950（昭和25）年、新たに**精神衛生法**が制定され、精神病者監護法と精神病院法は廃止された。日本の精神科医療政策を方向づけ、1980年代末まで存続した精神衛生法の特徴は、次のようにまとめることができる。①**措置入院**制度を設けその運用のために**精神衛生鑑定医**制度を設けたこと。②**保護義務者**の同意に基づいて精神障害者本人を強制的に入院させることができる**同意入院**制度を設けたこと。③私宅監置を廃止し都道府県立精神病院の設置を義務づけたこと。④精神病者・精神薄弱者・精神病質者を「**精神障害者**」と規定したこと。

法案提出の趣旨としては「立ち遅れた精神障害者の医療、保護、そして予防を含めた総合的な精神衛生の前進」とされている。しかし、当時法案を発議した議員は、「第一にいやしくも正常な社会生活を破壊する危険性

のある精神障害者全般をその対象としてつかむことにし、従来の狭義の精神病者だけでなく、精神薄弱者及び精神病質者をも加えることにした」と国会で説明している。また、「第二に、従来の座敷牢による私宅監置の制度を廃止して、長期にわたって自由を拘束する必要のある精神障害者は、精神病院または精神病室に収容することを原則とした」と続けている。

法の目的に、国民の精神的健康の向上を謳ってはいるものの、その内実は、精神障害者を合法的に病院に収容するための、強制入院手続きを定めたものとなっている。社会防衛思想に基づいて、社会生活を破壊する危険性のある者として精神障害者の対象範囲を拡大し、私宅監置を公的監置に置き換えることで、長期間強制的に社会から隔離収容することがこの法律の目的であった。法制定後は、長期隔離収容を可能とするための精神科病床増床策が展開されている。

1954（昭和29）年には、**日本精神病院協会**が「精神障害者に医療が施されず放置され、精神障害者が行動の自由を持っては国民は最低限の文化的生活も安心して営めない。この対策としての緊急事業は、精神病院の整備拡充、増床より外ない」と訴える陳情書を厚生省に提出した。**全国精神衛生実態調査**が行われ、全国に要入院患者は35万人いると推計されたことにより、**精神病院開設国庫補助制度**が設けられ、当時3万床しかなかった精神病床は、5年後には8.5万床に増えている。人員配置については1958（昭和33）年に**「精神科特例」**が通知され、現在もなお実質的に存続している。1960（昭和35）年には、**医療金融公庫法**施行により長期低利融資が始まり、相次いで精神病床が増設され、「**精神病院ブーム**」を引き起こした。交通不便な地に低コストの建造物が建てられ、畳敷きの大部屋病室に多数の患者が収容された。窓には鉄格子がはめられ、施錠された閉鎖病棟で、共用の生活空間もほぼない劣悪な処遇がなされた。

病床の増加に合わせて、入院患者は増加の一途を辿っていく。1961（昭和36）年には措置入院費用に関する国庫負担が引き上げられた。また、措置入院させることによって社会不安を積極的に除去することを意図して、生活保護の医療扶助を受けている同意入院患者を、措置入院へ切り換えることを認める厚生事務次官通知（発衛311号）が発出された。措置入院の要件である自傷他害のおそれはなくても、経済的理由による**「経済措置」**患者が多数長期入院することとなり、精神病院の増加・増床に連動していった。

1960年代は、イギリスやアメリカでは、障害者の「**脱施設化**」運動が起こっている。退院した精神障害者に対して、地域生活への再定住を確保していくために、**ケアマネジメント**の手法が編み出されていった。諸外国

日本精神病院協会
1949（昭和24）年に設立された。現在の名称は「日本精神科病院協会」（略称：日精協）。会員病院は、全国の民間精神科病院の89％（精神科全病床の85％）を占めている。

精神科特例
精神科医は他診療科に比べて3分の1、入院患者48名に1名でよいとされ、看護師は他科の3分の2、入院患者6名に1名でよいとされた（発医132号）。

自傷他害
自身を傷つけ、他人に害を及ぼすこと。自傷行為としては自殺企図など、自己の生命・身体を害する行為、他害行為としては殺人・傷害・暴行・性的問題行動・侮辱・器物破損・強盗・恐喝・窃盗・詐欺・放火・弄火など、他者の生命・身体・貞操・名誉・財産等に害を及ぼす行為をいう。

経済措置
精神病院入院者のうち、措置入院者の比率は12.3％（1960〔昭和35〕年）から28.2％（1961〔昭和36〕年）、さらに38.2％（1963〔昭和38〕年）と4年間で3倍に跳ね上がった。

脱施設化
de-institution
大規模で閉鎖的な施設に長期に収容され、集団生活を強いられることで生じる「施設症」の弊害に注目し、これを改変していこうとする考え方や運動。

ケアマネジメント
複数のニーズをもった利用者とその家族を中心に、総合的・継続的に生活を支援していく方法。

が「脱施設化」をどのように進めるか苦闘していた同時期に、日本は積極的な施設収容政策を展開していったのである。

1964（昭和39）年3月、ライシャワー駐日アメリカ大使が、19歳の少年に刺される「**ライシャワー事件**」が突如発生した。1960（昭和35）年の安保反対運動も終わり、東京オリンピック開催を控え日米協調が政治課題となっていた時期だけに、親日家とされる大使の刺傷事件は、日本政府に衝撃を与える事件となった。少年が精神病院での入院治療歴があったことから、事件当日の国会では「突発的に事件を起こす危険性のある精神障害者は、全国に30万人近くいる。なんとか治安的取り締まりの対象にできないか」と警察庁長官が答弁している。事件翌日には国家公安委員長が辞任、翌々日に与党は「異常者施設増強の方針」を決議、厚生大臣は「精神衛生法を改正し、家族・学校・医療機関などに精神異常者の報告義務を課すようにしたい」と見解を表明した。総理大臣も本会議で「精神病対策」を行うことを約束し、治安当局は、自治体や病院に対して患者リストの提出を要求していた。事件への政治的対応として、精神医療体制の充実ではなく、市民的秩序を破壊する危険性をもつ者として、警察による精神障害者への取り締り強化が強く打ち出されていった。

マスコミも一斉に「**精神病者野放しキャンペーン**」を展開した。警察庁から厚生省への強いプレッシャーもあり、法改正の検討場面に大きな影響を与え、当時厚生省で検討されていた精神障害者の社会復帰施策は後退していった。精神医療関係者は、こうした社会防衛思想を基礎とする治安的改正に危機感をもち、全国的な反対運動を組んでいった[5]。

1965（昭和40）年6月、精神衛生法の一部改正が以下の通り行われた。①保健所を地域における精神保健行政の第一線機関に位置づけ、**精神衛生相談員**を配置し、在宅精神障害者の訪問指導、相談事業を強化したこと。②各都道府県に**精神衛生センター**を設けたこと。③**精神障害者通院医療費公費負担制度**を新設したこと。④警察官、検察官、保護観察所長、精神病院管理者に、精神障害者に関する通報・届出制度を強化したこと。⑤措置入院患者が無断離院した時には警察への届出義務を課し、自傷他害の程度が著しい精神障害者には**緊急措置入院**制度を設けたこと。

関係者の反対運動にもかかわらず、法改正は治安的要素の濃いものになり、在宅精神障害者の把握とその指導体制の整備が打ち出された。保健所に精神障害者への訪問指導を義務づけ、その対象者は、通院医療費公費負担を受けている者、通院医療者または仮退院中の者で主治医などから依頼のあった者などとされた。事件の再発を防止する観点から、通院治療中断患者に対する状況把握と受診指導が、喫緊の課題であるとされたのである。

反対運動
この反対運動を契機に、1965（昭和40）年には全国精神障害者家族会連合会（通称、全家連）が組織化されていった。

精神衛生センター
現在の精神保健福祉センター。精神保健福祉に関わる総合的技術センターとして、都道府県・指定都市が設置している。知識の普及啓発、調査研究、処遇困難事例の相談・指導のほか、精神医療審査会の審査や通院医療費公費負担制度・精神障害者保健福祉手帳交付の判定などを行っている。

精神障害者通院医療費公費負担制度
病院・診療所・薬局で、外来通院医療に必要な費用を公費で負担するもの。経済的理由で外来通院を中断することを防ぐ社会防衛を目的に制度化されたが、在宅精神障害者の医療の確保を容易にし、入院中心医療から地域精神医療へと転換する大きな柱となった。

緊急措置入院
事態が緊急を要し、通常の措置入院の手続き（指定医2名による診察、都道府県職員の診察立ち会い、家族等への診察通知等）が取れない場合の強制入院形態。直ちに入院させなければ自傷他害のおそれが著しいと判断された場合には、指定医1名の診察で72時間に限り、緊急の入院措置をとることができる（精神保健福祉法29条の2）。

警察官の通報範囲の拡大、緊急措置入院の新設、無断退去者に関わる探索の義務化により、当時の政治的要請や警察庁保安局長が申し入れていた、公安的色彩を強化した改正となった。入院患者が地域に帰る社会的障壁は高くなり、退院できないまま長期にわたって入院し続ける**社会的入院患者**が精神病院に溢れ、日本の精神病床はさらに増え続けていった。

D. 宇都宮病院事件

1984（昭和59）年3月、マスコミ各社は栃木県の報徳会宇都宮病院で起きた事件を一斉に報道した。前年に入院患者2名が看護職員の暴行によって死亡したとされる、いわゆる**宇都宮病院事件**である。

報徳会宇都宮病院は、1961（昭和36）年に57床で開院後、増改築増床を繰り返し、行政が警察と密着して首都圏一帯から「厄介者」患者を集めて急成長した病院である。事件発覚時には920床（在院者944名）を有する北関東最大の精神病院となっており、患者たちの間では「北関東医療刑務所」と恐れられていた。少ない職員（精神科医3名、看護師10名、准看護師59名）で、利潤追求の経営至上主義のもと入院患者を詰め込み、無資格看護者（54名）とその下で働く「配膳」と称される食事の世話等を行う在院者群が看護者の指示により患者にヤキを入れていた。病棟には木刀・バッド・金属パイプなどが常備され、「百たたき」や「逆さづり」等、時に殺人に至る凄絶なリンチ虐待行為が常態化しており、徹底した暴力的恐怖支配が敷かれていた。患者139名は作業療法と称して院内業務に従事させられ、院外作業には26名が関連グループ企業で無償ないし安上りの労働力（報酬は一日80円～800円）として強制労働させられていた。常勤主治医は実質的に院長一人であり、院長の指示により患者が患者に注射や検査を実施するなどの医師法・保助看法・医療法違反、生活保護受給患者322人の日用品費流用などの業務上横領等もあった。当時の全国の精神病院の**平均在院日数**が約500日だったのに対して、宇都宮病院の平均はその3倍に達していた。事件発覚前の3年3ヵ月の間に計222人の入院患者が死亡しており、このうち19名は明らかに不自然な死亡であったとされるが、すでに埋葬されており立件は為されなかった。死亡患者の脳は、東京大学脳研究施設に標本として提供されるなど、次々と非人道的な不正行為が明らかとなっていった[6][7]。

宇都宮病院事件以外にも、大阪の**大和川病院**・栗岡病院など、1967（昭和42）年以降12件におよぶ精神科病院の患者虐待（死）事件も報道されており、国会でも論議されている。背景には、患者の人権擁護規定がなく、

第3章 ● 社会的排除と社会的障壁

2・日本の精神保健福祉施策に影響を与えた出来事

保助看法
正式名称は、「保健師助産師看護師法」。

大和川病院事件
➡ p.77 第3章2節E

栗岡病院事件
1968（昭和43）年、当時30歳の男性を「離院脱走を企てている」として、院長ほかの4人の職員が裸にした上で、角材で殴る蹴るの暴行を加え死亡させた。

75

強制入院制度しかない日本の法律の問題があったが、日本政府と厚生省は「かかる不祥事件は誠に遺憾。精神衛生法には問題がない。今後厳重に取り締まらせる」との答弁姿勢を崩さず、1984（昭和59）年6月「精神病院に対する指導監督等の強化徹底について」と題する「**厚生省三局長通知**」をもって事態の収拾を図った。

しかし、事件の惨状が明らかになるに従い、世界のさまざまな国で報道され、国際的な批判を浴びるようになっていく。海外のメディアも「人権後進・経済大国」のスキャンダルを報道するに至り、日本の精神医療現場の問題と行政の不作為が、大きな問題として取り上げられることとなった。「日本における精神障害者の人権及び治療に関する**ICJ・ICHP連合調査団**」は、日本政府に対して「結論及び勧告」を提示した。この報告書は、ジュネーブで開催された**国連人権委員会**差別防止と少数者保護のための小委員会にも提出された。

国連の人権委員会では、患者本人の意思に基づく入院制度もない日本の法制上の不備が、厳しく指弾された。日本政府代表は「宇都宮病院事件は、きわめて例外的なケース」「日本では強制入院は全入院患者の12%に過ぎず、残りは同意に基づく入院」と反論した。しかし、ここで述べられた「同意に基づく入院」とは、強制的な「同意入院」のことであり、現在の医療保護入院に該当する。内閣総理大臣宛に「貴国代表は国連の場で言い逃れの嘘をついた」「貴国の『同意入院』は強制入院である」との抗議文書も届き、厚生省は対応に追われた。日本の精神医療の実情が国際的批判を浴びる中で、翌1985（昭和60）年8月政府は精神衛生法の改正に着手することを表明せざるを得なくなった。

2年後の1987（昭和62）年には、22年ぶりに精神衛生法が改正され、**精神保健法**が制定された。日本で初めて、精神障害者の**人権擁護**、適正な医療と保護の確保および**社会復帰の促進**を主眼とした法律ができた。図らずも、相馬事件から100年を隔てた宇都宮病院事件が、著しく立ち遅れている日本の精神障害者施策を変えることとなった。その背景には、常に諸外国の外圧によってしか変わらず、業界団体主導で自浄作用の少ない、日本の政治風土や官僚制度、社会の仕組みの問題も存在している。

精神保健法の特徴は次のようにまとめられる。①国民の精神的健康の保持増進を図り、名称を精神保健法としたこと。②精神障害者本人の意思による**任意入院**制度が新設されたこと。③同意入院は**医療保護入院**に改められ**精神保健指定医**の診察が必須の要件とされたこと。④入院時などに書面による権利等の告知制度が設けられたこと。⑤非自発的な強制的入院の場合に**退院請求・処遇改善請求**を審査する**精神医療審査会**制度が設けられた

ICJ・ICHP連合調査団
国際連合の有力なNGOである国際法律家委員会（ICJ: International Commission of Jurists）は、国際医療職専門委員会（ICHP: International Commission of Health Professionals）と共に、1985（昭和60）年5月に来日し、精力的に日本の精神病院を訪問し関係団体からの意見聴取等を行い、その調査結果をもとに勧告書をまとめた。

こと。⑥精神科救急に対応するため、**応急入院**制度が設けられたこと。⑦精神病院に対する報告徴収・改善命令に関する規定が設けられたこと。⑧精神障害者の社会復帰の促進を図るため、**精神障害者社会復帰施設**（生活訓練施設と授産施設）を法定化したこと。

　本人の意思による任意の入院制度が設けられた意義は大きい。これまで、精神障害者の入院制度は本人の意思によらない**強制入院**のみであった。それまでの日本の精神保健法規は、大前提として、精神障害者が自分自身の意思で退院をすることは考えられていなかった。明治時代後期の精神病者監護法以来、強制収容手続き法として運営されてきた精神障害者関連法規に、初めて当事者の意思を尊重する視点が盛り込まれた。社会的障壁の壁は少し低くなったが、長年にわたる社会的排除の歴史による負の遺産は大きく、「社会復帰の促進」に至るには、なお長い年月を要した。

E. 大和川病院事件

　1997（平成9）年3月、大阪の安田会系列3病院の職員数水増し報告、行政の医療監視に対する偽装工作、20億円を超える医療費不正請求などが、職員の内部告発によりマスコミ各紙で報道された。系列精神病院の**大和川病院**では、1993（平成5）年にも患者暴行死事件が起きているが、1979（昭和54）年にも、病院の定めた就寝・仮眠時間以外に布団を敷いて寝ていた患者に対して、病棟の規則違反を理由に、看護者3人がリンチ暴行し、翌日未明死亡させている。古くは1968（昭和43）年にも同様の事件が報道されており、病院の構造的な暴力支配が常態化していたと考えられる。

　冬でも暖房のない病棟、無診察、生活保護費の搾取、職員による暴行・虐待、数多くあった不審死等の劣悪な入院患者処遇の実態がその後次々と明らかになった。法人オーナーは詐欺容疑で逮捕され、労働基準法違反などで起訴されて一審・二審ともに実刑判決を受けた。被告人は上告したが上告中に死亡したため、裁判は終了した。大阪府は保険医療機関の指定を取り消し、病院の開設許可および医療法人の設立許可を取消し、3病院の廃院が決定づけられた。

　大阪府行政は、事件発覚前に**大阪精神医療人権センター**等から同病院の内部状況について指摘されながら、病院側の内部偽装工作を見抜けなかった杜撰（ずさん）な医療監視について、厳しい批判を受けることになった。この反省から、長期在院患者の存在は人権問題であるという認識の下、大阪府は「社会的入院解消」を目的とした研究事業を2000（平成12）年から開始した。

　大阪府の成果を踏まえ、国は2003（平成15）年「**精神障害者退院促進**

精神障害者生活訓練施設
援護寮の正式名称。回復途上にある精神障害者に居室その他の設備を一定期間（原則2年）利用させることにより、生活指導等を行い、自立を図ることを目的とした居住施設。障害者自立支援法施行により、共同生活援助ないし生活訓練に移行した。

大阪精神医療人権センター
民間の認定非営利活動法人。「安心してかかれる精神医療」を目指し、入院患者の訴えを聴く精神科病院への訪問面会・アドボケイト活動、大阪府内精神科病院への訪問調査、精神医療改革を進めるセミナー開催など、多岐にわたる活動を展開している。
他に精神医療人権センターとしては、埼玉、神奈川、東京、長野、兵庫の5ヵ所が活動している（2022年7月現在）。

社会的入院解消研究事業
保健所が要となって16の自立支援促進会議を設け、28人の支援職員を雇用して、病院から推薦のあった長期在院患者に「地域から迎えに行く」個別支援を実施し、多くの退院者を生み出した。

精神障害者退院促進支援事業
事業が拡がらなかった背景としては、都道府県等の財政問題に加えて、「退院促進」を外圧的に捉える病院側の抵抗もあり、事業に対する関係者の理解も乏しく、精神科病院との合意が得られず、事業を受託する相談支援事業者も少なかったことなどがある。

支援事業（モデル事業）」をスタートさせた。この事業は、2006（平成
18）年度より全国で実施され始めたが、大きな拡がりを得ることなく終わ
り、国は事業の位置づけについて仕切り直しを迫られた。2008（平成
20）年度より国は同事業を格上げして「**精神障害者地域移行支援特別対策
事業**」をスタートさせた。2010（平成22）年度からは「**精神障害者地域
移行・地域定着支援事業**」に再編された。地域移行・定着支援事業につい
ては、その後「地域生活への移行支援」と「地域への定着支援」に分化し
ていった。後者は、2011（平成23）年度から「**精神障害者アウトリーチ
推進事業**」に引き継がれていった。もともと時限的な事業として取り組ま
れていた「地域移行支援事業」は、2012（平成24）年度以降は、障害福
祉サービスの一つに位置づけられ、自立支援給付の対象となった。地域生
活の準備や福祉サービスの見学・体験のための外出同行支援・入居支援等
は、地域相談支援の「**地域移行支援**」として個別給付化され、行政からの
委託事業ではなく、民間事業所の各々の判断で取り組むかどうかが決めら
れることとなった。国が責任主体となって推し進める地域移行支援は制度
上はなくなり、民間が行う事業として丸投げされたことになる。

F. 大阪教育大学付属池田小学校事件

　本事件は、改正を重ねた精神保健福祉法とは別に保安処分の性格を有す
る法律制定の契機となった点で、精神保健福祉の発展史上に影響が大きい。
　大阪教育大学付属池田小学校事件（以下、池田小事件）とは、2001（平
成13）年6月学校に侵入した男性が所持していた包丁で児童や教員に切
りつけ、児童8名が死亡、15名の児童および教員が負傷した事件をいう。
現行犯逮捕された加害者には、複数回の触法行為や精神科病院への受診歴
があった。触法行為の際に精神障害を疑われての措置入院歴などが情報と
して流れ、事件当日のうちに精神障害者を危険視するような言説が広がっ
た。事件直後には当時の総理大臣が刑法の見直しを早急に行う旨の発言を
行ったことから、**医療観察法**の制定に向けた検討が開始された。2002（平
成14）年には医療観察法案が国会に上程されたが、多くの団体等の反対
を受け3回にまたがる国会審議を経て2003（平成15）年7月に可決成立
され、2005（平成17）年7月から施行されている。

　本事件は学校で起きた悲惨な事件として過去に例がなく、死傷した多く
が児童であることから学校安全についての議論も高まった。社会不安を煽
る報道の過熱を背景に法案準備は加速した。一方で、加害者は裁判の過程
で詐病であったことを明かし、起訴前および公判中の精神鑑定により刑事

責任能力を認められ死刑が確定し、約1年後に執行された。加害者は準備法の対象とはならなかったことになる。

　事件報道や法案検討のプロセスは、障害を抱えながら地域社会で暮らしている多くの人びとに精神的・身体的症状および人間関係の悪化という深刻な影響を及ぼした。こうした事件報道のあり方について、偏見や差別を助長することがないように、精神保健福祉関係団体等が見解や要望などの申し入れ行動を繰り返しているが、今なお同様の問題が起きる。

　保安処分とは、犯罪者の社会的危険性を除去あるいは対応するため刑罰に代えて、または補充する保護・矯正・治療・教育などの処分である。

　1964（昭和39）年に起きたライシャワー駐日米大使刺傷事件は抜本的改正を目前で後退させ、監視強化や入院促進の方向に精神衛生法改正が行われた。しかし、保安処分の導入については広範な反対運動により阻止された。1980年代初頭まで反対と推進が拮抗し、保安処分反対運動は精神医療改革運動の柱ともされていた。次第にほかの動きに隠れていき、社会防衛思想の水脈が枯れることはなかった。その証に、1987（昭和62）年に社会復帰促進を謳った精神保健法が改正されたが、並行して「精神科領域における他害と処遇困難性に関する研究」が進められたのである。1990（平成2）年には処遇困難者専門病院・病棟の設置を提案する内容が公表されたが、これは反対運動により立ち消えることとなった。

　1995（平成7）年には**精神保健福祉法**が成立し、障害福祉サービスの整備により社会参加の促進が一層目指されることとなった。しかし、多くの病院で開放化が進む中、**北洋病院事件**に対する最高裁判決が、病院責任者達の処遇困難者問題への意識を再び高めた。また、**1999（平成11）年精神保健福祉法改正**の際に**保護者の監督規定**が見直された。見直しに伴って誰が行為の責任をとるのかについての議論が残ったことから、衆・参の両議院厚生労働委員会において付帯決議が設けられた。付帯決議では「重大な犯罪を犯した精神障害者の処遇の在り方については、幅広い観点から検討を（早急に）進めること」が求められた（「早急に」は衆議院の付帯決議案のみに記載されている）。

　長年、燻り続けた懸案に決着をつけたかった人びと（政治家も専門家も含まれる）にとって池田小事件は事態を推進させる好機となったといえる。

　医療観察法は、**重大な他害行為**者について法による入院もしくは通院にかかる治療処遇適用の是非を審判で決定する。法対象者には手厚い人員体制によるチーム医療を提供し、保護観察所に配置された**社会復帰調整官**が**精神保健観察**を行うなどする。指定医療機関の入院期間の概ねの目安と通院期間の上限が設定されている。治療反応性による選別、入院期間の長期

日本における保安処分の経緯
日本では戦前に精神障害者等に対する監護処分と酩酊等の状態で罪を犯した者への矯正処分を含む保安処分規定案が出された経緯がある。また予防拘禁法として政治や思想への弾圧が行われた歴史がある。第二次大戦後の1961年、禁固刑以上の罪を犯した精神障害者で刑の減免が行われる場合に治療と矯正を目的にした刑法改正の準備草案が示された。

精神保健福祉法
正式名称は、「精神保健及び精神障害者福祉に関する法律」。

北洋病院事件
1996（平成8）年最高裁判決において、措置入院中の患者が無断離院し起こした通行人刺殺事件に関して、病院の過失責任に基づき損害賠償支払い命令を病院が受けた。

重大な他害行為
以下の6つの行為を指す。殺人、放火、強盗、強制性交等、強制わいせつ、傷害。

化、広域ゆえの社会復帰支援困難、法対象者への地域支援機関の受け入れ困難など、施行後の課題は多い。具体的には、治療反応性が非常にグレーな患者ほど困難になる治療を請け負うのは、手厚さが整備されないままの民間精神科病院となる。また退院前の外泊訓練も広域でスタッフ同行が必要なためハードルが高い。患者の自殺の割合も一般精神科より高い。

　医療機関の使命は治療であり、犯罪予防では決してない。犯罪予防や治安を目的とする機能を背負わされたら、社会の圧力を感じ、対象者を閉じ込める方向に従事者の意識が傾きやすい。病状を治療し、二度とそのような状態に陥らないために大切なことは、孤立防止および安心して相談や治療に臨め良質の医療提供が可能な体制を身近な地域で整備することである。精神科医療の課題として地域遍在、機関による質の格差、一般科医療とのマンパワー格差に言及されて久しい。重装備の機関を特別設置することではなく、誰もがかかりうる精神疾患の治療を安心して享受できる地域精神保健医療福祉の充実に、医療観察法と同等の予算を投入するべきである。

G. 相模原障害者殺傷事件

優生思想
➡ p.2 第1章1節

　本事件は社会に根強く存在する**優生思想**と、国際社会が目標に掲げる共生社会との隔たりとを、改めて顕在化させた。

　2016（平成28）年7月26日未明、神奈川県立知的障害者施設「津久井やまゆり園」（以下、やまゆり園）に侵入した元職員による殺傷事件が起きた。入所者19名が刺殺され、入所者と職員あわせて26名が重軽症を負わされた。戦後の殺傷事件として最悪とされる多数の被害者が出た。また、障害者施設での事件であることに加え、加害者が元職員であるという事実は社会に大きな衝撃を与えた。逮捕された加害者は精神鑑定を受け起訴され、一審の横浜地裁で死刑が求刑され、弁護団の控訴を本人が取り下げて刑が確定した。多くの障害団体関係者等が加害者に接触を図ったが、真相は解明されていない。しかし、加害者の供述からは、重度障害者の生きる権利を否定する優生思想が強く窺える。

　加害者は事件前に犯行予告文を衆議院議長あてに届け、警視庁からの連絡でやまゆり園を退職となった。同日に23条通報により、躁状態の診断にて緊急措置入院となった。その後の尿検査で大麻の陽性反応が出て、72時間以内の正式な措置診察では、「大麻精神病と非社会性パーソナリティ障害」「妄想性障害と薬剤性精神病性障害」との診断で要措置にて入院継続となった。入院後13日目に措置症状消失の判断にて退院したが、本人が告げた帰来先に戻らず、その後に通院中断した経過が事件前にある。犯

行後の精神鑑定による診断は「自己愛性パーソナリティ障害」であり、完全責任能力があるとの判断がなされた。

事件から突きつけられた課題は4点ある。1点目は司法と精神医療の境界の不確かさ、2点目は措置入院とその退院にかかる精神科医療のあり方、3点目に優生思想を巡る問題、4点目に障害者が暮らす場のあり方である。

本事件後も、池田小事件後と同様の言説が流れた。措置解除の判断や退院の早さ、支援体制の不足、通院中断への対応など関係機関との連携などをめぐる精神科医療に対する責めの声だった。事前からの計画性が明らかな犯行だが、警察行政への批判はほぼ出ずにかき消された。司法と精神科医療の境界、障害者の地域生活についてなど多岐にわたる検証内容が考えられたが、本事件を受けて7月に「**相模原市の障害者支援施設における事件の検証及び再発防止策検討チーム**」（以下、検証・検討チーム）が厚生労働省に設置された。専ら措置入院制度の検討に焦点が置かれ、なかでも措置診察について時間が割かれたが、報告書は主に措置入院の退院後についてまとめられた。

検証・検討チームは2016（平成28）年12月8日に最終報告書[8]を公表し、措置入院患者に対し、**退院後支援計画**の策定を義務づけることとした。報告内容は、同年1月から精神保健福祉法改正に向け設置されていた「これからの精神保健福祉のあり方に関する検討会」の検討作業に組み込まれた。

2017（平成29）年2月に、精神保健福祉法改正案が国会上程された。改正主旨には再犯防止目的が明確に記載されていたため、多くの当事者、関係団体からの反対と野党の強い批判を受け、政府は異例の法文修正を迫られ、採択に臨んだ。しかし、国会情勢に伴い廃案となり、精神保健福祉法改正は2015（平成27）年から棚ざらしになったままの状態である。一先ず通知行政で行われている退院後支援計画は、自治体間で新たな運用格差が生じているだけでなく、支援より監視が目的ではないかという声もある。事件が起きるたびに、精神科医療へのアクセスを改善することより社会防衛的な論調が高まる状況を変えていかないと、精神障害者は安心して暮らせず、誰もがかかる精神疾患の治療も抵抗感がぬぐえないこととなる。

本事件では、加害者の供述への支持がネット上に多くあがり、当事者や関係者が震撼し、恐怖で外出を控えた当事者が多く存在した。やまゆり園に就職した当初、熱心な職員だったと評価を得ていた加害者が「重度障害者は不幸な存在であり、不要な存在だ」と考えるに至った背景は未だつかめない。しかし、最近、同系列法人の入所施設を含み、施設内処遇で虐待の事実が多数あったことが判明している。入所者の尊厳が恒常的に侵されていた状態が考えられ、加害者の翻意にも影響していた可能性もある。

退院後支援計画
措置入院患者の退院後支援計画は法律によらず通知行政で行われたため、法に基づく予算措置もなく自治体格差も生まれている現状がある。

神奈川県は、同地に全面建て替えを計画したが、関係者から反対を含むさまざまな意見が出たことを受け、県障害者施策審議会に園の再生基本構想策定部会を設置した。2017（平成 29）年 8 月、「ともに生きる社会かながわ憲章」の理念を実現する内容が公表された[9]。事件が機になり、介護者を得て街で暮らすことにチャレンジしている重度の障害がある人とその家族が、その後の暮らしぶりを報道等で公開している。共に生きる場と機会、ソフト・ハードの資源を地域社会の中で作るのもソーシャルワーカーの役割である。

注）

ネット検索によるデータの取得日は，いずれも 2022 年 7 月 11 日．

(1) 岡田靖雄『日本精神科医療史』医学書院，2002.
(2) 金川英雄『[現代語訳] 呉秀三・樫田五郎 精神病者私宅監置の実況』医学書院，2012.
(3) 橋本明「戦前の日本における精神医療史—法制度の変遷をたどる」『精神保健福祉ジャーナル 響き合う街で』(86)，2018，pp.3-12.
(4) 吉岡真二「日本の精神疾患患者処遇の歴史」精神医療史研究会編『精神衛生法改正に向けて—精神科医療改革のための提言』1986, p.10, pp.12-14.
(5) 岡田靖雄「ライシャワ大使刺傷事件と精神衛生法改正」『精神保健福祉ジャーナル 響き合う街で』(86)，2018, pp.13-17.
(6) 古屋龍太「宇都宮病院事件と精神保健法—精神医療をめぐる力動関係の評価」『精神保健福祉ジャーナル 響き合う街で』(86)，2018, pp.18-23.
(7) 古屋龍太『精神科病院脱施設化論—長期在院患者の歴史と現況、地域移行支援の理念と課題』批評社，2015.
(8) 厚生労働省ウェブサイト「相模原市の障害者支援施設における事件の検証及び再発防止策検討チーム」報告書（平成 28 年 12 月）．
(9) 神奈川県ウェブサイト「津久井やまゆり園再生基本構想策定に関する部会検討結果報告書（平成 29 年 8 月）」．

▋理解を深めるための参考文献

● 精神医療編集委員会編 『精神医療改革事典』精神医療（第 4 次）100 号，批評社．
戦後精神医療の歴史と現在の課題を知るための事典。常に時代と格闘しながら精神医療改革を志向してきた筆者たちのクリティカルな記述が学びになる。

● 太田順一郎・中島直編 『相模原事件が私たちに問うもの』メンタルヘルス・ライブラリー 38，批評社，2018.
精神科医療における措置入院制度との関係からの視点や、犯人の思想と社会関係の構造的な視点など、多くの困難な課題に挑む現場からの実践レポートとなっている。

事件報道とメディアの役割

相談室ぱどる代表／日本精神保健福祉士協会メディア連携委員長／元読売新聞編集委員　原昌平

　大きな事件が起きると、容疑者の精神科への入通院歴、診断名、福祉の利用などが報道されることがある。その影響は深刻だ。当事者や家族は「自分も事件を起こすのだろうか」「世間から白い目で見られるのでは」といった不安を抱きがちになる。必要な医療の受診や福祉の利用を避けることもある。精神障害者は危険な存在だという印象が広がると、地域に居づらい、仕事や住まいを得にくい、福祉の事業所が運営しにくくなるといった事態も起きる。その結果、病状が悪化したり外出できなくなったりする。自ら命を絶ったケースもある。事件と関係のない数多くの当事者や家族が、とばっちりで不利益を受ける。

　報道された事件の第一印象をもとに、精神障害者を治安の対象と見る政策や法律につながることもある。1964（昭和39）年のライシャワー事件の後は病院収容の強化が行われ、2001（平成13）年の大教大附属池田小事件の後は心神喪失者等医療観察法がつくられた。

　昔の事件報道では、逮捕された人は実名で呼び捨てだった。容疑者の呼称を付けるようになったのは1989（平成元）年以降。ただし刑事責任能力に疑問があり、犯罪として問えない可能性が高いときは匿名にする。その理由を説明する意味で、小さな事件でも入通院歴を添える報道が行われていた。池田小事件以降、そうした報道への批判が高まり、入通院歴や病名は慎重に扱うことを社内指針に盛り込む報道機関が増えた。近年は、入通院

歴や病名に触れない報道、ぼやかす報道がそれなりに行われている。ところが特大事件になると例外扱いで、つかんだ事実を少しでも早く伝えようとする。だが過去の医師の診断が正しいとは限らない。たとえ精神障害があっても、犯行の原因かどうかはわからない。池田小事件の犯人は、過去の事件で刑罰を逃れるために精神病を装っていた。そうした場合、後から正しい情報を伝えても、社会に広がった初期報道の印象はなかなか変わらない。

　では、どうするべきか。日本精神保健福祉士協会は2020（令和2）年10月、「精神障害と事件報道に関するメディアへの提案」を全国の報道各社へ届けた。ポイントは、①入通院歴、病名、福祉利用などは、犯行との関係が明確でない段階では、我慢して報道を控える。②精神障害が犯行につながっていた場合でも、病気や障害のせいで片づけず、多角的に取材して社会的な課題や教訓を掘り下げる。

　メディアには積極的な役割もたくさんある。1つは健康、医療、社会保障などに関する知識や情報の提供。2つめは偏見や差別をなくすための報道。とくに当事者の人間の物語を伝えること。3つめは医療・福祉の課題や問題点を伝え、改革を促すこと。

　報道を見聞きしてぼやくだけでなく、新聞社や放送局に電話やメールで意見を伝え、良い記事や番組は励まそう。メディア関係者と連携して社会への発信に活用することも、ソーシャルワーカーに期待される活動だ。

3. 日本における社会的障壁

　精神障害者の社会的復権を職責とする精神保健福祉士の専門職活動の焦点は、精神障害者の障害を形成する社会的障壁である。障害者権利条約の基底にある障害の社会モデルは、障害とは社会的構築物であると定義する。過去の法制度の中で肯定されていた規定や制約が、時を経て人権侵害として否定される例は少なくない。したがって、今日の社会において法制度に則った合法的な事象であっても、後の社会で審判を受ける可能性があることをも視野に入れ、生活者が求めるごく当たり前の生活とは何か、生活者自身と対話し、その支援を構築することが精神保健福祉士に期待されている。

A. 強制不妊手術（旧優生保護法）

　すべて国民は、個人として尊重される。生命、自由及び幸福追求に対する国民の権利については、公共の福祉に反しない限り、立法その他の国政の上で、最大の尊重を必要とする。
日本国憲法　第13条

　この法律は、優生上の見地から不良な子孫の出生を防止するとともに、母性の生命健康を保護することを目的とする。
優生保護法　第一条（この法律の目的）

　私も妊娠できたんだよ。でも堕ろされたんだよ[1]。
遠藤邦江（仮名　女性）

　その時はごく当たり前のことをしただけという認識だった。
　…まずいことに手を貸した。その自覚があるから、僕は人権侵害に加担した事実を隠さないことに決めたんです[1]。
岡田靖雄（精神科医師）

[1] 法の下でなされた強制不妊手術

　子どもを産み育てたいという生活者のごく当たり前の願いは、憲法第13条に謳われた個人としての尊重の下で守られている。しかし、この「子どもを産み育てたい」という願いは、かつて同13条の「公共の福祉」の文言を根拠として阻まれていた。**旧優生保護法**による合法的な強制不妊手術によって、生活者の身体に対して執刀が日常的になされ、その数は2万4,991人にものぼる[1]。その当時、法律によってそれが「普通」であるとされ、「仕方がない」とされていた。しかし、今日では強制手術は障害者差別との批判を受け、法改正時にその規定は削除されている。

［2］旧優生保護法の成立とその歴史的経過

19世紀後半、イギリスの遺伝学者ゴルトンが遺伝構造の改良で人類を進歩させるという「優生学」を提唱し、1933年にナチス政権下のドイツなどで「劣等な遺伝子」の排除を目的に不妊手術を実施する法律が相次いで制定された。戦時中の世界的な潮流の中で、日本では1940（昭和15）年に**国民優生法**が制定され、本人の任意による不妊手術が初めて法制化された。

終戦直後、経済が荒廃した国内では「不良な子孫の出生防止」が支持されている[(1)]。

国民優生法…実際には悪質の遺伝防止の目的を達成することがほとんどできなかった。
（1947年12月1日　加藤シズエ議員による優生保護法案の説明）

これは悪質の強度な遺伝因子を国民素質の上に残さないようにするためである。
（1948年6月28日　優生保護法成立時、谷口弥三郎議員による説明）

旧優生保護法は1948（昭和23）年に議員立法として制定された。同法では知的障害や遺伝性疾患などを理由に、本人の同意がなくても不妊手術を認めた。したがって、本人が不妊手術を拒んだとしても、その際は「やむを得ない場合」として、身体的拘束、麻酔薬の使用、だました上での手術さえできることを国は通知している。強制手術が人権侵害に当たるとの批判はあったが、不服審査を保障することでその批判をかわし成立した。

1952（昭和27）年には、「手術数が極めて少ない」という批判が高まり、保護義務者の同意があれば精神疾患であっても強制手術を可能とする「**12条手術**」が追加され、この改正案の可決によって強制手術は推進されていったのである。

1970年代に入り、胎児の障害を条件に人工中絶を認めるという胎児条項の新設を巡り議論が巻き起こり、「不良の子どもは生きる権利がないのか」という疑問にぶつかる。「健康でない命も保障する社会をつくらなければならない」と批判がなされた。しかし、強制不妊手術の是非は国会で議論されることはなかった。

1994（平成6）年、国連会議で日本の女性団体らが旧優生保護法を批判し、翌年の世界女性国際会議でDPI女性障害者ネットワークらは問題提起した。1996（平成8）年には菅直人厚生大臣が人権を重視する考え方から相当に矛盾するとして「優生思想は見直す必要がある」と発言し、旧優生保護法は「**母体保護法**」に改定され、障害者差別に当たる条文が削除された。それまでに不妊手術を受けた生活者は2万4,991人で、うち約1万

ゴルトン
Galton, Francis
1822–1911

DPI女性障害者ネットワーク
障害のある女性が軸となった、国内のゆるやかなネットワーク。1986（昭和61）年に発足。

6,500人は強制だったとされている。

　2017（平成29）年12月3日、女性が初の国賠請求訴訟を起こすことが報道され、翌年1月には国賠訴訟として、60代女性が国を相手に仙台地裁に提訴した。2019（平成31）年4月に、一時金320万円を被害者に支給する救済法が議員立法で成立し、施行された。そして、2022（令和4）年2月22日に旧優生保護法の違憲性について、国に対する初の賠償命令を大阪高裁は判決し、被害者救済に向けた展開が続いている。

［3］法の対象となった生活者の声

　旧優生保護法の対象となった人びとは、生きた生活者である。多数の人びとが法の下でその業務に従事した。精神保健福祉士は対象となった生活者の声から、法の下での無自覚性を回避する姿勢を学ぶ必要があるだろう。

　…私は二十二年前に精神分裂病になり、ある私立病院に入院した事があります。療養生活を送り、その病院の作業員となって認められ、半年間の入院生活を送って退院となりました。
　…だが私にとって落雷の如き驚きをあたえたのは、自分の意思で一カ月間母のもとで療養生活を送って職場復帰しようと計画を立てて了解を得、あと十日もすれば復帰という寸前、優生保護法の運用通知がきた事です。
　種族維持の本能ともいわれる、私たちの持つ思いの中では、それは死の衝撃にもあたいする事でした。優生保護法のきびしさは「優生手術を受けた者は、婚姻しようとするときは、その相手方に対して、優生手術を受けた旨を通知しなければならない」との通知の義務が課せられています。刑法犯では、その刑を果たすことによって罪をあがなったとされています。が、婚姻にあたって通知の義務があるのでしょうか、ないのでしょうか。
　断種手術を受けた苦しみは、義務を果たして結婚しても、夫婦の間では生涯つきまといます[2]。
　　　　　　　　　　　　　　　　　　　　　　　　　　　　　　　　　　中川実恵

B. 欠格条項

　器に人を押し込めるのではなく、その人の能力を引き出す環境が必要なのである。欠格条項は障害者を「福祉」という器に押し込めて「○○ができない」と決めつける法律だ[3]。
　　　　　　　　　　　　　　　　　　　　　　　　　　　　　　　　　　牧口一二

［1］欠格条項

　欠格条項とは、公的な資格や免許・許認可を受けるにあたって、障害等を理由として事前に排除される法令上の規定である[4][5]。その根拠となる事柄を欠格事由という。欠格条項は「絶対的欠格条項」と「相対的欠格条項」に大別され、**欠格事由**に該当することで直ちに欠格となる（免許や認可を取得できなくなる）ものを**絶対的欠格条項**といい、欠格事由にあたっ

ても場合によっては欠格とならないものを**相対的欠格条項**という[6]。

[2] 社会的障壁となる欠格条項に対する当事者運動等の変遷

　1968（昭和43）年、岩手県で聴覚障害当事者が運転免許交付を求めて国を提訴したのが、制度的差別への最初の裁判とされる[3]。運転免許における障害者欠格条項にかかわる裁判はその後も続く。他方で、障害者団体等による欠格条項をなくそうとする活動が展開され、国は1999（平成11）年に63の法令についてその見直しを行い、栄養士・調理師・製菓衛生士・検察審理員については法令上から削除された。しかし、他の法令では相対的欠格事由等に変更されることになったものの、依然として欠格条項として残されたままとなっている。欠格条項は憲法で保障された職業選択の自由を侵害し、障害者の社会参加を阻害するとともに、障害者に対する社会的偏見や差別を助長し固定化するものとして、障害当事者や関係者からその撤廃が求められてきた歴史がある[4]。

　地方自治体条例において公共施設利用に関する制限を設けている場合もある。法令等の欠格条項に類する問題もあり、公衆浴場への「精神病者入場制限」について、1972（昭和47）年に東京の市民団体が調査をした。1987（昭和62）年の精神衛生法等の一部改正時に、衆議院の厚生委員会で「精神障害者に対する資格制限について検討を行うとともに、社会における精神障害者に対する不当な差別・偏見を解消するために必要な努力を払うこと」との付帯決議がなされており、同年に公衆浴場法が改正され入場制限は廃止されている[3]。1988（昭和63）年には大阪精神医療人権センターが府下の自治体調査を行い、各自治体・自治大臣に施設入場制限条項撤廃を申し入れている。

[3] 欠格条項の今日的課題

　1995（平成7）年、国は障害者白書において、障害者の社会参加を阻害する4つの障壁の1つとして「資格制限等の制度的な障壁の問題」を提起している。1999（平成11）年8月9日、内閣府障害者施策推進本部は対処方針として「障害者にかかる欠格条項の見直しについて」を決定した。①対象となる者を厳密に規定すること、②その障害を有していれば自動的に欠格となる絶対的欠格から、一定の条件下では資格を認める相対的欠格に改めること、③規定を障害者を特定しない記述にすること、④回復規程の明確化等が提唱された。多数の法令が対象として列挙され、その後数年をかけて改正がなされた[4][5]。所管省庁においては、国が見直し対象とした63法令についてその指針に基づいて欠格条項の見直しが行われた。

2001（平成 13）年「障害者に係る欠格事由の適正化等を図るための医師法等の一部を改正する法律」で全廃したものもあるが、多くの法令においては欠格条項を廃止したのではなく、「免許を与えないことがある」などの記載として、相対的欠格条項が残されている。

また、相対的欠格事由であるにもかかわらず、絶対的欠格事由として運用されている懸念についても指摘されている[4]。自動車運転免許の取得は「精神病者」等は絶対的欠格とされていたが、現実には多数の精神病者が運転免許を取得していた。後に精神障害者は相対的欠格条項となった。しかし、法文上には「幻覚の症状を伴う精神病であって法令で定めるもの」等が不可と規定され、道路交通法施行令に疾患名が列挙され、「安全な運転に必要な能力を欠いていないと認められるもの」に免許を認めることとなった[5]。近年では「心身の故障」としての欠格条項を新設し、「精神の機能の障害」と規定する法律が増加傾向にある。

障害者差別解消法
正式名称は、「障害を理由とする差別の解消に関する法律」。

2016（平成 28）年に施行された**障害者差別解消法**では、障害者の欠格条項について「各制度の趣旨や、技術の進展、社会情勢の変化等を踏まえて、適宜必要な見直しを検討する」とされている。欠格条項は、障害のある者に資格や免許を与えることは危険とする社会防衛思想に基づくものであり、欠格条項の多さがかえって精神障害者への差別や偏見を助長している。障害者差別を禁じる障害者差別禁止法制定が期待されるなかで、実際に障害者差別を「禁じる」ところまで踏み込めずに「解消」の次元で法制化された経緯を踏まえて、障害者差別解消法が差別を許さない実効性をもつことや、精神障害を理由とした欠格条項や各種制限がなくなる法改正が期待される[7]。

C. 保健体育教科書におけるメンタルヘルスリテラシー

［1］保健体育教科書への精神疾患に関する記載

1950 年代から 70 年代の高校保健体育教科書では、旧優生保護法を推進する施策の影響下、精神疾患等を「悪質な遺伝」と断定し、「優生的処置を行う必要がある」と記述するものが多く、学校教科書批判もあって精神疾患等の記述はなくなっていた[8]。2022（令和 4）年度より開始される新学習指導要領に「**精神疾患の予防と回復**」が追加されることとなり、約 40 年ぶりに精神疾患に関する内容が学校で扱われることとなった[9]。

精神疾患に罹患する人の 50％は 14 歳までに、75％は 25 歳までに発症しているが、思春期の若者は自らが精神疾患にかかると思っておらず、不調があっても精神疾患を疑うことなく、周囲も気づかない。さらには、精

神疾患のある人や精神科医療機関に対する誤解や偏見も、精神疾患の発見・治療の遅れに影響しているため、若者を対象とした**メンタルヘルスリテラシー**向上の取組みが注目されている[9]。

［2］ 新学習指導要領

2022（令和4）年度から施行される新学習指導要領では、小学5年生の体育（保健領域）の「**不安や悩みへの対処**」、中学1年生の保健体育（保健分野）の「**ストレスへの対処**」の内容を新たに保健の「技能」と位置づけ、高等学校保健体育（科目保健）には、「**精神疾患の予防と回復**」が追加された。

高等学校の新学習指導要領解説によれば、「精神疾患の予防と回復」では、「精神疾患の特徴」「精神疾患への対処」を扱い、「精神疾患の特徴」では、精神疾患が誰もがかかる可能性のある病気であること、思春期に発症しやすいことのほか、具体的な疾患名として、**うつ病、統合失調症、不安症、摂食障害**が挙げられている。「精神疾患への対処」には、セルフケアに関する内容、早期発見や専門家へ相談の必要性のみならず、それらを妨げる差別や偏見といった社会的障壁の問題も含まれる[9]。

学校の授業では、簡単で印象に残るメッセージだけでなく、「専門家、医療機関での対処を要する精神状態とはどのようなものなのか」「どのような症状を経験したら、どこにあるいは誰に、どのように相談することが今抱えている心の健康問題の解決につながるのか」など、適切な対処についても具体的に情報提供する必要がある。これらの校内学習のみならず、家庭や地域社会全体、さらには若年層に大きな影響を与えるソーシャルメディアにおける情報環境整備がますます求められている[9]。

D. 偏見と差別

［1］ 偏見の定義

偏見は、差別や紛争を引き起こす、心理的基盤の1つとなっている。一般的な偏見について、**オールポート**は「ある集団に所属しているある人が単にその集団に所属しているという理由で、その集団のもっている嫌な性質をもっているとみなされ、その人に嫌悪や敵意の態度を向けられていること」と定義している[10]。偏見には2つの本質的要素がある。第一の要素である「間違った一般化」は、十分な客観的根拠や事実に基づかず、ある集団の一部から導かれた性質や特徴が他の成員にも当てはまると考えることであり、それを変えることのできない柔軟さの欠如が偏見を偏見たら

オールポート
Allport, Gordon Willard
1897-1967

89

しめている。2つ目が、外集団に対する「否定的感情」が偏見の本質であるとして、オールポートは否定的偏見のみを偏見として限定的に定義している[10]。

　近年では、「ある集団に所属しているという理由に基づいて人びとに向けられる態度」や「ある集団もしくはその集団の成員に対して主観的に肯定的もしくは否定的な態度を抱くこと」といったように、否定的偏見に限定せず、より広範な観点から偏見を捉えようとする定義が用いられている[10]。

［2］古典的偏見と制御可能型偏見

　偏見は、古典的偏見と制御可能型偏見に分けることができる。**古典的偏見**は、民族性や性別などの生物学的属性に基づいて、その属性に含まれる人びとに明確な敵意を含んだ偏見を向けるものである。この古典的偏見の枠組みに当てはまらないものが**現代的偏見**と呼ばれ、その原因となる属性が、生活習慣やライフ・スタイルなどの個人の選択に基づく制御可能なものであることから、**制御可能型偏見**とも呼ばれている[11]。現代的偏見では、偏見の原因となる属性について制御できるもの（たとえば、「○○をする／しない生活習慣は、自分で選んだもの」）であることから、その属性をもつ責任は「自己責任」とされやすく、古典的偏見に比べて「この偏見はやむを得ない」と社会的に容認されやすい。しかし、どちらの偏見も不合理であり、これらの偏見に基づいた他者への行動によって差別が生じ得ることから、いずれの偏見も社会的障壁の要因として看過できないと言えるだろう[11]。

［3］ステレオタイプ内容モデルと社会的機能論アプローチ

　ステレオタイプ内容モデルは、ある集団に対するステレオタイプ（多くの人に浸透している先入観など）を、「有能かどうか」と「温かさが感じられるかどうか」の二評価の組み合わせによって、人びとの偏見は4タイプに整理できるとしている[10]。

　自身の属する集団（内部集団）と競争状態にある外部集団は、内的集団に対して非協力的であり、「内部集団がもつ資源や地位を脅かす意図をもった集団」であると知覚され、競争状態にある集団ほど、「心の冷たい人びと」としてステレオタイプ化されやすくなる。対して、内部集団に危害を加える意図をもたない集団は、心温かい人びととしてステレオタイプ化される。「有能さ」の評価は、その集団が危害を加える能力をもっているかどうかの評価であり、この2つの評価は独立したものではなく、相補的である。人びとは無能とされる集団ほど心温かいとしばしばステレオタイ

プ化し、それとは逆に、有能と評価される人びとほど、その心の温かさを否定的に評価される傾向にある。この二評価の組み合わせによって、人びとは「憐み」、「妬み」、「軽蔑」、「誇り」の感情を、それぞれの集団に向けるのである[10]。

　他方、**社会的機能論アプローチ**は、外部集団からもたらされる脅威を知覚することで生じる感情が、その集団に対する偏見や差別の内容を特徴づけると仮定する理論である。この理論では、外部集団からの脅威によって喚起される感情は、「怒り」、「嫌悪」、「恐怖」、「憐み」、「妬み」の5つとされ、それらが偏見を構成する感情とされている。たとえば、「嫌悪」は集団の価値体系に害を及ぼす可能性のある集団に対して向けられ、その集団を社会から排斥しようとする動機づけを高めている[10]。

［4］偏見と差別

　偏見に基づいた**差別行動**は、最初は微少な発言などであったとしても、人びとの防衛感情・不安感情が高まった状況においては、差別行動が拡大していく火種ともなる。オールポートは否定的偏見が比較的弱い段階から、次第に強い段階へと移行していくなかで発現する差別行動を5段階で示している（**表3-3-1**）[12]。差別行動には、**ヘイトスピーチ**のような誹謗・中傷の段階から拡大し、**ヘイトクライム**といった深刻な被害の生まれる攻撃へいたる過程があり、深刻な差別行動を抑止するためには、逆説的に微小な段階からそれへの毅然とした否定行動をとることが求められる。

表3-3-1　偏見による差別行動の5段階（オールポート，G. W.）

第1段階　誹謗：陰口など、自分たちの嫌悪感情を話し合う
→偏見による「他者に対して言葉にする差別行動」
第2段階　回避：近づかず避ける、声をかけずに集まる
→偏見による「消極的な差別行動」
第3段階　隔離：意識的・能動的に拒絶する、社会・集団から分離・隔絶・追放する
→偏見による「積極的な差別行動」
第4段階　身体的攻撃：脅迫的行為、いやがらせ、殴る・蹴るなどの暴力行動
→偏見による「暴力的な差別行動」
第5段階　絶滅（ジェノサイド）：集団リンチ、集団虐殺、大量殺りくなどの極度の暴力行動
→偏見による「生存を否定する極度に暴力的な差別行動」

出典）中川，1998，pp.26-28をもとに筆者作成.

E. コンフリクト

精神障害者が来たら生活が脅かされる、生活が乱れる、自分たちは健常者だから正しい、テレビがうつらなくなったのは B 施設の建設のせいだ、とかの理由で反対運動が起こってましたよ[13]。　　　　　　　　　　　　　　　　　　　　　住民 A 氏

[1] コンフリクトの定義

コンフリクトの研究は、1960 年代頃から主に軍拡競争、暴力、戦争、侵略をテーマとして進められてきた。発生原因によるコンフリクトの分類としては、**本質的コンフリクト**（課題の本質に根ざしたコンフリクト）と**感情的コンフリクト**（対人関係の情緒的、感情的側面から生じたコンフリクト）に分けることができる。一般的に、反対する人びととがすべての結果に満足するとき、コンフリクトは解決したものとみなされ、誰かがその結果に不満である限り、コンフリクトは解決されていないことになるといえる[14]。

野村によれば、コンフリクトは「①二者間以上の間で生じ、②両者の目標とする方向が異なっており、③その目標を追求しようとするときに生じるもの」であり、かつ、その状態が当事者に知覚されていることがコンフリクト発生の要件となる[14]。

さらに野村は、コンフリクトが個人内の対立状態（葛藤状態）である場合もあれば、集団間で生じる場合（対立、紛争）もあり、ミクロからマクロまでさまざまなレベルで生じるものであることを踏まえたうえで、社会福祉学分野における**施設コンフリクト**はある **4 つの要素を満たす状態**であると定義している[13]。

4 つの要素を満たす状態
①施設とその周辺住民との間で発生し、②施設とその周辺住民との目標に相違があり、③それが表面化していることにより、④当事者がその状況を知覚している状態。

[2] コンフリクトの機能

近年の研究により、コンフリクトにはこれまでの矛盾を指摘し新しい秩序を創り出す機能があることが認識されるようになり、「集団に質的変化をもたらす機会」でもあることが注目されている[14]。コンフリクトが発生することにより、人は自分がその集団の一員であることを強く意識するようになり、自分と自分の所属する集団を同一化し、自分自身を集団の一部として自覚して行動するようになる。その結果、集団に属する一人ひとりの態度に変化が生じるものであり、コンフリクトそれ自体が善悪という性質ではなく、新たな関係を形成していく契機の一つとして位置づける必要がある[14]。

F. 障害者施設への施設コンフリクト

[1] 施設コンフリクト

　先述の住民A氏の言葉に見られるように、障害者施設を開設する際に近隣住民から反対運動が発生する例は少なくない。住民による障害者施設への**施設コンフリクト**が発生する地域では、施設側と住民側の感情的対立と現実的な利害の対立、それを増幅させる住民側のステレオタイプ化された障害者に対する不安感や恐怖感が重なることがある。特に感情的なコンフリクトが存在している場合は、相手に対する憎悪の感情を「障害者は危険」という理論で合理化し、それを反対運動の根拠とすることなどによって問題解決を困難にしている、とこれまで指摘されてきた[14]。障害者施設に関するコンフリクトを解消するためには、障害者や施設への理解を求めることが重要であるという「理解重視アプローチ」は、この論調に基づいている[14]。

　一方で、障害者施設への施設コンフリクトの発生要因は、差別や偏見であると決めつけることは短絡的であるとの指摘もある[14]。住民意識や心的規制によるものではない、その地域社会のもつ地域特性などの諸条件に要因があるとの視点を踏まえて、地域社会の諸条件を整えてゆく働きかけが期待されている。

[2] コンフリクト・マネジメント

　施設コンフリクトは、地域における新たな関係づくりのきっかけとなり、地域で暮らす人びとの人間的な発達をも促すといった建設的な機能がある。野村はこの肯定的な機能の観点から、一方的に「理解」を得ようとするのではなく、建設的な機能を助長し働きかける**コンフリクト・マネジメント**の必要性を指摘している[14]。コンフリクト・マネジメントを円滑に進めるために必要となる条件は、施設開設側と施設受け入れ側の双方が、相互に情報公開し、率直に意見交換できる環境を調整することが必要である。加えて、相手のニーズに対して敏感であること、柔軟に対応しようとする前向きな姿勢があることなども含まれる。このような条件を整えていくために、**リスクコミュニケーション**という手法が提唱されている[14]。

[3] リスクコミュニケーション—信頼の醸成による、合意形成システム

　リスクコミュニケーションは、「個人とグループ、そして組織の間で、情報や意見を交換する相互作用過程である」との定義が、多くの場面で用いられている[14]。日本リスク研究学会は、リスクコミュニケーション手

法の原則として、次の7点を示している。①市民団体や地域住民などを正当なパートナーとして受け入れ、連携すること。②コミュニケーション方法を注意深く立案し、そのプロセスを評価すること。③人びとの声に耳を傾けること。④正直、率直、オープンになること。⑤多くの信頼できる人びとや期間と協調、協議すること。⑥マスメディアの要望を理解し、それに応えること。⑦相手の気持ちを受け止め、明瞭に話すこと。

合意形成のためには、これらの原則に加えて、リスクに直接的・間接的に関わるステークホルダーそれぞれが、さまざまなリスクに対応するためのマネジメントやアセスメントを行い、それを他のステークホルダーと相互に情報交換しながら、個別のリスクマネジメントを実行していくことが必要である[14]。

施設コンフリクトにおける従来の理解重視アプローチは、住民側の安心感を醸成しようとするものであった。しかし、「理解」は「信頼」の醸成後に形成されるという観点から、コンフリクト関係者間の信頼を醸成するこのようなリスクコミュニケーション手法が有効であることが示されている。精神保健福祉士には、立場の異なる多様な人びとと共に社会的障壁をなくすことを目指し、長い時間をかけ信頼を醸成していく実践が期待されている[14]。

ステークホルダー
利害関係者。

G. アルコール・薬物問題の取締法と刑罰の優先

世間では、アルコールより違法薬物の方が危険であるという認識が強い。しかし、アルコールは依存性があり、「合法の薬物」である。アルコールそのものに犯罪性はないが、飲酒によって交通事故などの犯罪を引き起こす場合がある。

2007（平成19）年9月道路交通法の改正により、飲酒運転の厳罰化が行われた。それ以降、飲酒運転による死亡事故件数は減少傾向にある。飲酒運転の罰則が引き上げられたことにより、犯罪の抑止に一定の効果があるといえるが、飲酒運転再犯者が飲酒運転を繰り返す傾向がある[16]。

薬物に関する取締法に**覚醒剤取締法**があるが、覚醒剤取締法違反の再犯率は極めて高い。覚醒剤取締法違反（2015〔平成27〕年）の出所受刑者の5年以内の再入率を入所度数別で見ると、入所回数が多くなるほど再入率は高い[17]。また、執行猶予の取り消しは、たとえば、覚醒剤取締法違反の**保護観察付全部執行猶予**者では、2015（平成27）年度開始人数492名だったが、2020（令和元）年末までに145名（29.5％）が刑の執行猶予の言い渡しを取り消されている[18]。

飲酒運転による死亡事故件数
2007（平成19）年は434件だったが、2021（令和3）年は152件と大幅に減少した[15]。

覚醒剤取締法
覚醒剤取締法は、「所持の禁止」（第14条第1項）と、「使用の禁止」（同法第19条）が定められている。これらに違反した場合は、いずれも10年以下の懲役の対象である。

アルコール・薬物問題の対策は、犯罪として取り扱うだけではなく、依存症としての対策も必要である。以下では、刑事施設と保護観察所におけるアルコール・薬物事犯者の処遇に関する取組みを概観し、課題について述べる。

［1］アルコール・薬物事犯者の処遇に関する取り組み

（1）刑事施設における処遇

飲酒運転などの交通事犯者に対しては、「**アルコール依存回復プログラム**」を実施し、「自己の飲酒の問題性を理解させ、その改善を図るとともに、再飲酒しないための具体的な方法を習得させる」[19]ことを目的としている。「アルコール依存回復プログラム」には、特別改善指導である「交通安全指導におけるプログラム」と「一般改善指導におけるプログラム」がある。

薬物に関しては、2006（平成18）年度から特別改善指導の1つとして「**薬物依存離脱指導**」を実施し、断薬への動機付けを高めたり、薬物の再使用防止のための指導を行ったりしている。

（2）保護観察所における処遇

飲酒運転に関しては、専門的処遇プログラムである「**飲酒運転防止プログラム**」が行われている。飲酒運転を繰り返す傾向がある者に対し，アルコールが運転に与える影響や再犯防止のための具体的な対処方法などを習得することを目的としている。

薬物に関しては、2013（平成25）年6月、刑法改正により、「刑の一部執行猶予制度」が導入され、**薬物法**が制定された。薬物法は、違法薬物を繰り返し使用する者の処遇の一環として、社会の中で再犯防止・改善更生を図ることを目的としている。従前の制度は、実刑か刑期の全部を執行猶予にするかの選択肢しかなかったが、薬物法では、裁判所が3年以下の懲役または禁錮を言い渡す場合において、一部執行猶予ができる制度である[20]。この場合、猶予期間中は保護観察に付され、「**薬物再乱用防止プログラム**」の受講および簡易薬物検出検査を受ける。

［2］刑罰優先か、治療優先か

飲酒運転や薬物使用を何度も繰り返す者は、刑罰ではなく治療が必要であるが、刑務所に入所する意味が全くないわけではない。刑務所では物理的にアルコールや薬物が使えないため、結果的に断酒・断薬をすることができ、しらふの状態でこれまでのことを振り返る機会になる。また、前述の刑事施設や保護観察所のプログラムを受講することにより、アルコー

薬物法
正式名称は、「薬物使用等の罪を犯した者に対する刑の一部の執行猶予に関する法律」。

薬物再乱用防止プログラム
このプログラムは特別遵守事項で受講を義務付けている。プログラムの対象者は、認知行動療法をベースとしたワークブックを用いて、個別または集団処遇により学習する。プログラムには、コアプログラム（全5回）とステップアッププログラムがある。

AA: Alcoholics Anonymous
「アルコーリクス・アノニマス」の略。アルコール依存者の自助グループ。

断酒会
AA の影響を受け、日本の文化などを取り入れて誕生したアルコール依存者の自助グループ。

NA: Narcotics Anonymous
「ナルコティクス・アノニマス」の略。薬物依存者の自助グループ。

DARC: Drug Addiction Rehabilitation Center
「ダルク」と読む。薬物依存症からの回復者が中心となって施設を運営している。薬物依存からの回復を目指す民間リハビリ施設。

刑事施設と関係機関との連携
薬物依存のある刑務所出所者等への支援として、刑事施設入所中から保護観察、保護観察終了後のシームレスな支援を目指すため、2015（平成27）年11月に法務省と厚生労働省が共同で「薬物依存のある刑務所出所者等の支援に関する地域連携ガイドライン」を策定した。

「覚醒剤」の表記
「覚醒剤」の表記については、法律名を示すときは「覚せい剤」、薬物の場合は「覚醒剤」と示し、書き分けて表記していた。2019（令和元）年「覚せい剤取締法等の一部改正」により、法律の題名も「覚せい剤取締法」から「覚醒剤取締法」に改められた（2020〔令和2〕年4月施行）。本節では、「覚醒剤」と表記し、時代によって用いられたトピックスでは、旧来の「覚せい剤」を使用している。

ル・薬物への欲求が起こりやすい状況を考えたり、自助グループなどの社会資源の情報を学んだりすることができる。

　依存症からの回復過程には、再飲酒・再使用がつきものであるが、それを失敗と捉えるのではなく、貴重な経験として今後に活かしていく。しかし、保護観察対象者が薬物の再使用をした場合、不良措置がとられる。そのため、薬物を使ってしまった状態から、どうやって乗り越えたかという経験をすることができなくなってしまう。依存症からの回復を刑事司法の枠組みで行うことの難しさがある。

　また、刑事施設や保護観察所におけるプログラムは、裁判で言い渡された期間内においてのみ強制力をもって参加させることができる。そのため、その期間が終了すると、本人が自発的に地域で行われているプログラムやミーティング（医療機関や精神保健福祉センター、**AA**、**断酒会**、**NA**、**DARC** などで実施）に参加することが重要になる。これらに参加する目的は、断酒・断薬を目指すだけではない。たとえば、刑務所を出所した本人の状況を見ると、刑罰を受けたことで周囲の人が離れたり、家族との絆が絶たれたりするなどして厳しい現実に直面する。ほかに前科を隠して生活する場合、アルコールや薬物に関する悩みがあっても誰にも話すことができないのは想像以上につらいことである。だからこそ、プログラムやミーティングに参加し同じ回復を目指す仲間とつながり、自分の居場所を見つけることが必要なのである。依存症からの回復は、法の縛りから解放された後が重要であり、支援者は関係機関との連携やプログラム実施機関の拡充などを行い、本人が気軽に支援を受けられる体制作りが求められる。

H. 自己責任論と受療への障壁

［1］アルコール・薬物に関する問題を自己責任論で片づけてよいのか

　アルコール・薬物に関する問題は、自己責任論として取り扱われやすい。アルコールの場合、飲酒することは合法であるが、飲酒によって内科疾患にかかること、遅刻や欠勤により仕事ができなくなること、家族関係が悪化するなど、社会的に許容される範囲を超えると、周囲から非難されやすい。それでもやめない状況が続くと、「あれほど言ってもやめないのは、本人の責任である」「好きで飲んでいるのだから自業自得である」と自己責任で片づけられる。

　薬物の場合、たとえば覚醒剤使用は覚醒剤取締法違反であるため犯罪である。そのため、**覚醒剤**を使用した結果に対する責任も本人である。また、何度も繰り返す者に対しては、「反省をしていない」と責められるのであ

る。

　なぜ、このような状況が起きるのか。本人や周囲に悪影響があるにもかかわらず、やめようと思ってもやめられないのは、依存症という病気を疑う必要がある。

　依存症の診断基準は、**ICD-10（WHO）** と **DSM-5（アメリカ精神医学会）**[21]があるが、日本の医療現場では ICD-10 が適応されている。ICD-10では、診断項目として、「強い欲望」「統制困難」「離脱症状」「耐性」「物質中心の生活」「有害な結果が起きていても使用」の６項目のうち、３項目以上が過去１年間のある期間、出現した場合に**依存症候群（F10.2）**と診断される[22]。

　依存症への理解をするうえで欠かせないのは、本人にとってアルコール・薬物はどのようなものであったかということである。これまで本人が抱えてきた生きづらさを一時的に紛らわすことができるものがアルコール・薬物であり、それを使うことで生き抜いてきたとも考えられる。そのため、ただやめさせるのではなく、その生きづらさを理解し、支援することが重要なのである。

［2］ 依存症者の受療の障壁

　アルコール・薬物依存症者の受療のバリア（障壁）になっているものは、対応可能な医療機関の不足や制度面の不備などさまざまな要因があるが、ここでは薬物に関する人びとの意識について取り上げる。

　まず、「ダメ。ゼッタイ。」普及運動の影響である。これは、薬物乱用の防止を呼び掛けるための標語であるが、薬物使用者は犯罪者であるという印象を人びとにもたせ、すでに薬物を使用した者にとっては、立ち直りを妨げるものになる。また、**マスメディアの報道のあり方**である。約30年以上前、民放連（現、一般社団法人日本民間放送連盟）が行った啓発CMに「覚せい剤やめますか、それとも人間やめますか」というキャッチフレーズがあったが、視聴者に覚醒剤を使用したら人生が終わるというメッセージを与えていた。このように、報道によっては薬物に対する差別・偏見が助長されるのである。

　また、本人が受診を躊躇する要因として、医師が警察に通報するのではないかという恐れがある。たとえば、医療機関で覚醒剤使用を調べる尿検査をして陽性反応が出た場合、医師には守秘義務があるため、警察に通報する義務はない。ただし、義務はないが、通報するか否かは医師に裁量権がある。そのため、患者が覚醒剤を使用していたとしても、医師は患者を通報せずに治療をすることができるし、警察に通報して社会的責任を求め

ICD-10
正式名称は、「疾病及び関連保健問題の国際統計分類」。ICD-10 は 1990年に WHO 総会において承認された。2018 年にICD-11 が公表され、約30 年ぶりの改訂となった。この公表を受け、加盟国である日本は、適用に向けた検討をしている。

「ダメ。ゼッタイ。」普及運動
「ダメ。ゼッタイ。」という言葉は、国連が提唱した "Yes to Life, No to Drugs." を和訳したものであるが、前半の「人生にイエスを」という部分が示されず、「薬物にノー」という部分だけが強調されている。

依存症問題の正しい報道を求めるネットワーク
2016（平成 28）年７月、依存症関連の市民団体、当事者団体、家族、専門家などの有志によって結成。主な活動は、問題報道がなされたとき、協議し、改善を求める。また、「薬物報道ガイドライン」を作成。

ることもできる。いずれにしても、この判断が薬物依存症者の治療や回復の妨げにならないように検討して対応することが求められる。

　最後に、「依存症からの回復には断酒・断薬しかない」とする考えもまた、やめられない人にとっては受療の障壁となる。**ハームリダクション**という考え方は、「底つき」を待つのではなく、物質使用に伴うさまざまな被害を少しでも減少させることが目的である。アルコール・薬物がやめられなくても支援につながりやすくすることが必要である。

ハームリダクション
Harm Reduction
Harm は被害、Reduction
は低減という意味であ
る。

注)

　　　　ネット検索によるデータの取得日は，いずれも 2022 年 7 月 11 日.

(1)　毎日新聞取材班『強制不妊―旧優生保護法を問う』毎日新聞出版，2019，p.25，p.104

(2)　中川実恵「平等の保証か差別か断種手術の通知義務」朝日新聞社，1976 年 3 月 13 日朝日新聞「声」.

(3)　臼井久実子編『Q & A 障害者の欠格条項―撤廃と社会参加拡大のために』明石書店，2002，p.6，pp.51-52.

(4)　一般社団法人日本精神保健福祉学会編『精神保健福祉学の重要な概念・用語の表記のあり方に関する調査研究　平成 29 年度報告書』2018.

(5)　中島直「欠格条項」『精神医療　精神医療改革辞典』(100)，批評社，2020，p.31.

(6)　三野宏治「欠格条項」『精神保健医療福祉白書 2017 地域社会での共生に向けて』中央法規，2016，p.94.

(7)　古屋龍太「欠格条項」『精神保健医療福祉白書 2018/2019 多様性と包括性の構築』中央法規，2018，p.83.

(8)　野田正彰「偏見改まらぬ教科書―再び精神科医の立場から」『朝日ジャーナル』16（38），1974.

(9)　小塩靖崇・住吉太幹・藤井千代・水野雅文「学校・地域におけるメンタルヘルス教育のあり方」『予防精神医学』4（1），2019，p.75，p.77，p.82.

(10)　山本雄大著「偏見と差別」大渕憲一監修『紛争・暴力・公正の心理学』北大路書房，2016，pp.227-229，p.232-235.

(11)　山本雄大「現代的偏見に関する社会心理学的研究」東北大学大学院 2015 年度博士論文要約，2015，pp.2-4.

(12)　中川喜代子『偏見と差別のメカニズム』人権学習ブックレット②，明石書店，1998，p.28.

(13)　野村恭代『精神障害者施設におけるコンフリクト・マネジメントの手法と実践―地域住民との合意形成に向けて』明石書店，2013，pp.43-44，p.112.

(14)　野村恭代『施設コンフリクト―対立から合意形成へのマネジメント』幻冬舎，2018，pp.18-20，pp.24-25，p.28，pp.146-147，pp.149-150，pp.154-155，p.174，p.176.

(15)　警察庁ウェブサイト「飲酒運転による死亡事故件数の推移」.

(16)　警視庁ウェブサイト「平成 20 年度警察庁委託調査研究報告書―常習飲酒運転者に講ずべき安全対策に関する調査研究（平成 21 年 3 月）」p.49.
　　　　本調査研究は、飲酒運転再犯者の実態を把握するために、停止処分者講習及び取消処分者講習の受講者に対して、アンケートや面接、医師による診断の調査を実施した。飲酒運転再犯者は、警察の取り締まりを受けたか否かにかかわらず、過去に行った飲酒運転の回数は、1 〜 4 回が 49.0％と最も多い。5 回以上は 46.1％と高い割合を占める。

(17)　入所数数が 1 度は 30.1％、2 度は 45.8％、3 度以上は 55.1％である。
　　　　法務省『令和 2 年版　犯罪白書　第 7 編特集―薬物犯罪第・非行の動向等　第 4

章第 3 節 3』pp.330–336.

(18) 法務省『令和 2 年版　犯罪白書　第 7 編特集—薬物犯罪・非行の動向等　第 4 章　第 3 節 4』pp.336–341.

(19) 厚生労働省ウェブサイト，法務省矯正局配布資料「刑事施設における『アルコール依存回復プログラム』（H27 現在）」.

(20) 厚生労働省「依存症対策について」平成 31 年 1 月 11 日都道府県等依存症専門医療機関・相談員等合同全国会議.

(21) DSM-5（アメリカ精神医学会）は、DSM-IV にあった「乱用」と「依存」という区分をなくし、「使用障害」とした。診断項目は 11 項目あり、12 ヵ月以内に 2 項目以上で診断する。

(22) 『ICD-10 精神および行動の障害—臨床記述と診断ガイドライン』医学書院，1993，p.87.

▌理解を深めるための参考文献

● 毎日新聞取材班『強制不妊—旧優生保護法を問う』毎日新聞出版，2019.
被害者の声を聴き取り証言を集め、立法過程を明らかにしている。巻末資料にある 34 道府県の開示資料、旧優生保護法をめぐる年表が充実している。

● 松本俊彦・古藤吾郎・上岡陽江編『ハームリダクションとは何か—薬物問題に対する、あるひとつの社会的選択』中外医学社，2017.
国際的には、薬物問題は犯罪ではなく、健康問題とみなされ、公衆衛生施策の対象となっている。ハームリダクションという考え方をわかりやすく説明している。

● 渡邊洋次郎『下手くそやけどなんとか生きてるねん。—薬物・アルコール依存症からのリカバリー』現代書館，2019.
子どもの頃から生きづらさを抱えていた著者が、生きるためにシンナー乱用や自傷行為、アルコールに依存し、精神科病院への入退院は 48 回、刑務所には 3 年入所。リカバリーについて考えさせられる一冊である。

施設コンフリクトを乗り越えて

社会福祉法人 SKY かわさき　理事長　三橋良子

2014 年 3 月、SKY（当時は NPO 法人）の運営するグループホーム 2 ユニット 10 室の移転を巡って、一部近隣住民から強い不安と抗議の声を受け取った。「精神障害者は危険」、「社会的地位の高い住民が多い地域に来ないで」、など。4 月には「精神障害者、大量入居絶対反対」と大書された幟、横断幕が公道に面し 10 枚ほど掲げられ、1 ヵ月で 1,000 人の反対署名が届けられた。

理事会では、不当な反対運動には毅然とした態度で臨む、状況を入居者へ説明し話し合いを行う、情報収集や行政機関、弁護士への相談を行うなどが話し合われた。住民の求めに応じて数回の説明会を行った。説明会は怒号が飛び交うばかりの抗議集会であり、理解を得られる状況にないと判断したため、移転計画を粛々と遂行することにした。

本当に多くの人の支えと働きかけがあって、3 ヵ月後に幟、横断幕は降り、6 ヵ月遅れの移転が実現した。2013 年に成立した障害者差別解消法、2014 年に批准した障害者権利条約など時代の後押しがあり、大きな譲歩を余儀なくされることなく、SKY の移転は叶えられたと思っている。幟が撤去されたのちに、啓発活動を進める方向で合意がすすんだ。

施設コンフリクトがあったとき、私たちは住民にお願いしたのではない。住民、事業者が全力で戦った。双方とも傷は負ったが、事業所は撤退しないということをわかってもらったのだ。移転が無事に終了したとき、元町会長からはペンキが塗り替えられた頑丈な鉄製のごみ箱がプレゼントされた。ごみ出しは地域社会の中にあって最も大切な約束事である。ごみ箱のプレゼントは「僕たちは受け入れているよ」のサインのように私には思えた。地域には反対する人もいれば、心を砕いて見守ってくれている人もいる。

それから 5 年、町会にも参加し穏やかな暮らしを続けていた 2019 年 8 月、啓発用 DVD「不安の正体」作成協力依頼が SKY に届いた。川崎に隣接する横浜市や町田市で私たちが経験したことと同様の反対運動が起きているのだという。3 ユニットの入居者に相談したところ 20 人の内 9 人が出演を承諾してくれた。

「今も入院している人に人生をあきらめるなとメッセージを送りたい」「人は一人では孤独で寂しいのだとわかってもらいたい」「家族との距離が取れてお互いに成長した」「精神障害のある人は臆病でやさしいことをわかってほしい」「長い闘病生活だったが、いい人生だったと言って死にたい」など、入居者はカメラに臆することなく、思いを語ってくれた。

同じ頃、私は反対運動の中心とみなされていた人と会話する機会があった。「あの頃は知らなかったんだよ。町会の掃除にもよく出てきてくれて、ありがとう」。5 年間、近隣として過ごす中で、この人はこの言葉を温めてきたのだろう。ためらいがちな言葉に謝罪とねぎらいの響きがあった。理解は、ありのままに姿を現していくところから。それを支える人と人とのつながりから信頼が芽生える。

撤退しなくてよかったと思う。

第4章 精神障害者の生活実態

本章では、精神に障害のある人びとが社会から排除され、隔離・収容されてきた日本の歴史を振り返り、未だに長期にわたる強制入院が継続する精神医療の現状、家族に入院の判断や生活面の支援を強いてきたこと、本人たちの当たり前の暮らしを実現するうえでの課題について理解を深める。

1

日本の精神医療は諸外国と比べ精神病床数、平均在院日数、強制入院者数が多く、隔離・身体的拘束数も増加中である。日本固有の構造的な問題について詳述し、解決の道を模索する。

2

家族の生活実態を理解するために、保護義務者の歴史的経緯、家族支援の理論と実践、家族会の機能、多様な家族について学び、ケアの脱家族化を目指す実践について考える。

3

精神障害者が地域生活を送る場合、どのような場所で生活しているのか。また、必要となる社会保障制度や福祉制度は何かについて解説する。

1. 精神科医療の特異性

　日本の精神障害者は長期間にわたり地域社会から**隔離・収容**されてきた歴史を持つ。精神障害者を社会から排除してきたのは諸外国においても同様である。しかし、諸外国は 1950 年代前半に開発された精神疾患の治療薬により、1960 年代に地域処遇が拡大したが、日本の**隔離・収容政策**は長期化し、現在においても長期入院の継続、精神病床数や**強制入院**の多さが大きな課題となっている。

　そこで、まず、法律を中心に隔離・収容政策の歴史を振り返ってみたい。

　近代以前は精神の病に対し加持祈祷や薬草による治療が行われていたが、西洋医学が流入されて以降は、近代的な医事衛生制度を導入するべく医制が 1874（明治 7）年に発令された。この中に、精神科病院である癲狂院の説明がある。1875（明治 8）年に設置された日本最初の公立精神科病院は**京都癲狂院**で、続いて 1879（明治 12）年に**東京府癲狂院**が設立されたが、その後はわずかしか増えず、治療を受けられる人は限られ、多くは自宅の座敷牢等に閉じ込められる**私宅監置**が中心であった[(1)]。

　1900（明治 33）年に**精神病者監護法**が成立するが、本法は監護義務者を定め、家族の責任のもとに精神障害者を私宅で監護することを目的とした。精神障害者を社会から隔離し、治安を維持するために法制度を整えたといっても過言ではない。ドイツで精神医学を学んだ**呉秀三**は私宅監置の全国実態調査を行い、あまりにも悲惨な状況を憂い、私宅監置を廃し、精神科病院の建設を訴えた。その甲斐あって成立したのが 1919（大正 8）年の**精神病院法**である。道府県に公立精神科病院を設置し、その建設費や運営費を国が負担することを定めた。しかし、国の財政事情が窮乏していたため公立精神病院の設置が進まず、本格的に着手できたのは 1950（昭和 25）年の**精神衛生法**制定以降である。精神病者監護法と精神病院法が廃止され、精神科病院の設置が都道府県に義務づけられた。1958（昭和 33）年には設置促進策として**精神科特例**が出され、医師や看護師の配置基準を一般医療よりも緩和し、医療金融公庫の低金利長期融資を行ったことで、急激に民間精神病院が設立された。治療への期待が高まるが、実際には私宅監置に代わり導入されたのが、措置入院と保護義務者の同意による同意入院であり、強制入院制度が定められたにすぎない。

　大きな変化の契機となったのは、1980 年代以降に相次いで発覚した精

隔離・収容政策
精神障害のある人びとを危険視し、差別し、一人ひとりの当たり前の地域社会での生活を奪い、社会から排除し、精神科病院に強制的に入院させるために整えた一連の法や制度を隔離・収容政策という。その影響は今も色濃く残り、長期入院問題は解決していない。

神科看護師による暴行死事件である。**宇都宮病院事件、大和川病院事件**が諸外国に与えた影響は大きく、日本政府に批判が殺到し、国際連合人権委員会（UNCHR）や国際法律家委員会（ICJ）の調査が行われ、ようやく諸外国の外圧により改革が進められた。その結果、1987（昭和62）年に**精神保健法**が制定され、自発的入院形態である任意入院が成立し、入院者の処遇に問題がある場合に審査請求できる**精神医療審査会**が設けられ、**隔離・身体的拘束等**についても法的に明示されるようになった[(2)]。

　また、1993（平成5）年の精神保健法の改正や同年の障害者基本法の成立、1994（平成6）年の保健所法が地域保健法へと移行したことで、精神障害が障害者の中に位置づき、福祉的サービスが受けられるようになり、また、保健所の機能が変化したことに伴い、1995（平成7）年に**精神保健福祉法**が成立した。これらにより、精神障害が地域福祉に組み入れられるようになった。2013（平成25）年の改正では、長年、精神障害者の家族に負担を強いてきた**保護者制度**が廃止され、医療保護入院の保護者同意要件がなくなった。しかし、保護者制度が廃止されても、医療保護入院は存続し、家族等が同意することによる混乱や責任は現在も続いている。

　2001（平成13）年に起きた**大阪教育大学附属池田小学校事件**により、重大な事件を犯した精神障害者に対応する法整備が求められ、2003（平成15）年に**医療観察法**が成立した。本法は重大な犯罪行為を繰り返すことなく、社会復帰できるように強制入院させ、手厚い治療を行うことを目的とする。しかし、一般の精神科医療や地域福祉にこそ多くの予算配分や人員配置がなされるべきであり、再犯の予防という名のもとに精神障害者を社会から隔離し、強制的に入院させることの課題は大きい。

　これら精神障害者の処遇の歴史を踏まえ、以下、精神科医療の特異性を明らかにするうえで重要な、強制入院、隔離と身体的拘束、精神病床数と平均在院日数、精神科特例、多剤併用、精神医療審査会について詳述する。

A. 強制入院

［1］日本の強制入院の形態

　精神保健福祉法29条、33条には**強制入院**である措置入院、緊急措置入院、医療保護入院について明記されている。

　措置入院とは「精神障害者であり、かつ、医療及び保護のために入院させなければその精神障害のために自身を傷つけ又は他人に害を及ぼすおそれがあると認める」場合に、都道府県知事の権限により入院がなされる。自分の命や身体を害する場合と、他者の命、身体、自由、貞操、名誉、財

産等に害を及ぼすことを指し、必要があると認められれば、都道府県職員が立ち会いのもと、2名以上の**精神保健指定医**による診察の結果、自傷他害のおそれがあると判断された場合、措置入院となる。

　緊急措置入院は措置入院と同様の状態、かつ、正規の措置入院の手続きがとれず、しかも急速を要する場合に、精神保健指定医1人の診察の結果に基づき知事の決定により72時間を限度として行われる入院である。

　医療保護入院とは「精神保健指定医の診察のもと、家族等（配偶者、親権者、扶養義務者、後見人または保佐人）のいずれかの者の同意により、本人の同意を得ることなく入院させるもの」である。当人に精神障害の症状があり、医療と保護のため入院が必要な状態であるが、自分自身や周囲の状況を把握できず、治療の必要性の説明に同意できない時に実施される。医療保護入院の判断は、精神保健指定医1名の診察と、上記の家族等のいずれかの者の同意が必要である。家族等がいないか、家族等の全員が意思を表示することができない場合は、本人の居住地の市町村長の同意により、実施される。

　また、医療観察法では心神喪失等の状態で重大な他害行為を行った者に対し、42条1項1号に「対象行為を行った際の精神障害を改善し、これに伴って同様の行為を行うことなく、社会に復帰することを促進するため、入院をさせてこの法律による医療を受けさせる必要があると認める場合、医療を受けさせるために入院をさせる旨の決定」をしなければならないことが示されている。

　したがって、日本では精神保健福祉法による措置入院、緊急措置入院、医療保護入院と、医療観察法による入院を**強制入院**と呼ぶ。

　諸外国においても強制入院を設ける国々はある。たとえば、オーストラリアの場合、「精神疾患に罹患していて、自分自身または他の人に重大な危害を加える危険がある場合」に、法廷が非自発的入院の必要性を判断する。この場合の「精神疾患」とは、「一時的または恒久的に人の精神機能を深刻に損ない、以下の症状のうちの1つ以上の存在を特徴とする状態。妄想・幻覚・思考形式の深刻な障害・気分の激しい乱れ・これらのうち1つ以上が存在することを示す持続的または反復的な非合理的行動」を指す。また、「重大な危害」は法律では定義されていないが、「身体的危害・経済的損害・評判や人間関係への危害・自己のネグレクト・他者のネグレクト」を指し、これら危害のリスクは、「その人の精神疾患に起因するもの」と明確に定義されている[3]。このように強制入院は最終選択肢であり、合理的な証拠や十分な解釈がなければ実現できない。日本のように「医療と保護のため入院が必要な状態」というような曖昧な解釈を含む理由で強

制入院が認められることには引き続き十分な検討が必要である。

　日本の措置入院者数は2021（令和3）年では1,541人、医療保護入院者は130,940人であり、全入院者263,007人の約半数が強制入院であり、欧米諸国の強制入院比率約10％とは比べものにならないほど高率である。また、医療保護入院の基準が曖昧であり、退院に関わる規定はなく、強制入院でありながら入院費用の負担を本人ないしは家族に強いている。加えて、医療保護入院に家族等が同意することが要件となるため、のちに家族間の不和を生み出す可能性もある。日本独自の医療保護入院については、廃止も視野にいれた議論が求められる。

［2］強制入院の位置づけ

　日本の精神科医療は古くから治安の機能を持たされてきた側面がある。犯罪行為を行ったか、行う恐れがあるために強制入院させる**保安処分**の考え方があるが、保安処分は法的に認められていない。しかし、実態として精神保健福祉法や医療観察法による強制入院は保安処分的要素を持つと考えられる。社会の安全を確保するためには、精神障害のある人びとの権利が侵害されても致し方ないとみなされていないだろうか。

　しかし、精神障害ないしその疑いのある人の犯罪検挙数は犯罪白書によれば全検挙数の約0.6％である。全人口に占める精神に障害のある人の割合が約2％であり、精神障害者の犯罪率は一般よりも低いと考えられる。また、殺人および放火犯の再犯率は、精神障害の場合殺人6.8％、放火9.4％である。対する一般犯罪者の再犯率は殺人28.0％、放火34.6％であり、一般犯罪者の方が再犯率が高い[4]。これらの数値から、精神障害のある人々が罪を犯しやすいという誤解を社会全体から取り除く必要がある。

　障害者権利条約の第14条「身体の自由及び安全」では、障害を理由にいかなる場合も自由の剥奪が正当化されないことを示している。また、第17条「個人の不可侵性」ではすべての障害のある人びとは、心身がそのままの状態で尊重される権利があることを明記している。日本は2014（平成26）年に障害者権利条約に批准し、人権尊重の考え方の世界水準を受け入れる素地はできあがった。批准された条約は国内法として効力が発生し、かつ、国内法よりも上位に位置づき、憲法に次ぐ重要なものである。したがって、精神保健福祉法や医療観察法は障害者権利条約との間に矛盾があってはならない。今後、障害者権利条約との整合性を高め、精神保健福祉法や医療観察法の改正を進める必要がある。

保安処分
罪を犯すおそれのある者を対象に、刑罰に代えて、処分を補充、ないし、自由を奪うなどの処分を与えることをいう。精神に障害のある人びとが重い罪を犯した場合に、矯正処分や保安施設への収容の必要性が長年にわたり議論されてきたが、反対運動の成果で今に至るまで保安処分は制度化されていない。しかし、医療観察法の鑑定入院や精神保健福祉法の措置入院は保安処分ともいえるものであり、今後も保安処分について多方面からの検討が求められる。

障害者権利条約
日本政府の公定訳では「障害者の権利に関する条約」とされている。

［3］ 強制入院を体験した人の思い

　強制入院を体験した人びとが諦めの気持ちを持つことはご本人の声から伝わる。15年にわたる入院を体験された方はある日、病院を脱出し、別の病院に入院し、退院に至ることができた。先の病院では、主治医に何度退院の希望を伝えても病状が悪いと言われ、隔離や注射、身体的拘束を受けた。**精神医療審査会**に電話をすると看護師に電話を切られた。病室には30人が押し込められ、退院できるのはごく一部で病棟敷地内のグループホームか受け入れ家族がある場合だった。自分の人生なのに病院から決められた人生を歩まされることに疑問を感じ、死ぬことを思った。退院できないことを悲観し、病院屋上から命を絶った人が何人もいた。

　これは大昔の体験ではなく、今に至る一病院の例である[5]。

［4］ 強制入院を判断する精神保健指定医の思い

　警察官通報等で精神疾患と思われる人びとを**精神保健指定医**が診察する場合、「判定に悩み、躊躇の気持ちを残しながらも「つじつま合わせ」の入院届を書くに至る事例」が存在することがある[6]。具体的には、挙動不審が精神疾患によるものかを判断する情報が不足している場合、保護された時点では自傷他害のおそれがあっても診察時には軽減されている場合、精神疾患で治療中の人が他害行為を行ったことは事実でも、背景要因が親子間や男女間の葛藤など病気の症状によるものではない場合などである。他害行為により被害者が生じる可能性や、本人が自死に至る可能性があるときに精神保健指定医はジレンマを感じながらも、強制入院を選択せざるを得ない[6]。

　このように強制入院の要件に合致する典型的な例ではない場合に、精神保健指定医にのみ判断を強いることの負担は大きく、想定される最悪の事態を回避するために、安全策として強制入院を選択することが予想される。**精神医療審査会**が、精神保健指定医の初期診断後にすみやかに審査し、強制入院の適否の判断を行う第三者機関として機能するなら、精神保健指定医の負担は軽減され、強制入院の減少が考えられる。

精神医療審査会
➡ p.116 第4章1節 F

［5］ 強制入院の廃止に向けて

　日本弁護士連合会（以下、日弁連）は2021（令和3）年10月15日に開催された第63回人権擁護大会で「精神障害のある人の尊厳の確立を求める決議」について全会一致で採択した[7]。決議文の内容は精神障害のある人びとを対象とする強制入院制度の廃止、入院している人びとの退院・処遇改善請求の権利の保障、無償で弁護士を選任し、援助を受けられるよう

にすること等を提案し、精神障害のある人びとに対する障害を理由とする人権侵害を根絶し、現行法制度の抜本的な改革を行い、これまでの人権侵害の被害回復を図り、精神障害のあるすべての人びとの尊厳を保証することを明文化した。今後の精神医療の進むべき道筋を示した画期的なものと考えられる。

　また、日弁連の決議文では、早急に取りかかることとして、強制入院制度に関する手続きの保障の重要性を示している。強制入院は対象者の自由を剥奪するものであるから、**適正な手続**を踏まえる必要がある。具体的には［4］で触れた、強制入院の決定は精神保健指定医のみが実施するのではなく第三者機関が介入することである。その他、入院期間の上限を定めること、強制入院先は国公立病院に限定し、入院費用はすべて公費とすることも言及された。これらの実現には、強制入院の要件を最小限にする法整備を行う必要があり、特に、精神科医療が一般医療と共に医療法に包摂されること、また、国内人権機関等の支援により入院者の権利を守る**アドボケイト制度**を確立すること、地域で治療を行うための地域の社会資源の充実も同時並行で進める必要性が指摘された[7]。

　アドボケイト制度については厚生労働省「地域で安心して暮らせる精神保健医療福祉体制の実現に向けた検討会」（2021年10月〜2022年6月開催）の中で、将来的に都道府県・政令指定都市に「精神科医療権利擁護センター」を設置する構想が示され、実現への期待が膨らんだ[8]。

適正な手続
due process

B. 隔離と身体的拘束

［1］隔離・身体的拘束の法的根拠

　精神保健福祉法36条および37条では精神科病院に入院中の者に対し、行動について必要な制限を行うことができることが記されている。この条文では「隔離その他の行動の制限」に留まり、身体的拘束に関する直接的な記載はない。隔離と身体的拘束についてより具体的に示されているのが1988（昭和63）年に発せられた「精神保健及び精神障害者福祉に関する法律第37条第1項の規定に基づき厚生労働大臣が定める基準」の通達である。隔離については「第三　入院者の隔離について」の中に、「入院者の症状からみて、本人又は周囲の者に危険が及ぶ可能性が著しく高く、隔離以外の方法ではその危険を回避することが著しく困難であると判断される場合に、その危険を最小限に減らし、入院者本人の医療又は保護を図ることを目的として行われるものとする。」「制裁や懲罰あるいは見せしめのために行われるようなことは厳にあってはならない」「12時間を超えない

隔離については精神保健指定医の判断を要するものではない」ことが示されている。これらから、危険度が高く、他の方法を用いることができないやむを得ない場合で、12時間以上の拘束については必ず精神保健指定医の判断のもとに運用されることが示されている。

　また、身体的拘束についても「第四　身体的拘束について」に、「代替方法が見出されるまでの間のやむを得ない処置として行われる行動の制限であり、できる限り早期に他の方法に切り替えるよう努めなければならない」「制裁や懲罰あるいは見せしめのために行われるようなことは厳にあってはならない」「身体的拘束を行う目的のために特別に配慮して作られた衣類又は綿入り帯等を使用する」「身体的拘束は、身体的拘束以外によい代替方法がない場合において行われるものとする。ア）自殺企図又は自傷行為が著しく切迫している場合　イ）多動又は不穏が顕著である場合　ウ）ア又はイのほか精神障害のために、そのまま放置すれば入院者の生命にまで危険が及ぶおそれがある場合」と明記され、重篤な状況が発生し、身体的拘束以外に取り得る方法がない場合に、厳格な条件のもとで実施されるものである。

　したがって、隔離や身体的拘束は本来行ってはならないものであり、入院者の個人としての尊厳を尊重し、人権に配慮し、適切な精神医療の確保および社会復帰の促進に資するもので、自由を制限する場合は、その旨を入院者にできる限り説明するよう努め、入院者の症状に応じて最も制限の少ない方法を用いなければならないことが上記通達の基本理念である。

［2］隔離・身体的拘束数

　1998（平成10）年の通達により、隔離や身体的拘束が安易に用いられることはないと考えられたが、近年は隔離数、身体的拘束数共に増加し、過去、何度も死亡事故が起きている。隔離とは、広義では、自らの意思で自由に出入りできない閉鎖病棟にいること、狭義では、本人が開けることができない施錠された隔離室に入れることを指す。

　図4-1-1は厚生労働省がまとめた精神保健福祉資料にもとづく隔離（指示）件数である[9]。精神科病院の在院者のうち、閉鎖病棟在院者が約7割である。また、隔離室に入れられた隔離実施数は、2003年7,741件、2017年以降は集計方法が変更になり隔離指示件数が2020年12,689件であり、20年間で1.6倍に増加している。

　また、図4-1-2は同じく身体的拘束（指示）件数である[9]。2003年に5,109件、2020年は10,995件である。

　また、隔離、身体的拘束が長期化する傾向があり、数時間で解除される

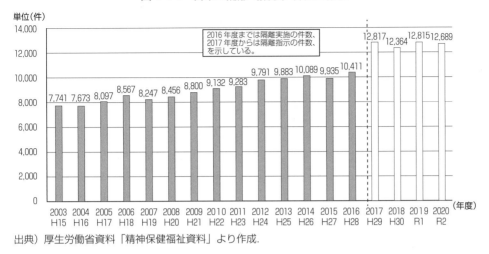

図 4-1-1　日本の隔離（指示）件数の推移

出典）厚生労働省資料「精神保健福祉資料」より作成.

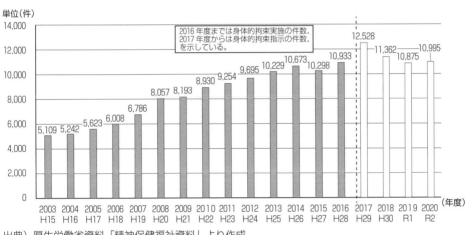

図 4-1-2　日本の身体的拘束（指示）件数の推移

出典）厚生労働省資料「精神保健福祉資料」より作成.

諸外国に比べ、日本では平均隔離日数が 46 日、平均身体的拘束日数が 96 日である[10]。さらに、2020（令和 2）年の**精神保健福祉調査**（以下、**630 調査**）によれば、任意入院者の約 47％が閉鎖病棟に入院している。

　隔離、身体的拘束の増加の理由として認知症入院者の増加や救急病棟の増加が推測されるが、広域にわたる実証的なデータが示されていないことから明らかではない。また、日本だけが病状の悪化した入院者が多いとは考え難く、隔離や身体的拘束が生じやすい精神科病院の事情があると考えるのが妥当であろう。

精神保健福祉調査
毎年 6 月 30 日時点の全国の精神病床を持つ医療機関に実施する悉皆調査（全数調査）で、入院者の実態を把握し、精神保健福祉施策を推進するための資料となる。

［3］隔離・身体的拘束ゼロに向けて

　日本で隔離、身体的拘束が多い理由の一つとして医療従事者側の意識が関与すると考えられる。たとえば、注射等の侵襲的行為を行う場合、入院者の安全を確保するうえで行動を制限することは致し方ないと教育される場合があり、隔離、身体的拘束を実施することへの抵抗が下がることが考えられる。また、認知症やせん妄の人が管などを抜去することを予防するためにミトンや、転落防止の柵を付けるなどの身体的拘束が行われているが、法的根拠は明確ではない。身体的拘束が精神科医療だけでなく一般医療においても行われ、行動制限が正当化されやすい点には注意を要する。

　入院者の自由に制限を加えることは、憲法13条の個人の尊重と公共の福祉に反するものである。したがって、**精神保健福祉法**および関連する通達においても、隔離や身体的拘束は許容してはならないものであり、隔離と身体的拘束の最小化やゼロ化に努めることは必須と考えられる。

　また、危険行為を行うおそれがあるという曖昧な基準で隔離や身体的拘束を実施するのではなく、明確な危険状況が発生した時に限定し、隔離や身体的拘束を実施する場合は入院者に事情を説明し、また、解除する場合についても伝え、入院者が先の見通しもなく不安が増強することがないように配慮に努めることと、入院者が隔離、身体的拘束に耐えられない場合は再度説明の機会を持つなど丁寧なかかわりが重要である。さらに、これらの過程に第三者が立ち会い、隔離、身体的拘束の決定が法に基づく適正な手続をたどる必要がある。そのためにはこれらの手続きが明文化されなければならない。

　2016（平成28）年に精神疾患で入院中の男性が、隔離と身体的拘束の結果、肺動脈血栓塞栓症で亡くなり、両親が精神科病院を提訴した裁判があった。一審では敗訴したが、2020（令和2）年12月に二審で勝訴し、2021（令和3）年10月の最高裁判所判決では身体的拘束の開始と継続が違法と判断され、病院側に賠償が命じられ、病院側の上告を退け、判決が確定した。本裁判は日本で初めての精神科医療における身体的拘束の被害に関する勝訴事例である。不適切な身体的拘束が違法であることが認められた意義は非常に大きい。

C. 精神病床数と平均在院日数

［1］精神病床数と精神疾患入院者数

　図4-1-3は厚生労働省が示した精神病床の推移である。この20年の間に**精神病床数**は約3万床減少したことがわかる[11]。しかし、日本の病床

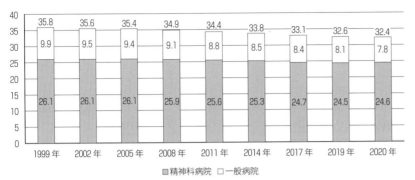

図 4-1-3　精神病床の推移

出典）厚生労働省「医療施設調査・病院報告」をもとに著者作成.

数は依然として諸外国の中でも突出して多く、2018 年の OECD 加盟国の人口千対病床数で最も高いのは日本の 2.6 床、次いでベルギーの 1.4 床、ドイツの 1.3 床である。1980 年代には日本の精神病床数を上回っていたオーストラリアやスウェーデンは急激に病床削減できたことに比べ、日本は緩やかな減少に留まっている。

［2］平均在院日数

　日本の精神科病院の**平均在院日数**が最も長かったのは 1984 年の 539 日である。1989 年以降、徐々に減少したことが**図 4-1-4** に示されている[11]。

　しかし、精神病床数同様、平均在院日数も世界の中で最も長期である。OECD の Health Data 2020 によれば、2019 年の日本の平均在院日数は 265.8 日、次いで 176.3 日の韓国、50.6 日のスペインである。かつて、日本の次に病床数が多かったベルギーの平均在院日数は 8.9 日、ドイツは 26

図 4-1-4　平均在院日数の推移

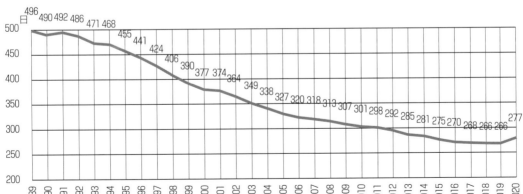

出典）厚生労働省「医療施設調査・病院報告」より.

日（2018年データ）である。両国はできるだけ短期間の入院に努めている。また、1980年代に日本を上回る精神病床数だったオーストラリアの2018年の平均在院日数は14日である。諸外国が入院を減少させることができ、日本だけが急減に至らないのはなぜだろうか。さらに年々減少傾向が続いていたが、2020年は277日と前年比11.2日も長くなっている。日本の「一般病床」「療養病床」「介護療養病床」のいずれもが減少する中で、「精神病床」のみ平均在院日数が増加したことは憂慮すべきである。

表4-1-1と4-1-2は2020（令和2）年の630調査に示された入院者の在院期間と年齢区分である。1年以上、65歳以上の長期高齢入院者が全体の

表4-1-1　精神科病院入院者の在院期間の分布

在院期間	1年未満	1年以上5年未満	5年以上10年未満	10年以上	合計
人数（割合）	102,352人（38.0%）	83,743人（31.1%）	35,694人（13.2%）	47,687人（17.7%）	269,476人（100%）

表4-1-2　精神科病院入院者の年齢区分

年齢区分	20歳未満	20歳以上40歳未満	40歳以上65歳未満	65歳以上75歳未満	75歳以上	不明	合計
人数（割合）	2,313人（0.9%）	15,836人（5.9%）	84,005人（31.2%）	68,993人（25.6%）	98,326人（36.5%）	3人（0.0%）	269,476人（100%）

出典）表4-1-1、表4-1-2ともに厚生労働省資料「精神保健福祉資料」をもとに筆者作成.

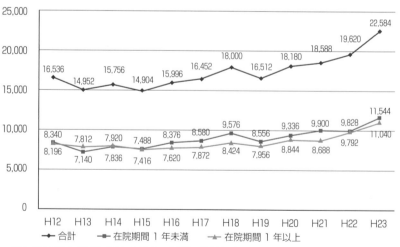

図4-1-5　死亡退院者数の推移（推計値）

注）630調査の数値（各年6月1ヵ月間の数値）をもとに、年間数を推計.
　（精神・障害保健課調べ）
出典）厚生労働省「精神障害者に対する医療の提供を確保するための指針等に関する検討会資料」より.

62％を占める。高齢長期入院者の増加が平均在院日数の増加を招いたと考えられる。

　2020 年 6 月 1 ヵ月間の退院者 29,017 人のうち、在院期間が 1 年未満の入院者の 66.2％の退院理由は「家庭復帰」だが、在院期間が 1 ～ 5 年の長期入院者の退院理由は「転院・院内転科」（35.1％）と「死亡」（22.7％）が約 6 割を占めた。5 年以上の長期入院者に至っては、「転院・院内転科」が 50.6％、「死亡」が 32.6％で、8 割以上を占める。**図 4-1-5** の 2011（平成 23）年の厚生労働省の資料によれば、死亡退院者数は推計 22,584 人で、平成 12 年から平成 23 年までほぼ増加傾向を示す[12]。

　これらの調査結果から、入院の長期化、高齢化が進み、退院となっても「転院・院内転科」「死亡」に至る可能性があり、地域移行が難しくなっていることが読み取れる。退院の機会がないまま、病院で命を終えることは人権上非常に問題があり、長期入院問題の解決は喫緊の課題である。

D. 精神科特例

　精神病床を一般病床とは異なるものと位置づけ、精神病床の人員配置基準を一般病床よりも下回って良いとすることを**精神科特例**という。1948（昭和 23）年に成立した医療法の下、特に 1958（昭和 33）年の厚生事務次官通達（発医第 132 号）「特殊病院に置くべき医師その他の従業員の定数について」により、精神科病院を特殊病院とし、医師数は一般病院の 3 分の 1、看護師数は 3 分の 2、その他の医療従事者についても低く定められることが医療法施行規則 19 条に示された。具体的には、精神疾患による入院者に対し医師数は 48 人に 1 人、看護師等の数は 6 人に 1 人となった。

　精神科特例が設けられた理由として、1960 年代の精神科病院増床期に医療従事者の確保が困難であったことや、精神疾患は慢性的に経過するため、手術やその後の集中治療など人員を要する割合が少ないと考えられたことによる。その結果、精神科病院は乱立され、精神病床数は 1955（昭和 30）年に 44,250 床であったものが、1985（昭和 60）年には 333,570 床に増加した[13]。諸外国に比べ、明らかに多すぎる病床が存在し、現在は病床削減の方向に向かいながらも、この特例が 60 年以上にわたり廃止されない背景には精神障害者に対する**隔離・収容政策**からの脱却がなされていないことが考えられる。

　また、精神科病院は心の問題を扱うため、入院者の話を丁寧に聴き取るなど、一般病院よりも多くの人手が必要である。少ない人員配置で医療を

提供すれば、入院者に対し不必要な隔離や身体的拘束、その他、管理のための制限が加わることが推測できる。

精神科特例廃止に向けた取組みとしては、2000（平成12）年の第4次医療法改正時に精神科特例廃止の機運が高まり、精神病床の配置基準が医療法施行規則に組みこまれ、法的には特例ではなく、本則となった。その結果、大学病院や総合病院などの精神科では一般病院並みの人員配置になった。しかし、日本の精神科病院の8割を占める民間精神科病院においては、引き続き従来通りの入院者48人に1人の医師配置基準のままであり、看護師は若干緩和され、入院者4人に1人になったに過ぎない。

その一方、**精神科救急病棟**では、一般病院と大差ない医療従事者の配置基準が実現でき、高い診療報酬を得られるようになった。しかし、救急病棟を維持するためには医師や看護師の確保、病棟の半分を個室とすること、入院患者の6割が強制入院であること、新規入院患者が4割以上、3ヵ月以内に自宅退院することが条件となるため、救急病棟を維持することは容易ではない。また、急性期に入院し医療を受ける層と、精神科病院に収容され、慢性化し、長期入院が継続する層に二極化し、後者の入院者への人員配置は引き続きなされず、部分的な精神科特例の緩和については評価しがたい面がある。

精神科特例の廃止に向けたロードマップとしては、医療従事者数を変更せずに、多すぎる精神病床を削減することが考えられる。削減により一般病院並みの人員配置基準を実現でき、診療報酬を引き上げても総医療費は増加せず、多数の入院患者を少数の医療従事者でみる方法からの脱却が可能になる[14]。さらに、外来診療や訪問診療に高い診療報酬を付けることで、病院経営を維持するためだけに漫然と精神科特例を継続することを断つことができる。実際、2006（平成18）年の診療報酬改定では、精神科訪問看護・指導料および精神科退院前訪問指導料が上乗せになり、算定回数の上限が緩和され始めた。

精神科病院は精神疾患の治療の場であり、入院者にとっては経営の論理は無関係である。入院者の人権を軽んじ、差別的な扱いをしてきた事実を認識し、安心して治療を受けることができる精神科病院を築くためにも精神科特例の早急な廃止と、病床数の削減が強く求められる。

E. 多剤併用

多剤併用
polypharmacy

日本の精神科医療において**多剤併用**は広く行われてきた。多剤併用とは同時に複数の薬物を並行投与することをいう。精神科領域の薬物では**向精**

神薬と**抗精神病薬**の用語がよく使用される。向精神薬は精神機能に作用する治療薬全般のことで、抗精神病薬、抗うつ薬、抗不安薬、睡眠薬等である。抗精神病薬は主に統合失調症者を対象に幻覚、妄想等の治療に効果を発揮する薬物である。

[1] 多剤併用の背景

薬物療法に注目が集まるようになったのは、1952（昭和27）年に最初の抗精神病薬であるクロルプロマジンが開発され、統合失調症の予後が劇的に改善されたことが大きい。続いて、同じく1950年代に三環系抗うつ薬が生まれ、以後、精神薬理学が発展し、副作用が比較的少ない薬物が開発された。

多剤併用については精神医学に限らず、医療全般において同様の傾向があり、日本では、多くの成分を混合させることで効果を高める漢方の考え方が浸透していたことが考えられる[15]。また、初期段階で多剤併用になる理由として、①重篤な精神症状への早急な対処の必要性、②コメディカルスタッフによる鎮静の要求、③病棟病室アメニティの質の問題、④薬剤の相互作用についての知識不足、⑤高い診療報酬の獲得、が挙げられる。また、慢性期の多剤併用の原因として、①医師の心理的抵抗感、②単剤化の技法の未確立が考えられる[16]。

特に、入院者の場合、多くの薬物を処方することで初期の重篤な症状を緩和でき、また、医療従事者の不足で入院者に手が回らなくても、鎮静効果の高い薬剤で補填できたことが推測される。多剤併用の後に、薬効を把握しようとしても、もはや効果を特定することが困難となり、減薬を試みることもなく、長期間にわたり使用を継続することが考えられる。しかし、諸外国では抗精神病薬については単剤投与が中心であり、日本が特異なことに留意する必要がある。

[2] 多剤併用の実際

統合失調症における抗精神病薬の多剤併用率は日本の場合、約65％と高い数値が報告されている[17]。一方、向精神薬である抗うつ薬、抗不安薬、睡眠薬については、2010（平成22）年度の調査結果で、単剤使用率が各々約70％であった。しかし、抗うつ薬と抗不安薬など、複数のカテゴリーの処方を受け、多剤併用となる例は多い。

[3] 多剤併用の改善

2000（平成12）年以降、多剤併用の改善に向けた動きがみられるよう

になった。2009（平成21）年の厚生労働省の報告書によれば、抗精神病薬は単剤処方と比較した場合の有効性が明らかでなく、副作用のリスクも高いことが指摘された。2014（平成26）年に3種類以上の抗精神病薬の処方は減額の対象となり、2016（平成28）年の診療報酬改定では、1回の処方で、抗不安薬、睡眠薬は各2種類まで、抗うつ薬、抗精神病薬は各3種類までとし、それ以上投与した場合は診療報酬減額の対象となった。また、入院者が退院時に抗精神病薬の剤数、投与量を一定の割合で減薬・減量することで診療報酬が算定できる**薬剤総合評価調整加算**が新設された。さらに、2018（平成30）年には1年以上継続してベンゾジアゼピン系の薬物の投与を行った場合、診療報酬が減額となった。日本のベンゾジアゼピン系の使用頻度は諸外国に比して高いため、是正を狙ったと考えられる。同じく2018（平成30）年の改訂では抗不安薬と睡眠薬を合わせて4種類以上の処方は減額の対象となった。このように、抗不安薬、睡眠薬、抗うつ薬および抗精神病薬の処方の適正化が徐々に図られている。

　また、2015（平成27）年に日本神経精神薬理学会が**統合失調症薬物治療ガイドライン**を示し、投薬を受ける患者、家族、支援者の目線に添った、日本初のエビデンスに基づくガイドラインが作成された[18]。大きな特徴は効果と副作用を記号化し、エビデンスのレベルをA〜D、副作用を薬効が上回る推奨のレベルを1（強く）か2（弱く）とし、薬を1A〜1Dおよび2A〜2Dに順位づけ、誰もが薬を選択しやすくなるようにした。さらに、上記ガイドラインの普及・啓発も進めている。

［4］減薬のポイント

　多剤併用からの単剤化は容易ではない。その理由の一つは医師の心理的抵抗感である。多剤併用の状態で症状が安定している場合にあえて単剤化に踏み切ることはためらわれる。単剤化は副作用が強い場合や、入院者や家族から減薬の要望が出た場合が多い。しかし、今後は、減薬が拡大すると予想され、その際は時間をかけ、精神症状の悪化や錐体外路系や自律神経系の副作用の状態を十分に確認しながら慎重に進め、減薬が本人の人生や生活の質の向上につながることが望まれる。

F. 精神医療審査会

　精神医療審査会（以下、審査会）は1980年代の精神科病院における人権侵害事件を契機に、1987（昭和62）年成立の精神保健法に明記された。精神科病院に入院している精神障害者の人権に配慮しつつ、その適正な医

療および保護を確保するため、処遇等について専門的かつ独立的に審査を行う機関である。また、具体的な運用は精神保健福祉法施行令と精神医療審査会運営マニュアルに示されている。

［1］ 審査会の現状

審査会の審査項目とその時期については**表 4-1-3** に示す通りである。①入院届、②定期病状報告、③退院請求、④処遇改善請求の審査である。①入院届は医療保護入院が決定した場合に、精神科病院の管理者から入院後10 日以内に提出される届出である。②定期病状報告は措置入院者に関する報告が入院後 3 ヵ月、6 ヵ月、以後は 6 ヵ月ごとに、また、医療保護入院者については入院後 12 ヵ月ごとに提出される。③退院請求と④処遇改善請求は入院者かその家族、または代理人が随時請求可能である。

表 4-1-3　審査項目とその時期

	①入院届	②定期病状報告	③退院請求	④処遇改善請求
措置入院	なし	3 ヵ月	随時	随時
		6 ヵ月		
		以後 6 ヵ月ごと		
医療保護入院	入院後 10 日以内	12 ヵ月ごと		
任意入院	なし	なし		

しかし、強制入院の適否の検討が、措置入院の場合 3 ヵ月経過しなければ審査の機会がなく、医療保護入院は入院時のチェックはあるもののその後は 1 年ごとである。より短期間に強制入院の妥当性の検討が求められる。

2019（令和元）年の厚生労働省衛生行政報告によれば、審査会の入院届と定期病状報告の審査件数は 276,860 件である。このうち、「他の入院形態への移行が適当」へと変更になったものがわずか 7 件、「入院継続不要」となったものが 10 件である。精神科病院では過去から現在に至るまで入院者に対する人権侵害が発生やすい構造があり、審査会による判断に期待が寄せられる。しかし、各都道府県・政令指定都市の一合議体あたりの審査件数が多すぎ、審議時間を確保できていない。

また、退院請求については、同じく 2019 年の衛生行政報告による請求件数は 4,010 件で、入院が不適当となったものが 163 件（4.06%）、処遇改善請求件数は 924 件で、入院が不適当となったものが 43 件（4.7%）であり、多くは変更に至らない。理由としては合議体委員の構成が考えられる。

精神科医療の学識経験者を2名以上、法律に関する学識経験者を1名以上、精神障害者の保健または福祉に関する学識経験者を1名以上と規定し、多くの合議体は3：1：1の配置であるが、精神科医は当該患者が入院する精神科病院の判断を覆すことに抵抗が生じやすいと推測される。

　また、入院届、定期病状報告、退院請求、処遇改善請求のいずれの審査時にも入院者や家族、代理人の意見陳述が実施されていない場合がある。さらに、審査結果に納得できない場合、入院者が不服を申し立てる適正手続が存在しない。

　これまで述べてきたように審査会は、強制入院という事態に遭遇している入院者本人の意見を聴取せず、書面での短時間の審査を精神科医を中心に実施している。これでは入院者の権利擁護を実現しうるしくみになっていないことは明らかである。

［2］審査会の改善に向けて

　改善点の1点目として、合議体委員は精神科医療、法律家、精神保健福祉に関する学識経験者、各1名とし、3種の委員の対等な関係性の担保が必要である。精神疾患について、人権について、地域生活について、各々専門性を有する人びとが議論することで、強制入院の妥当性を多面的に検討することが期待できる。2点目は入院者の立場に立つアドボケイト（権利擁護者）の必要性である。審査会は入院者を擁護するための制度でありながら、入院者の視点で実施されていないことから、入院者を擁護するアドボケイトが付くしくみが重要である。3点目として、審査会の審査結果に不服申し立てできる制度を確立することが重要である。

　日弁連は日本の審査会が自由権規約、国際人権条約、障害者権利条約、憲法に反していることを指摘している。強制入院および身体的拘束等について、実効性のある権利保障システムを策定することが最重要課題である。

注）
　　　　ネット検索によるデータ取得日は，いずれも2022年5月13日．
(1)　中村治「洛北岩倉における精神病者の処遇」『人間科学』大阪府立大学紀要，2（2006），2007，pp.97-114.
(2)　大谷實「精神障害者をめぐる法と人権」同志社法学，71（3），2019，pp.1291-1309.
(3)　Mental Health Review Tribunal website：Involuntary Patient Order.
(4)　医療観察法．NETウェブサイト「心神喪失者等医療観察法Q＆A1～5」の「Q5渡邉哲雄（2007）」．
(5)　入院経験者「精神科病院に長く入院するということ」『大阪精神医療人権センタ

ーKSK 扉よひらけ人権センターニュース 156』2021，pp.16-17.

(6) 白石弘巳「措置入院の臨床的機能と臨床医のジレンマ」『精神神経学雑誌』120
(8)，2018，pp.680-686.

(7) 日本弁護士連合会ウェブサイト「精神障害のある人の尊厳の確立を求める決議全
文」2021，pp.1-20.

(8) 太田順一郎「日本精神神経学会　アドボケイト制度導入に対する見解」厚生労働
省ウェブサイト『第 6 回地域で安心して暮らせる精神保健医療福祉体制の実現に
向けた検討会開催参考資料 1-1』令和 4 年 3 月 3 日，pp.1-16.

(9) 厚生労働省社会・援護局　障害保健福祉部　精神・障害保健課「精神保健及び精
神障害者福祉に関する法律と精神保健福祉行政の現状について」(令和 3 年度精
神保健指定医研修会)，2021，pp.25-26.

(10) 長谷川利夫「わが国の精神科医療における身体拘束の問題点」『精神神経学雑
誌』122 (12)，2020，pp.938-945.

(11) 厚生労働省ウェブサイト「医療施設（静態・動態）調査・病院報告の概況」(1989
〔平成元〕年～ 2020〔令和 2〕年).

(12) 厚生労働省ウェブサイト「死亡退院者数の推移（推計値）」第 8 回精神障害者に
対する医療の提供を確保するための指針等に関する検討会（資料 4）『長期入院
精神障害者をめぐる現状』平成 26 年 3 月 28 日，p.2.

(13) 仲アサヨ「精神科特例をめぐる歴史的背景と問題点―精神科特例の成立および改
正の議論から」Core Ethics，6，2010，pp.277-286.

(14) 末安民生「日本における精神病院（病床）に係る人員配置基準の差別」『精神神
経学雑誌』105 (7)，2003，pp.872-875.

(15) 風祭元「多罪併用の功と罪」『臨床精神医学』32 (6)，2003，pp.615-619.

(16) 竹内啓善・渡邊衡一郎「多剤併用療法はなぜ行われるか―抗精神病薬の併用を中
心として」『臨床精神医学』32 (6)，2003，pp.621-627.

(17) 橋本亮太他「統合失調症における多剤・大量療法の功罪―ガイドラインから」
『精神神経学雑誌』119 (3)，2017，pp.185-191.

(18) 日本神経精神薬理学会『統合失調症薬物治療ガイドライン』医学書院，2016.

▌理解を深めるための参考文献

● 松井亮輔・川島聡編『概説　障害者権利条約』法律文化社，2010.
　障害者権利条約の各条項を取り上げ、視点や重点、残る課題を丁寧に解説した良書で
ある。

精神科病院に入院されている方への権利擁護活動

大阪精神医療人権センター　運営会員　西川健一

精神科病院における権利擁護の必要性は本書第3〜4章にさまざまな視点からのべられているが、ここでは私のPSWとしての体験から「権利擁護活動」について述べたい。

精神科病院での勤務経験から

私は精神科病院でPSWとして、何十年という長期入院の方々とのかかわりを持った経験がある。「退院」を諦めている方も少なくなかった。そのような方とのかかわりの中では、ご本人の持つ権利をしっかり伝え、「諦めなくてよいこと」を伝えてきた。

「諦め」は時間の経過の中でうまれるものである。このかかわりではご本人が退院を「強いられている」と感じて不安になられることのないよう、ご本人のペースで取り組まなければならない。ご本人の本当の願いを妨げるもの一つひとつを取り除き、願いの実現に向けて一緒に悩み、取り組むことこそ私たちPSWが大切にすべき役割だと思う。同時に、同じ病院で働くスタッフに対しても「退院」に向けた取り組みを「諦めない」ことを伝えることを大切にしてきた。

それでも私は、精神科病院は「閉鎖的な環境」であり、外部の目が入りにくく、その状態の「継続」により独特の文化が生じやすいと感じるようになり、内部だけで努力することの限界を感じるようになった。

大阪精神医療人権センターの活動

外部の人が病院に入ることの必要性を感じたことから、私は精神科病院を退職後、大阪精神医療人権センター（以後、人権センター）の活動に関わっている。

人権センターでは、安心してかかれる精神医療の実現を目指し、ピアの方、市民、医療者、ソーシャルワーカー、弁護士等の参画のもとで、社会の風を精神科病院に届け、入院中の方の声を社会に届けるさまざまな活動を行っている。

その活動では、精神科病院に入院中の方からの「退院したい」「面会に来て欲しい」「話をきいてほしい」といった声をきくための電話相談、病棟への面会や大阪府内のすべての精神科病院に視察や聞き取りをする訪問活動を行っている。これらの活動の中では、入院している方のお話しをきき、その方や場面によっては病院に対しても入院中の方の「権利」を伝えている。

残念ながらこのような活動はまだ限られた地域にしかない。電話相談をかけて来た方から「このような取り組みがある大阪が羨ましい」と言われたことがあり、他地域への拡充の必要性を感じながら活動に参加している。

仲間とともにあること

私は、一人でできることには限りがあると感じ、ピアの方々との協働や精神保健福祉士（協）会にも積極的に参加している。これも私にとっては権利擁護活動の1つである。

「権利擁護活動」とわざわざいわなくてもよい精神医療の実現を願い、そのために今、自分にできる「権利擁護活動」を行っている。

2. 家族

A.「保護義務者」の歴史

[1] 江戸時代後期の精神障害者処遇と家族の位置

　1900（明治33）年の精神病者監護法は、江戸時代後期の枠組みを踏襲している。江戸時代後期の精神障害者の処遇と家族の位置づけを記す。

　この時代、精神病者は「**乱心者**」と呼ばれていた。当時の処遇は、居宅につくった檻で処遇する「**入檻**」、牢屋での処遇「**入牢**」、行路病人や浮浪者、未成年の囚人等を入れ置く「**溜**」で処遇される「**溜預**」の３種類である。「入牢」処遇を原則とし、家督相続人の場合、医師の口上書を必要とする「入檻」処遇としていた。「入牢」している乱心者の病状が悪くなると、「**溜預**」となる。「溜」には、乱心者の専用施設があった。

　「入檻」、「入牢」は、家族を申請者とする行政処分である。家族は、医師の口上書および檻の図面を添えて、家族、親族、五人組等の隣保組織による「**入檻の願い書**」や「**入牢願い**」の申請を行う。役人は、それを見分したうえで、奉行所が承認する。家族が「入檻の願い書」や「入牢願い」を怠り事件が発生すると、家族はその責を問われた。庄屋や五人組等の隣保組織も連名での申し出が義務づけられ、それを怠り事件が発生すると、家族と同様に謹慎刑等の処分が課せられた。「入檻」と「**出檻**」、「**出牢**」という乱心者の隔離およびその解除には、医師の診断を要件としていた。

　江戸時代後期の家族は、以下の４つの責務を負っていた。①乱心者発生の申請、②檻の設置、③「入檻」中のケア、④「出檻」後の事件を起こさせないためのケアである。江戸時代後期の家族は、乱心者の隔離およびケア責任を一方的に課せられていた。

[2] 明治初期の精神病者処遇に関する家族の役割

　明治に入り、精神病者は「**乱心者**」から「**狂癲人**」や「**瘋癲人**」と呼ばれるようになる。狂は精神病、癲はてんかんを意味し、癲狂院という日本で最初の精神科病院の語源は、ここからきている。明治になり江戸後期の「**入檻**」は「**鎖錮**」へ名称が変更され、家督相続人という限定が外れた。「**入牢**」は、監獄への収監となり存続した。「**溜**」は、1872（明治5）年に設立された養育院（のちの東京府養育院）に引き継がれた。明治初期の

溜
江戸には浅草溜、品川溜があった。

庄屋
身分は農民。地域により名主、肝煎ともいう。年貢徴収をはじめ、藩行政の人民管理等の職務を担っていた。支配階級の末端という側面と被支配階級の代表者という側面を併せ持つ。

五人組
支配階級による統治手段の一つ。農民戸主により構成され、治安・年貢納入・相互扶助の連帯責任を課された。

鎖錮
精神病者監護法による私宅監置と同種のものである。入檻→鎖錮→私宅監置となる。

121

家族にケア責任を強いる精神病者対策は、江戸時代後期より引き継がれ、所管する行政機関は内務省（警察）であり、治安対策が中心であった。

［3］精神病者監護法による私宅監置の法制化と監護義務者の責務

　1900（明治33）年に、**精神病者監護法**が制定される。法の経緯および詳細は、第3章2節を参照されたい。

　ここでは、精神病者監護法における**私宅監置**の法制化とそれに伴う家族の責務および実際に担っていた役割について説明する。法制定までの道府県は、「瘋癲人取締規則」等を独自に定めていた。ばらつきのある精神病者への処遇を全国統一的に規定したのが精神病者監護法である。

　精神病者監護法では、「鎖錮」が**「監置」**となり、家族が**「監護」**義務を負うこととなる。なぜ、「看護」でなく「監護」なのか。宇都宮は、「監護」の意味について、「監禁」は犯罪者を監獄に入れる意味があり、とはいえ治療の概念を含む「保護」とも言えない。「監禁」と「保護」、2つの言葉の中間をとり、「監護」の用語が採用されたと説明している[1]。

> 第一條　精神病者ハ其ノ後見人配偶者四親等内ノ親族又ハ戸主ニ於テ之ヲ監護スルノ義務ヲ負フ
> 第三條　精神病者ヲ監置セムトスルトキハ行政廳ノ許可ヲ受クヘシ
> 第十條　監護ニ要シタル費用ハ被監護者ノ負擔トシ被監護者ヨリ辨償ヲ得サルトキハ其ノ扶養義務者ノ負擔トス

　精神病者監護法の骨格をなす第一条、第三条、第十条は、上記のように記されている。第一条で、四親等内の親族は、監護の義務を負うと定められている。第三条で、私宅監置をする場合は、行政庁（警察署）の許可が必要であること、そして第十条で、**監護義務者**は、監護に関する費用を負担することとされている。医師の診察については、法第十一条「行政廳が必要と認めるとき」という限定であり、義務規定ではない。

　家族は、1950（昭和25）年まで監護義務者として、治療なき隔離処遇の責任者とされた。警察による臨検は、本人のみならず家族も監視の対象とし、家族は**「無償で機能する法の執行者」**[2]として位置づけられた。

　監置患者への家族のケアとその効果はどうであったのか。橋本の研究[3]によると、食事の提供だけでなく、慰安の言葉をかけたり、ラジオを聞かせたりする監置患者へのケアの実態が記されている。また、山本らが行った和歌山県における23年間の監置の動向に関する調査[4]によると、監置された患者の67％が**監置を解除**されている。薬物療法のない時代、監置患者の病状の回復がみられたという事実を確認しておきたい。

[4] 監護義務者から保護義務者、保護者、家族等へ

1950（昭和 25）年の**精神衛生法**により、私宅監置は廃止される。精神病者監護法は、監置の手続法であったのに対し、精神衛生法は、強制入院の手続き法である。入院形態は、知事と指定病院長の契約である**措置入院**と家族と病院長の契約による**同意入院**の２種類である。「**治療なき隔離から治療つき隔離**」への政策転換である。

精神衛生法施行により家族は、監護義務者から**保護義務者**となった。家族に課せられてきた義務および権利規定について、池原は、**表4-2-1** のように、**ポリスパワー的任務、パターナリズム的任務、権利抑制的任務、ア**

私宅監置の廃止
厳密には、精神衛生法43条（保護拘束）において、「直ちに精神病院に収容することができない」場合、都道府県知事に申請し許可を得た私宅監置は、1965（昭和40）年の一部改正まで認められた。

表 4-2-1　現行精神保健福祉法に至るまでの家族の位置づけと名称の変遷

法・改正法	名称	ポリスパワー的任務	パターナリズム的任務	権利抑制的任務	アドボカシー的任務
精神病者監護法 1900（明治33）年	監護義務者	①監置義務 ②監置権限			
精神衛生法 1950（昭和25）年	保護義務者	①自傷他害監督防止義務 ②措置解除者引取義務	①治療を受けさせる義務 ②診断協力義務 ③医師の指示に従う義務	①同意入院の同意権	①財産上の利益保護義務
精神保健法改正 1993（平成5）年	保護者	①自傷他害監督防止義務 ②措置解除者引取義務	①治療を受けさせる義務 ②診断協力義務 ③医師の指示に従う義務	①医療保護入院の同意権	①財産上の利益保護義務 ②退院時等、精神科病院、社会復帰施設へ相談する権利
精神保健福祉法改正 1999（平成11）年	保護者	②措置解除者引取義務	①治療を受けさせる義務 ②診断協力義務 ③医師の指示に従う義務	①医療保護入院の同意権 ②移送の同意権	①財産上の利益保護義務 ②退院時等、精神科病院、社会復帰施設へ相談する権利 ③精神医療審査会等への退院請求等申立権
精神保健福祉法一部改正 2013（平成25）年	家族等（扶養義務者）			①医療保護入院の同意権 ②移送の同意権	②退院時等、精神科病院、社会復帰施設へ相談する権利 ③精神医療審査会等への退院請求等申立権

出典）池原毅和, 2011, p.286, 表 4-1 を修正し筆者加筆.

123

ドボカシー的任務の4つに類型化[5]している。

　精神衛生法における保護義務者は、ポリスパワー的任務として①**自傷他害監督防止義務**、②措置解除者引取義務、パターナリズム的任務として①治療を受けさせる義務、②診断協力義務、③医師の指示に従う義務、アドボカシー的任務として①財産上の利益保護義務を課せられた。

　権利抑制的任務である①「**同意入院の同意権**」を家族が行使することで、強制入院である同意入院を可能とした。内科や外科等、あらゆる診療科における入院治療の適否は、医学的判断に基づいて行われている。医学的知識の無い家族に強制入院の決定権を委ねるという同意入院は、1988（昭和63）年施行の**精神保健法**で医療保護入院と名称を変更し、現行の**精神保健福祉法**にも引き継がれている。同意入院および医療保護入院は、入院を拒否する本人と代決する家族の関係悪化につながることが少なくない。

　2019（令和元）年、国連の障害者権利委員会の「**事前質問事項**」は、日本政府に対し医療保護入院を含む強制入院制度の撤廃を求めている。

　1993（平成5）年の精神保健法改正により、保護義務者は**保護者**へと名称が変更され、新たにアドボカシー的任務に関する権利として②**退院時等、精神科病院、社会復帰施設へ相談する権利**が付与された。

　1999（平成11）年の改正精神保健福祉法では、**全国精神障害者家族会連合会**（以下、全家連）の**保護者制度に関する反対運動**もあり、自傷他害監督防止義務が削除され、新たに医療保護入院の診察を居宅において行い、応急指定病院までの「**移送の同意**」に関する権利が付与された。また、アドボカシー的任務として、精神医療審査会等への退院請求等申立権が付与された。

［5］保護者制度の廃止

　2013（平成25）年の精神保健福祉法改正では、2014（平成26）年1月の**障害者の権利に関する条約批准**に伴う国内法整備の一環として、保護者制度は廃止された。しかしながら、「家族等」による「権利抑制的任務」である「医療保護入院の同意権」および「移送の同意権」を残し、**保護者制度**の廃止は骨抜きにされた。2013年の法改正に向けて厚生労働省内に設置された「新たな地域精神保健医療体制の構築に向けた検討チーム」の最終回である第28回の議事録では、「医療保護入院は、保護者の同意を要件としない入院手続とする。精神保健指定医1名による診察での入院開始」と記されている。検討チームの意見を反映しない法改正であった。

B. 生活の実態

[1] 同居家族による本人へのケア

　精神障害を持つ子どもとその親の同居率は、一般世帯の２倍以上の比率であり極めて高い。詳しくは次節の「家族との同居率」を参照されたい。

　同居家族による本人へのケアの実態はどうなっているのか。**表4-2-2**は、2005（平成17）年に全家連が実施した家族ニーズ調査結果であり、**表4-2-3**は、2020（令和2）年にまほろば会が実施した家族ニーズ調査結果である。それぞれ家族による本人へのケアの内容を示したものである。

表4-2-2　家族による本人へのケア（2005）

世話の内容	％
身の回りのこと	63.1
通院・服薬に関する配慮	44.4
言葉かけ	63.0
身体の障害・身だしなみの手助け	38.1
規則的な生活に関する配慮	39.5
症状についての相談	49.7
制度利用手続きの援助	49.3
対人関係の調節援助	28.6

表4-2-3　家族による本人へのケア（2020）

ケアの内容	％
栄養バランスを考えた食事	64.9
服薬管理・病院との関係	45.7
清潔の保持	48.2
生活リズムの保持	58.2
金銭管理	58.5
通院・買い物	47.3
近所つきあい	61.9

出典）表4-2-2：財団法人全国精神障害者家族会連合会『第4回全国家族ニーズ調査報告書―精神障害者と家族の生活実態と意識調査』2006.
　　　表4-2-3：2020年度まほろば会精神障害者家族のニーズ調査委員会編『2020年度まほろば会精神障害者家族のニーズ調査報告書』2021.

　調査結果から家族が担っているケアは、**マズローの欲求五段階説における生理的欲求**および**安全の欲求**と符合する。同居家族によるこれらのケアは、単居精神障害者の場合、**ホームヘルプサービス**や**訪問看護**、**日常生活自立支援事業**に相当するものである。家族会の全国組織である「**みんなねっと**」は、概ね5年ごとに大規模調査を実施している。2009（平成21）年の調査では、「本人の介護のために仕事を転職したり辞めたりしたことがある親」は53.6％、2017（平成29）年の調査では、「障害者総合支援法のサービスを利用していない本人」は39.8％であった。

　これらのことから、家族の半数以上は、社会的ケアを受けていない本人へのケアを理由に失職や転職を経験している。日本には、英国の「**介護者支援法**」のように、ケアを担う家族の逸失利益を補填する介護手当等の制

マズロー
Maslow, Abraham
Harold
1908-1970

マズローの欲求五段階説
心理学者マズローは、人間の欲求五段階説を提唱し、最下層から順に「生理的欲求」→「安全の欲求」→「所属と愛の欲求」→「承認欲求」→「自己実現欲求」となる。詳しくは『人間性の心理学』産能大出版部，1987. 参照。

日常生活自立支援事業
精神障害者、知的障害者、認知症高齢者等の判断能力が十分でない人の地域生活を支える事業。具体的には、金銭管理や福祉サービスの利用等の行政手続きに関する援助を行う。申請は、市区町村の社会福祉協議会となっている。

みんなねっと
正式名称は、「公益社団法人全国精神保健福祉会連合会」。通称、みんなねっと。都道府県ごとの家族会連合会の全国組織で、「全家連」の後継団体として、2007年に結成され、全国規模の運動体として、大規模調査等を実施し、精神保健福祉の発展に寄与するさまざまな事業を行っている。

障害者総合支援法
正式名称は、「障害者の日常生活及び社会生活を総合的に支援するための法律」。

度は存在しない。家族による無償のケアを当然視する「**同居家族は福祉の含み資産**」(6)という行政思想は、未だに続いている。

［2］家族支援の理論と実践

　家族は、治療の対象であり、その次に教育の対象となった。ここでは、家族支援の理論と実践について、統合失調症を中心に説明する。

　半澤は、家族研究を3期に時期区分している(7)。第1期は、1940年代から1960年代にかけての「**家族病因論**」の時期である。**ライヒマン**による「**分裂病を生み出す母親**」説やベイトソンの「**二重拘束理論**」は、家族の病理性を問題視し、発病の原因を家族にあるとした。これらの理論は、その後に否定されたが、偏見を助長し、治療の対象とされた家族を苦しめた。

　第2期は、1970年代から始まる**EE研究**の成果に基づく家族教育である。再発の原因は、情緒的巻き込まれなど、家族の感情表出が高いことであるとした。**High EE**（高い感情表出）の家族を**Low EE**（低い感情表出）へと導いていく心理教育が日本でも普及している。

　第3期は、**ストレス・コーピング・モデル理論**である。家族は、患者の症状や社会生活の困難をストレスと感じ、友人や専門家が関係することでストレスが緩和されるという理論仮説である。家族の負担感を専門家が緩和することで、家族も支援を必要とする対象者であるとしたことは大きい。

　しかしながら、現行の障害者総合支援法は、本人のニーズを障害支援区分により数値化し、規格化されたサービスを提供する医学モデルを採用している。家族支援に報酬単価の設定はない。少なくない精神科医療機関で行われている家族教室は、診療報酬対象外である。障害者の権利に関する条約の前文において、家族は必要な支援を受けるべきとされているにもかかわらず、家族支援は制度化されていない。精神障害者家族は、**社会的排除状態**にある。

　2006（平成18）年の末安らの調査(8)によると、3ヵ月で退院出来ない精神科入院患者の平均年齢は、52.5歳である。**8050問題**そのものであり、親によるケアの限界およびケアの消滅は、長期入院の入口となっていることを示唆している。2019（令和元）年に国連の障害者権利委員会へ提出された「**日本障害フォーラムのパラレルレポート**」では、「長期在院者が絶えないのは、新たな社会的入院が再生産されている」からだと指摘している。

［3］家族会

　家族会は、精神科病院を基盤とする病院家族会と、保健所や精神保健福

ライヒマン
Fromm-Reichmann, Frieda
1889–1957

ベイトソン
Bateson, Gregory
1904–1980

EE（Expressed Emotion）研究
1960年代に英国でブラウン（Brown, G.）らによって始まる。入院時の家族の元へ退院する患者の再発率は、グループホーム等のケア付き住宅へ退院する患者に比べて再発率が高いことに着目した研究。家族の感情表出（批判的コメント、情緒的巻き込まれ、敵意）と患者の再発率には、相関関係があるという画期的ともいえる知見を発表した。多くの追試が行われ、その正当性が評価されている。

日本障害フォーラムのパラレルレポート
日本が2014年に批准した国連の「障害者の権利に関する条約」では、政府報告だけでなく、市民組織による政府報告の内容を補完するレポートの提出が求められている。2016年6月に政府報告が提出された。日本障害フォーラムパラレルレポートは、2019年6月に提出されている。

社センター等で始まり地域を基盤とする地域家族会がある。1960年代から各地で活動を展開し始める家族会は、1965（昭和40）年に全国組織として結成する。**全家連**の誕生である。

　全家連結成大会で述べられた家族の誓い「勇気をもって社会に」の発言の抜粋を以下に記している。当事者団体としての家族会は、会員個々の抱える「私の問題」を「私たちの問題」として捉え、さらに「社会問題」へと昇華させ、運動体として活動していく決意を述べている。

> 家族の多くは、相談するあてもなく、ことの重大さに日夜身も細る思いを味わってきました。療養も長期に渡るため、次々にかさむ治療代や生活費、家族の苦しみは、いつ果てるともなく続きました。…国がその全責任において、国民の生命と健康を護る体制になっていたら、私たちはこれほど苦しまなかった。家族自身が勇気をもって社会に訴えいかなくてはならないと思います。今日を境に手を組んで歩いていこうではありませんか。
> 『みんなで歩けば道になる全家連30年のあゆみ』27頁より抜粋.

　家族会には、3つの機能がある。1つは、**相互支援機能**である。家族会は、同質の問題を抱える者同士により構成される**セルフヘルプグループ**である。2つめは、**学習機能**である。疾病や制度、本人へのかかわり方のスキルを学び合うという機能である。3つめは、**運動機能**である。精神保健福祉に関する政策や実践を発展させるべく運動体として地域社会や自治体、国へ働きかける機能である。家族会は、法制度の改正やアンチスティグマキャンペーン等、さまざまな運動を展開し精神保健福祉の発展に寄与している。

C. 家族の多様性

[1] 家族周期と変化していくニーズ

　森岡は、**家族周期**について、子どものいない新婚期から子育ての時期、子どもの独立を経て、老いていくという経過を8時期に区分している[9]。それによると、概ね親年齢65歳頃までに、子どもは独立していく。

　精神疾患の好発年齢である20±5歳は、親年齢50±5歳となる。30年経つと本人年齢50歳±5歳、親年齢80±5歳となる。いわゆる**8050問題**である。発病後、8050問題までの約30年間、親自身のニーズは変化していく。本人発病に関して親は、「なぜ、うちの子どもが精神病に？」という強いショックを受ける。そのため、しばらくの間、「発病前の本人に戻す」ことに一生懸命となる。しかしながら、再発や就労の失敗といったエピソードをみていくなかで、本人に障害があることを受けとめていく。

セルフヘルプグループ
自助グループと訳されている。世界初のセルフヘルプグループは、AAである。1935年にふたりのアルコール依存症者の出会いにより始まった。社会の差別や偏見に晒されているマイノリティの人々同士による互酬的な小集団活動である。今日では、統合失調症、難病、介護者家族等の多くのセルフヘルプグループがある。詳しくは、ひょうごセルフヘルプ支援センターウェブサイト「セルフヘルプグループ紹介」参照。

8050問題
80代の親が50代の子どもの生活を支えているという状態を意味する。ひきこもりの長期化・高齢化として社会問題となっている。精神障害が要因となっている場合も少なくない。

本人の病気や障害を受容し、どう生きていくかを模索していく頃は、親自身の加齢に伴う健康問題が顕在化し始める時期と重なりがちである。親は、Bの［1］で述べたように、本人のケアに多くの時間を割き、「親亡きあと」を心配しつつ、自らの老いに伴うニーズに向き合うことが難しくなっていく。

［2］多様な家族形態

　一言で「家族」というが、多様な家族形態がある。**ヤングケアラー**は、近年社会問題として注目されている。多くの場合、18歳未満の子どもが、精神障害を持つ親のケアを担っているという家族形態である。ヤングケアラーは、家事や家計管理、病院への付き添い等の実質的なケアの仕事を引き受けていることから、友との遊びや部活動等への参加が困難となり易い。周りも「お手伝いをよくする子」というレベルの認識にとどまることが多い。ヤングケアラーへの支援のシステム作りは、喫緊の課題である。

　きょうだいと同居し、そのきょうだいがケアを担っている場合もある。きょうだいとふたり暮らしもあれば、きょうだいの世帯と同居している場合もある。きょうだいの配偶者や甥や姪が同居している場合、彼らとの関係性も複雑化していく。きょうだいの家族は、その家族としての家族周期があり、時間経過に伴い家族内における関係性も変容していくからである。

　多様な家族形態があり、精神保健福祉士には、本人だけでなく家族全体（family as a whole）をアセスメントしていくかかわりが求められている。

［3］求められるケアの脱家族化を志向する実践

　家族と同居していると、専門職によるケアの利用は抑制的になる。立岩は、「同居している限り保護・依存の関係を断ち切るのが難しい。家族に介助者がいる限り、家族外の介助者もそれをあてにする。家族が介助者に気をつかう」(10)と、本人を巡る同居家族と専門職の心情を指摘している。

　しかしながら、家族によるケアが長期間に及ぶと本人と葛藤関係に陥りやすい。なぜならば、ケアとは、「その人に時間をあげる」(11)という側面を併せ持つからである。親である良田は、「使える資源は訪問看護くらいで、日常の世話や症状への対応は家族丸抱えで、試行錯誤するしかないと嘆くばかりである」(12)と、ケアを家族に強いている現状を述べている。一方で、当事者の広田は、「『この子を残して死ねない』と思いつつ、その子の生き方をさせず、世間体ばかりを気にして暮らしている。子どもに何もさせずに、何でも自分でやってしまう。それも文句を言いながら」(13)と述べている。

ヤングケアラー
「ケアや介助、サポートを、他の家族にしばしば定期的に提供する18歳未満の子ども」と定義されている。ヤングケアラー当事者の立場からの参考文献として、中村ユキ『わが家の母はビョーキです』サンマーク出版、2008. 夏苅郁子『心病む母が遺してくれたもの―精神科医の回復への道のり』日本評論社、2012. が挙げられる。

ヤングケアラーへの支援システム作り
厚生労働省は、2019（令和元）年に「要保護児童対策地域協議会におけるヤングケアラーの対応について」を発出し、協議会でヤングケアラーの対応を行う方針を示している。

このように、ケアする家族とケアを受ける本人との関係は、**共依存**関係に陥りやすい。これは、家族に過度な任務を強いてきた制度と家族ケアからの出口戦略を持たない実践を要因とする。親によるケアは、必ず消滅する。日本の精神障害者支援は、この自明性を直視した制度設計となっていない。2022（令和4）年6月、社会保障審議会障害者部会は、「障害者総合支援法改正法3年後の見直しについて」を発出した。そこには、「親亡き後」を見据え、「**ライフステージを通しての親元からの自立**」について明記している。家族によるケアから社会的ケアへと「ケアの脱家族化」のイメージを家族とともに描いていくかかわりが求められている。

共依存
共依存の中核にあるのは、「他人に必要とされる必要」ということ。親と子の関係が、パワー（支配）とコンロール（管理）により、親が子を管理していく関係性へと固定化する。

親元からの自立
精神障害者が定位家族（生まれ育った家族）から独立した生活を営めるようになること、という趣旨である。

注）
(1)　宇都宮みのり「精神病者監護法の『監護』概念の検証」『社会福祉学』51（3），日本社会福祉学会，2010，pp.64-77.
(2)　塩満卓「精神障害者の家族政策に関する一考察—保護者制度の変遷を手がかりに」『福祉教育開発センター紀要』14，2017，pp.73-89.
(3)　橋本明編『治療の場所と精神医療史』日本評論社，2010，pp.41-44.
(4)　山本明弘・板原和子・志波充「和歌山県における精神障害者処遇の歴史—精神病者監護法における監置の実態」『和歌山県立医科大学保健看護学部紀要』2，和歌山県立医科大学，2006，pp.7-16.
(5)　池原毅和「精神保健福祉法の歴史的変遷と保護者制度」『季刊Review』13（1），精神障害者社会復帰促進センター，2004，pp.6-9.
(6)　厚生省『厚生白書（昭和53年版）—健康な老後を考える　厚生省創立40周年記念号』1978，p.91.
(7)　半澤節子「精神障害者家族研究の変遷—1940年代から2004年までの先行研究」『人間文化研究』3，2005，pp.65-89.
(8)　末安民生・天賀谷隆・吉浜文洋ほか『平成20年度障害者保健福祉推進事業障害者自立支援調査研究プロジェクト報告書—精神科医療の地域移行に関する効果的介入方法の検討』社団法人日本精神科看護技術協会，2009.
(9)　森岡清美・望月嵩『新しい家族社会学（四訂版）』培風館，1997.
(10)　立岩真也「『出て』暮らす生活」『生の技法』藤原書店，1990，pp.57-74.
(11)　広井良典『ケアを問いなおす』ちくま新書，1997，p.8.
(12)　良田かおり「保護者制度廃止と医療保護入院手続きについて」『精神保健福祉』46（1），2015，pp.17-20.
(13)　広田和子「安心して死ぬために、楽しく生きてほしい」『月刊ぜんかれん2月号—特集　親なき後は今の問題』全家連，1998，pp.16-19.

精神障害者家族への支援を…

公益社団法人 全国精神保健福祉会連合会　岡田久実子

　精神の分野で家族支援の必要性がいわれるようになって久しいが、未だ、家族支援体制はつくられていない。特に精神医療の分野では、家族は医療保護入院の同意者であることから、成人した患者であっても、退院後の引き取りと見守りを託せる存在として位置づけられている。その根底には、「家族だから当たり前」という旧態依然の社会通念が根強く横たわっており、この社会通念は民法に定められた扶養義務制度に深く関わっている。

　「家族だから当たり前」という固定観念は、医療者・支援者のみならず、精神障害家族（以下、家族）にもいえることである。家族だから、家族の問題は家族の中で解決しなければと自己犠牲も厭（いと）わず頑張り続けてしまう。その結果、家族が抱える困難の多くは、長い時間が経過する中で、さまざまな要因が複雑に絡み合い、そう簡単には解決できないことが多い。地域で孤立している家族…その期間が長ければ長いほど、その対応が容易でないことは、これまでの家族会活動の中で実感していることである。家族が抱える問題をこじらせてしまう要因は、家族だからという固定観念と精神障害に対する偏見ではないだろうか。家族は本人の精神疾患の発症やその経過を、何の知識も持たない中で間近に体験する。それまで特に何事もなく暮らしてきた本人が訳のわからないことを言いだしたり、時には部屋に閉じこもり、時には目を吊り上げて、何がきっかけかもわからずに暴言・暴力に至るなど、それは、衝撃的な体験であり、大切な家人でありながら、全く別人になってしまったかのような喪失感を味わうのである。こんな病気になってしまったら人生は終わり…ましてや事件報道で聞くような診断名を告げられた衝撃はその思いに追い打ちをかける。このような体験をしてきた家族は、当事者のリカバリーと聞いても、十分に回復してその人なりの人生を生きる当事者に出会っても、「うちの場合は重症だから…」と頑なに心を閉ざすのである。家族が支援されないままでは、このような繰り返しの中で、本人のリカバリー促進など望めず、また家族自身の人生にとってもマイナスである。精神的負担から家族自身が心身の不調に至る場合も多く、介護の必要から就労を諦めることもあり、社会的損失にもつながっている。

　本人が精神医療につながった瞬間から、本人の治療と共に、家族への支援は重要な視点と考える。まずは、不安や絶望、喪失といったさまざまな負の感情を抱えた家族に寄り添った傾聴と適切な情報提供が必要である。医療機関の中に、家族支援室のような窓口・場をつくることができないだろうか。医療機関スタッフでの家族支援体制が難しいようであれば、地域の家族会を活用することも考えられるのではないだろうか。家族は支援されるべき存在であると同時に、貴重な体験をした家族ならではの家族支援ができる存在でもあるのだから。

3. 社会生活

地域で暮らす精神障害者はさまざまな医療・福祉サービスを使いながら社会生活を営んでいる。現在、**障害者総合支援法**による相談支援、通所サービス、就労支援サービス等の福祉サービスが拡充してきており、精神障害者が必要とする支援の度合によってサービスが提供されている。多くのサービスを必要とする精神障害者もいれば、ほとんどサービスを使わない精神障害者もいる。本節では、地域で生活する精神障害者の居住形態、家族の同居率、生活保障、就労状況などを、事例を交えながら説明していく。

障害者総合支援法
正式名称は、「障害者の日常生活及び社会生活を総合的に支援するための法律」。

A. 居住形態、家族の同居率

厚生労働省の「平成 28 年度生活のしづらさに関する調査（全国在宅障害児・者等実態調査）」[1]によれば、65 歳以下の精神障害者で家族と同居している人は 75％、一人暮らしは 18.6％である。65 歳以上では家族との同居は 64.8％、一人暮らしは 25％となっている。2013（平成 25）年度の障害者白書によると、精神障害者で配偶者のある者は 3 分の 1 程度とされており、家族構成は親や兄弟姉妹の同居が多いことになる。

家族との同居では、家族の支えがあることで地域生活を安定させることができる場合がある。また、家族が高齢化すれば、精神障害者自身が家族とお互いで支え合うことも可能になる。

しかし、長期間一緒に過ごすことで、時として軋轢を生むこともある。家族間の暴力に発展することも少なくない。そのため、退院先として家族の元に戻り暮らすという選択が最善ではない場合もある。一部の家族の事例であるが、子や配偶者である精神障害者に対してその家族が High EE の感情表現をすることで、精神症状を悪化させる可能性が高くなるとの研究もある。また友田の**マルトリートメント**[2][3]の研究や、藤沢らの **ACE（児童期逆境体験）**[4]の研究では、児童期の虐待や不適切養育により、学業困難や精神疾患の発症に関連しているとの報告もある。

居住する場は、親や兄弟姉妹の住む自宅だけではなく、アパートやグループホームなどの居住施設もある。年金や生活保護を利用しながら、さまざまな医療・福祉サービスを使うことで単身でも地域生活は実現できる。重度と言われる精神障害者でも 1 人で暮らせている事例は多くある。また、

「平成 28 年度生活のしづらさに関する調査（全国在宅障害児・者等実態調査）」
標本調査法に基づく標本設計に従って、全国から無作為に抽出された調査地区において把握された障害児・者等を調査の客体としている。厚生労働省ウェブサイト「平成 28 年度生活のしづらさに関する調査（PDF）」を参照。

High-EE: High-Expressed Emotion
高い感情表出
本人に対する家族の感情表出のうち、批判、敵意などの、過度な感情的関与のことをいう。
➡ p.126 第4章2節B

マルトリートメント研究
子どもの前での夫婦喧嘩、ネグレクト等の不適切なかかわりが子どもの脳を変形させるということを脳画像診断から導き出した研究。

ACE 研究
ACE: Adverse Childhood Experiences
マルトリートメント研究と同様に虐待が脳にダメージを与えるとする研究。

精神科病院の長期入院経験がある精神障害者同士が結婚し夫婦で暮らす例などもある。地域で居住する場の選択肢は着実に増えている。この選択肢を広げるためにも、精神障害者が居住できるアパート等の居住の場を開拓することは精神保健福祉士の大事な役割となっている。

アメリカではじまった**ハウジングファースト**(5)という考え方がある。かつてアメリカでは、精神障害者には治療優先の支援を行い住宅確保は重視されずホームレスになる人が多くいた。そのため、無条件に安定した住まいを提供する支援を開始したことで、障害者の安定した地域生活が可能になったとされる。日本でも、ハウジングファーストの考え方で支援を行う民間団体が増えてきている。

［1］公営住宅について

日本の公営住宅は1980（昭和55）年から高齢者、身体障害者向けに単身入居枠が設けられたが、国は、単身入居枠を設けた後も、「常時の介護が必要な者は除く」(6)としていた。そのため、介護が必要な障害者の単身入居は制限されてきた。この制限は、1999（平成11）年に障害者欠格条項見直しの対象となり、政府による見直しが取り組まれた。2000（平成12）年に「居宅において介護を受けられる者」は単身入居が可能となり、2006（平成18）年からは知的障害者・精神障害者にもその枠が拡大された。

公営住宅については、障害のある人の共同生活を支援することを目的とするグループホーム事業へ活用することができることとしており、公営住宅等を障害のある人向けのグループホームとして利用するための改良工事費について支援している。

2018（平成30）年度の障害福祉サービス等報酬改定（以下、「報酬改定」という）では、常時の支援体制を確保することにより、利用者の重度化・高齢化に対応できるグループホームの新たな類型として「**日中サービス支援型指定共同生活援助**」が設けられた（2018年4月施行）。公営住宅の部屋を改築して精神障害者のグループホームとして運営している事例もある。

［2］民間賃貸物件について

現在、民間経営の単身アパートなどは人口減少時代を反映して空き部屋が増えているため、不動産会社と連携して、精神障害者が物件を借りることができるようになってきている。また、アパートを丸ごと医療法人や社会福祉法人等の法人が借りて、そこで共同生活を営む事例もある。

住宅入居等支援事業（居住サポート事業）は、障害者総合支援法に基づ

日中サービス支援型指定共同生活援助
障害者の重度化、高齢化に対応するために創設された共同生活援助の新たな類型で、短期入所を併設し地域で生活する障害者の緊急一時的な宿泊の場を提供することとしている。

く市町村地域生活支援事業の必須事業の１つである。賃貸契約による一般住宅への入居を希望しているが、保証人がいないなどの理由により入居が困難な障害者等に対し入居に必要な調整等を行い、家主等への相談、助言を通じて障害者等の地域生活の支援を行っており、①入居支援、② 24 時間支援、③関係機関によるサポート体制の調整などを行っている。

ただし、精神科病院に入院している精神障害者や障害者施設などに入所している障害者は対象外となっている。今後、入院者や障害者施設の入所者も使える制度拡充の検討が必要である。

B. 生活保障（生活保護・年金・手帳）

［1］生活保護制度

生活保護制度は、病気や生活困窮のために生活することが困難になった場合、国が健康で文化的な最低限度の生活を保障する制度であり、財源は公費となる。世帯収入が地域の最低生活費に満たない等の受給要件を満たせば生活保護が受給できる。

精神科病院に入院している生活保護受給者は、医療扶助や入院患者日用品費等が給付される。地域でのアパート生活の場合、生活保護受給者は生活扶助や住宅扶助等が給付される。それぞれの生活形態で給付される扶助は異なるものの、入院費や最低生活費で生活を維持することができる。ちなみに 2020（令和 2）年の医療扶助実態調査[7]によれば、入院のうち、病院における医療扶助費の傷病分類別構成割合では、精神疾患が 35.1％となっており、他科の入院と比べ最も多くなっている。

生活保護受給者が精神科病院に入院した場合
1 ヵ月以上の入院時には、生活扶助は支給停止となり、入院患者日用品費が支給される。

［2］障害年金（障害基礎年金・障害厚生年金）

障害年金は、年金保険料の納付期間等の受給要件を満たした場合に受給できる。しかし、受給要件を満たしていなければ受給できない。たとえば、国民年金を未納している場合、受給できなくなる可能性がある。精神保健福祉士の相談支援場面では、対象となる精神障害者が障害年金受給を希望する場合、障害年金の受給要件を満たしているかを調べる支援を行う。

2016（平成 28）年「国民年金・厚生年金保険　精神の障害に係る等級判定のガイドライン」が出され、2017（平成 29）年 4 月から運用されている。他障害に比べ精神障害は数値化が困難なこと、診断名や就労状況、日常生活評価との関係が見えにくいことなどから、障害基礎年金の新規認定において地域間格差が生じていたため、このガイドラインにより、認定の診断が中央一括で実施されることになった[8]。

国民年金保険料免除・納付猶予制度
収入が少ない場合、未納のままにせず、「国民年金保険料免除・納付猶予制度」の手続きを行う。

障害年金の受給には大きな課題がある。精神障害者の就労が拡大する一方で、障害年金が支給停止になる、あるいは等級が下がってしまう事例が増えており、これは、障害年金を受給して生活する精神障害者にとっては大きな打撃である。精神障害の特性を理解した、障害年金の制度運用が求められる。

［3］精神障害者保健福祉手帳

精神保健福祉法
正式名称は、「精神保健及び精神障害者福祉に関する法律」。

精神障害者保健福祉手帳は、1995（平成7）年に**精神保健福祉法**で制度化された。2018（平成30）年現在、全国で約84万1千人が精神障害者保健福祉手帳を取得している。取得により、生活保護の障害者加算、各種施設の利用料割引がある。所得税、市町村民税等の障害者控除などの税の減免があるが、対象者が限られているうえに減免額も多くはない。また、公共交通機関の割引もあるが、他障害に比べると適用は限られ割引額も低額である。そのため、手帳を取得してもメリットがないとして、取得を控えている精神障害者も少なくない。精神障害者保健福祉手帳の優遇措置を増やしていく必要がある。

C. 就労状況

［1］障害者の就労状況

障害者雇用状況報告書[9]では、対象障害者を1人以上雇用する義務がある民間企業（常用雇用労働者数45.5人以上）については、毎年6月1日時点での障害者雇用の状況を報告することになっている。重度身体障害者または重度知的障害者については、その1人の雇用をもって、2人の身体障害者または知的障害者を雇用しているものとしてカウントされる。また、重度身体障害者または重度知的障害者である短時間労働者（1週間の所定労働時間が20時間以上30時間未満の労働者）については、1人分として、重度以外の身体障害者および知的障害者並びに精神障害者である短時間労働者については、0.5人分としてカウントされる。ただし、精神障害者である短期間労働者については、雇入れや精神障害者保健福祉手帳を取得してから3年以内の場合は1人分としてカウントされることになっている。

2018（平成30）年4月からは、念願であった精神障害者の雇用義務化が始まった。精神障害者が障害者雇用率の基礎算定に加わり、さらに民間企業の障害者雇用率は2.0％から2.2％へ、国等の公的機関は2.3％から2.5％に引き上げられた[10]。2018年6月1日現在の障害者雇用状況は、雇用障害者数が15年連続で過去最高を更新している。精神障害者は67,395.0

人（前年同日 50,047.5 人）と増加しているが、この数字はあくまで障害者雇用としてカウントされているものだけであるため、実際はもっと多くの精神障害者が雇用されている。

精神障害者の就労継続、就労移行などの就労訓練を行う事業所では、就労訓練を行い、次の就労へのステップを踏むための準備ができるというメリットがある。しかし、一方で、何十年にもわたり、長時間の就労訓練で低い工賃しか得られないというデメリットもある。そのため、一部地域の就労支援事業所では、工賃をあげるためにパン製造、お菓子製造、弁当販売、清掃事業等の収益を上げる工夫がなされるようになっている。また、一般企業や農家などでも精神障害者に理解のある事業主が増え、短時間労働のアルバイトなどが増えてきている。

［2］ 居住、生活保障、就労状況に関する事例

ここからは、精神障害者が精神科病院を退院しどのように社会生活をしているのかを事例を通してみていきたい。事例は、筆者が行っていた長期入院者の地域移行支援の経験を基に作成した、架空の事例である。

（1）A さんの事例─長期入院後、地域移行した社会生活を送る A さん

事例：A さん 48 歳　男性、病名：統合失調症　障害基礎年金 2 級受給中。
　　　E 市にある B 精神科病院に 30 歳から 18 年間長期入院している。

（2）A さんの入院までの経過─入院後の生活

20 代から B 精神科病院へ通院していたが、途中通院を中断し服薬をしなくなった。その後、自宅で興奮状態や**昏迷状態**となり、B 精神科病院に医療保護入院となる。高齢の両親は、その時の A さんの精神症状が悪化した経験から、「私たちは高齢で、自宅もせまくて A の面倒は見られないから、ずっと入院させてください」と A さんの退院を拒否するようになった。

（3）A さんの退院希望

A さんは、自宅へ帰ることを希望していたが、両親の受け入れの気持ちがないことから、退院することは諦めていた。精神科病院のスタッフも、A さんの入院時の状態、家族との関係、身の回りのことができないなどの理由から退院は困難であるとみていた。

ある日のこと、A さんは、同じ病棟内の患者 C さんの持っていた**宿泊型自立訓練施設** G のパンフレットを見させてもらい、E 市に精神障害者が利用できる宿泊型自立訓練施設があることを知る。A さんは D 精神保健福祉士に、「私でも、退院してこの施設に入所できるのですか。」と声をかけ、D 精神保健福祉士は、宿泊型自立訓練施設の機能について説明を受

昏迷状態
周囲に対する反応が極端に鈍くなる状態。

宿泊型自立訓練施設
知的障害または精神障害者に対して、居室その他の設備を利用させるとともに、家事等の日常生活能力を向上するための支援、生活等に関する相談・助言などの必要な支援を行う施設。

けた。その後、D精神保健福祉士は病棟の申送りでAさんの話を報告したところ、病棟の医師、看護師はAさんの希望に一様に驚く。病棟スタッフは、E市内にG宿泊型自立訓練施設があることは知っていたものの、B精神科病院から退院し入所した精神障害者はおらず、詳しい施設概要については知らなかった。そこで、F看護師から、「私たちはG宿泊型自立訓練施設のことを全然知らない。Aさんに見学していただくうえにも、まず私たち自身が見学しませんか」という提案が出てG宿泊型自立訓練施設の見学を依頼することとなった。

（4）精神科病院スタッフによる隣の市の実践からの学び

B精神科病院の医師、看護師、精神保健福祉士、作業療法士が、G宿泊型自立訓練施設や単身アパートで暮らす精神障害者Hさんの生活を見学することになる。Hさんは精神科病院で長期入院後、G宿泊型自立訓練施設に入所し、その後、アパートで単身生活していた。さまざまなサービスを利用することで、安定した生活が維持できていた。また、Hさんは、週1回2時間だけであるが、農家のアルバイト（最低賃金が補償されている労働）をしていることもわかった。さらに、G宿泊型自立訓練施設の卒所者の中には、Hさんと同じように長期入院後に単身アパートで地域生活をしている人が20名以上もいることがわかった。

（5）Aさんの施設見学、家族による後押し

精神科病院スタッフによる見学の後、AさんとD精神保健福祉士で見学に行く。そこで、Aさんは、同じように長期入院してきた精神障害者が暮らしていることを知り、「是非、ここに入所したい」と希望した。後日、両親もG宿泊型自立訓練施設を見学し、「ここなら安心だ」とAさんの退院を後押ししてくれることになった。D精神保健福祉士とともにAさんの退院に向けての準備が進められ、見学から2ヵ月後に入所が決まった。

（6）Aさんの一人暮らしと、今後の希望

Aさんは、G宿泊型自立訓練施設に入所した当初は、食事作り、洗濯などの自立訓練プログラムでとまどうことも多かった。しかし、時間がたつにつれ、だんだんと生活に慣れてきた。同じように施設に入所する仲間もできた。1年半がたち、地域のアパートを探すことになり、居住地のE市の公営住宅に申し込みをした。同時に、**生活保護**を申請し、障害基礎年金と生活保護の収入で生活することとなった。公営住宅に部屋も決まり入居することになる。図4-3-1にあるように、I地域活動支援センターに週2回通いながら、2週間に1回、B精神科病院には公共交通機関で通っている。週1回、訪問看護師の訪問看護があり、薬や体調管理について相談を

生活保護の支給基準
Aさんの場合、障害基礎年金しか生活費を確保できないため、生活保護も受給することになった。国の決めた保護基準額（最低生活費）とその世帯の収入を比較して、収入が保護基準額を下回る場合に、不足する分が保護費として支給される。

地域活動支援センター
雇用・就労が困難な在宅の障害者に対し、日常生活や社会生活をサポートする支援機関。
基礎的事業として、①創作的活動、②生産活動の機会の提供、③地域社会との交流支援を行う。機能強化事業の内容、職員の配置や利用者数の基準によりI型・Ⅱ型・Ⅲ型の3類型がある。

している。また、L事業所の居宅介護（ホームヘルプ）では、食事づくりや掃除の仕方をホームヘルパーから手伝ってもらっている。不安が募るとJ相談支援事業所のK相談支援専門員に繰り返し電話をしてしまうものの、話を聞いてもらうと落ち着いている。つらくなった時にすぐにSOSが出せている。

Aさんの両親は、Aさんが親亡き後にどんな生活を送るかが大きな心配ごとであったが、Aさんが支えを受けながらも自立している姿を見て安心しはじめている。

（7）事例のまとめ

Aさんの事例では、当初、自宅へ帰りたいAさんに対して、両親は受け入れられないとしていた。このようなパターンの場合、結果的に家族の意向が優先される傾向がある。自宅に帰るか、帰らないかの選択肢しかないわけではない。前段でも記したように、地域での多様な居住場所が増えてきている。**図4-3-1**のAさんの**エコマップ**（地域生活）では、地域でのさまざまな支援によってAさんの生活が成り立っていた。実際に多様な支援がある機関では再入院率は低くなっている。

日本における精神科病院の長期入院者に対する地域移行の先進地域として、北海道の帯広ケアセンター、べてるの家、埼玉県のやどかりの里、東京都の巣立ち会、静岡県のだんだん等があげられる。これらの機関では20年以上前から、長期入院を経験した精神障害者が単身アパートやグループホーム等で安定した地域生活ができるよう地域移行支援が行われている。精神保健福祉士は、これら先進事例のモデルから、精神障害者の地域移行の支援方法について学ばなければならない。**GAF尺度の判定**が30以

エコマップ
利用者を中心として周囲のコミュニティや相関関係を図式化したもの。1975年にハートマン（Hartman, A.）によって考案された。生態地図とも呼ばれる。

機能の全体的評定尺度
GAF: Global Assessment of Functioning score
心理的、社会的、職業的機能を評価するために用いられるスケールで、身体的および環境的制約による障害は含まれない。各機能の状態を1〜100までの数値で点数化し評価を行う。点数が高いほど健康であると評価される。情報が不十分の場合は「0（ゼロ）」と表す。ちなみに、精神療養病棟入院料の重症者加算1の算定基準はGAF評価30以下とされている。

図4-3-1　Aさんの単身アパート生活でのエコマップ

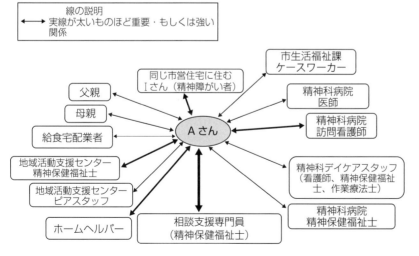

下の精神障害者でも支援を受けながら安定した地域生活を送ることができている[11]。

　Ａさんの事例では、ＡさんがＧ宿泊型自立支援施設の存在をはじめて知り、退院の意思表示を始めた。この事例で大事なことは、Ａさんの**フェルトニーズ**を受けとめた専門職が先進的モデルを学びに足を運んだことにある。その結果、長期入院経験者でも地域で一人暮らしができることを学んだ。

　日本では、精神科病院の長期入院者の退院は進んでいない。しかし、先進的事例の機関では長期入院者の退院と地域移行を増やし続けている。本事例のように、精神保健福祉専門職は先進的事例をモデリングし、自らの実践につなげることが肝要である。

フェルトニーズ
こころの奥底の本人自身のニーズ。

注)

ネット検索によるデータ取得日は，いずれも 2022 年 6 月 1 日.

(1) 厚生労働省ウェブサイト「平成 28 年度生活のしづらさに関する調査（全国在宅障害児・者等実態調査)」.
(2) 友田明美『子どもの脳を傷つける親たち』NHK 出版，2017.
(3) 友田明美『親の脳を癒せば子どもの脳は変わる』NHK 出版，2019.
(4) 藤沢隆史・島田浩二・滝口慎一郎・友田明美「児童期逆境体験（ACE）が脳発達に及ぼす影響と養育者支援の展望」『精神神経学雑誌』医学書院，122（2），2020.
(5) 稲葉剛・小川芳範・森川すいめい編『ハウジングファースト─住まいからはじまる支援の可能性』山吹書店，2018，pp.14-15.
(6) DPI 日本会議　大臣宛政策提言「公営住宅のあり方が大きく変わろうとしている今、障害のある人の地域での生活にとって大切な住宅保障の問題について提起し、申し入れます」2010，pp.1-3.
(7) 厚生労働省ウェブサイト「令和 2 年　医療扶助実態調査」.
(8) 青木聖久「第 7 章社会保障─新たな診査システム導入後の障害年金認定の行方」『精神保健医療福祉白書 2018/2019』中央法規，2018，p.134.
(9) 厚生労働省ウェブサイト「平成 30 年度障害者雇用状況の集計結果［0］」.
(10) 糊沢直美「第 4 章就労支援─概況」『精神保健医療福祉白書 2018/2019』中央法規，2018，p.85.
(11) 佐々木正和「精神障がい者の地域定着」聖隷クリストファー大学社会福祉学会，2018，pp.27-28.

▌理解を深めるための参考文献

●大嶋正浩他『地域における多機能型精神科診療所実践マニュアル』金剛出版，2017.
　多機能型精神科診療所を中心に展開する医療、就労支援のさまざまな実践活動が事例を基に解説されている。

第5章 「精神保健福祉士」の資格化の経緯と精神保健福祉の原理と理念

精神保健福祉士は、資格化以前より「精神医学ソーシャルワーカー」として、精神医療保健福祉分野をフィールドに実践を行ってきた。本章では、資格化の経緯と先達の実践を通して、精神保健福祉士を目指す人が継承するべき「専門性」の核である原理や価値、近年の支援の動向について考える。

1

「精神保健福祉士」という国家資格が、どのような経緯で成立したのかを学び、この国家資格は、誰のためのものであり、有資格者は何を大切に実践すべきであるかを考える。

2

「精神保健福祉士」の国家資格化以前より、精神医学ソーシャルワーカーが「専門性の核」としてきた「原理や価値」について学ぶ。特に日本の精神医学ソーシャルワーカーの実践から理論化され、精神保健福祉士が継承すべき点を学ぶ。

3

国内外のソーシャルワーク理論および関連領域の理論において、精神保健福祉士が重視すべき観点・視点について学ぶ。近年の新たな知見も踏まえつつ、精神保健福祉士が実際の実践にそれらをどのように活かしていくかを考える。

4

「関係性」とは、援助する者とされる者の相互作用である「関係」の内容や質などを意味する。本節では、「関係」に関する概念を整理し、援助における「関係性」の意義について検討する。

1.「精神保健福祉士」の資格化の経緯

A. 日本精神医学ソーシャル・ワーカー協会の設立

[1] 精神医学ソーシャルワークの誕生と発展

　「精神医学ソーシャルワーク」、あるいは「精神科ソーシャルワーク」は、アメリカ、マサチューセッツ州ボストン市のマサチューセッツ総合病院において、1905 年にその実践が開始された。当初は、精神科医の補助的な役割を担い、患者の家族などから、生活状況など患者の社会的情報を聴き取る面接を行っていた。1913 年には、ボストン精神病院において、ジャレットが、精神医学社会事業部を発展させ、精神医学分野でのソーシャルワークを「**精神医学ソーシャルワーク**」と名づけた[1]。そして、その実践とそこで得られた情報は、**マイヤー**が提唱した「力動精神医学」の考え方において、必要不可欠なものであると認められるようになった。さらには、その面接などの技術自体が、精神科医療における治療にも影響を与え始めるほどに磨かれていき、アフターケアも担うようになった[2]。このようにして、精神医学ソーシャル・ワーカーは、「医療チーム」の一員として欠かせない存在となっていった。

　アメリカにおいて、精神医学ソーシャルワーカー（以下、PSW）の精神科医療における社会的承認と位置づけを確固としたものにした一因としては、精神病院への入院体験をもとに精神病院の改革を目指した**ビアーズ**の「精神衛生運動」も挙げることができる。

[2] 日本における精神医学ソーシャルワークの萌芽

　日本における精神医学ソーシャルワークの始まりについては、1948（昭和 23）年に、前述のビアーズとも親交のあった精神科医の**村松常雄**（むらまつつねお）が、当時の国立国府台病院に**社会事業婦**を配置したことであるとされている。

　しかし、それ以前の 1931（昭和 6）年には、雑誌『精神衛生』に、精神科病院や精神科クリニックに「ソーシアル・ワーカー」を置くべきであるという論文が掲載されたと報告されている。また 1936（昭和 11）年の同誌にも、「サイキアトリック・ソーシャル・ウワーク」に関する言及があったと記されている[3]。つまり、「社会事業婦」が実際に配置される以前より、その存在と必要性は認識されていたことが理解できる。

ジャレット
Jarett, Cromwell Mary
1877-1961

精神医学ソーシャルワーク
Psychiatric Social Work

マイヤー
Meyer, Adolf
1866-1950

ビアーズ
Beers, Clifford
Whittingham
1876-1943
➡ p.58 第 3 章 1 節

[3] 日本精神医学ソーシャル・ワーカー協会の設立

1952（昭和27）年に、**国立精神衛生研究所**と名古屋大学精神医学教室に、翌年には、大阪府精神衛生相談所に2名の「精神科ソーシャルワーカー」が配置され、1959（昭和34）年からは国立精神衛生研究所にて、現任のPSWを対象とした研修が開始された。そして、宮城県、東海、関西において、それぞれの地区のPSWが研究会や連絡協議会という名称で参集するようになっていった。1963（昭和38）年には、日本社会事業大学講堂に、76名の関係者が参加し、PSW全国集会が開催された。このときに、ソーシャルワーカーにアイデンティティをもつ専門職能団体を組織化することが確認され、翌1964（昭和39）年11月19日に「**日本精神医学ソーシャル・ワーカー協会（以下、日本PSW協会とする）**」の設立総会が仙台で開催され、正式に発足した[3]。なお、当時、入会にあたっては「福祉系大学卒後2年の実務経験、あるいは福祉系大学院卒、及び会員2名の推薦」を必須の条件としていた。このように、日本PSW協会は、「社会福祉学」を基盤とすることを明確に位置づけ、当時から高い専門性を自らに課していたことが理解できる（**表5-1-1**）。

表5-1-1　日本精神医学ソーシャル・ワーカー協会設立趣意書

精神障害及び情緒障害の治療は、精神医学の発達にともない、急速な進歩を遂げてまいりました。

精神医学の発達において特に顕著なものは、その近接領域との協働と、精神薬理の統合による治療技術であります。

近接領域として、精神医学は、臨床心理学とともに社会福祉学をその臨床体系のなかに導入し、それぞれの訓練を受けた専門職による協同作業（チームワーク）を可能にしてまいりました。

特に精神医学ソーシャル・ワークは学問の体系を社会福祉学に置き医療チームの一員として精神障害者に対する医学的診断と治療に協力し、その予防及び社会復帰過程に寄与する専門職であります。

精神医学ソーシャル・ワーカー協会の設立は、わが国精神医学界の今世紀における歴史的必然であるとともに、広く国民の要求に応えるために、既に遅きに失した憾みがあります。

ここに全国の精神科および精神科関連領域における精神医学ソーシャル・ワーカーは、日本精神医学ソーシャル・ワーカー協会を組織し、大同団結して、精神的情緒的障害者の福祉のためにその専門的知識と技術とを駆使し、その要求に応えなければなりません。また強固な組織によって山積する身分資格などの懸案に対して、積極的に自らの地位を高めるための努力を払わなければならないと考えます。

ここに日本精神医学ソーシャル・ワーカー協会設立の趣旨を披瀝し、発起人一同各位の心からなる支持と参加とを請う次第であります。

昭和39年11月　設立発起人一同

B. Y問題

Y問題とは、1969（昭和44）年にYさんが精神病院に強制入院させられた経緯において、PSWの関与とPSWの加害者性が存在したことを、当事者であるYさん自身から日本PSW協会に対し、問題提起されたこと

に端を発する。この Y 問題によって、PSW は、自身の専門性の問い直しを迫られた。

　この Y 問題から教訓化された内容を、今一度確認すると、Y 問題は決して「過去の出来事」として片づけられるものではなく、現在でも起こり得る危険性があるということを、認識させられるものである。

［1］I 問題

　Y さんが不当な強制入院をさせられた同年、実は「I 問題」も起きていた。

　「I 問題」とは、民間精神科病院の PSW である I さんが、患者の退院援助を行っていたところ、経営者である医師と意見が対立し、突然解雇されるというものであった。大野は、「この不当解雇問題を通して、精神医療現場における PSW の地位の不安定さと、問題への有効な対応手段を持ち得ないでいる自らの力量の程度を思い知らされた」と述べ、さらに「経営優先でクライエントの人権を守れない精神医療の実情と、そのような精神医療状況に身を置いている PSW 自身が、被害者になり、（患者への）加害者にもなりうるということを知る。協会はこの不当解雇問題に有効な対抗策が取れなかった」⁽⁴⁾とも述懐している。この「I 問題」は、「身分制度の確立」つまり、「資格制度」を求める会員の声にもつながった。

　PSW がこのような状況に置かれているときに、Y 問題は起きた。

［2］Y 問題

　1973（昭和 48）年、第 9 回日本 PSW 協会全国大会に、Y さんより申し入れ書（**表 5-1-2**）が提出された。日本精神保健福祉士協会の 50 年史⁽⁵⁾を

表 5-1-2　Y さんからの申し入れ書

大会運営委員長　A 殿

　私こと Y は、B 市 C 保健所、D センターにより、1969 年 10 月 11 日、本人の全く知らぬ間に精神病であるというレッテルをつけられ、警察、保健所によって、強制的に E 病院に入院させられました。この入院は、一切の医師による診察がないばかりか両親の同意もなく行われました。そして 40 日間という長期にわたり不法監禁され、心身両面にわたる言語に絶する苦しみを味わされました。

　このため私は現在、E 病院を相手取り、この重大な人権侵害に対し裁判を起こしています。

　しかしながら、この問題に関して私の入院させられる過程の中で C 保健所、D センター、警察が積極的に否定的な役割を果たしていることは、否めない事実であります。C 保健所、D センターの私に対して行った不法行為を考え合わせますと、今日ここに集まられた PSW 会員の日々の実践がどういうものか疑わざるを得ません。

　なにとぞ、この事件を大会議題の一つ取り上げ積極的な討論をされ、第二、第三の私を生み出さないためにも、自らの実践を厳しく見つめ共にこの闘いに、参加されることを、切にお願いします。

1973 年 4 月 6 日　Y 印

基に、Y問題の経過を示すと以下の通りである。

　当時、Yさんは大学浪人中で受験を控えていた。1969（昭和44）年10月4日に、父親が市の精神衛生相談センターに行き、Yさんが部屋にひき籠っており、母親に対して暴力を振るったりすることがあると相談したことが始まりである。相談を受けたPSWは、父親の話から入院が必要であると判断し、また父親が入院を希望したとして、入院を前提としたような病院の紹介を行っていった。2日後の10月6日には、本人を病院に連れて行くために、地区保健所のPSWと共に、自宅訪問を計画した。この時点で、母親の反対により訪問は中止になったものの、10月8日には事前連絡なしに、自宅訪問を行っている。しかし、Yさんとは直接話ができなかった。10月11日に母親が保健所を訪ね、「本人の興奮がひどく怖い」「入院は避けたい、他の病気ということで診察を受けさせたい」などと訴えたことを機に、対応した保健師が父親に連絡を取り、保健所はYさんを入院させるための調整を進めていく。同日、Yさんが未成年であるため両親からは口頭で同意を取り、Yさんを精神病院に移送するために警察官の保護を依頼した。Yさんが入院の説得を拒否したため、最終的にYさんは警察に手錠をされてE精神病院に移送された。E病院では診察せずに、PSWの記録を専門医の記録として扱い、入院を決定した。そして、同意書には父親の署名のみで**同意入院**を行った。

　入院後3週間が経過して、本人から退院したいという手紙を受け取った母親は、退院させたいと11月5日に保健所に相談の電話を入れている。その後11月19日に、父親が「本人を整形外科のある総合病院に転院させる」ことを理由にYさんを退院させた。

　その後、Yさんと家族は、行政と病院を相手に訴訟を起こし、最終的には和解している。

　以上が概要である。当時の保健所PSWに求められていた業務の一つは、医療が必要であると考えられる人を、早急に精神医療につなげることであった。PSWはYさんの意思を確認することなしに（本人不在で、かかわることなく）、入院の調整を優先した。その結果、Yさんは強制入院させられることとなり、PSWの加害者性を問われたのがY問題であった。

　日本PSW協会は、1973年のYさんの申し入れを契機に、その後、自らの専門性を問い直し、組織としての指針を明確にするために10年間を要することになった。その経過を次に記す。

［3］Y問題への協会の対応

　Yさんからの第9回日本PSW協会全国大会への申し入れに対して、大

同意入院
現在の「医療保護入院」（精神保健福祉法33条）にあたる。

会運営委員会は協議の結果、大会テーマである「精神障害者の現状と私の実践」に関連すると判断し、シンポジウムでのYさんの発言を認めた。Yさんの提起を受けて、同年6月から「Y問題調査委員会」が発足し、事実経過と背景にある精神衛生行政と医療状況について調査が実施された。翌年、その報告がされている。その結びには、以下の3点が提案されている（**表5-1-3**）。

表5-1-3　Y問題調査委員会報告の一部抜粋

一、現行精神衛生法における措置、同意入院の問題（保安処分）の点検
一、「本人」の立場に立った業務の基本姿勢の確立
一、そのような業務が保障される身分の確立

表5-1-3から理解できるように、Y問題について調査する経過の中で、「PSWが置かれている状況の点検」と「業務の基本姿勢の確立」と同時に、「身分の確立」つまり「資格制度」に言及した。

なお、日本PSW協会は、Y問題調査委員会の報告を通して、その課題の一般化を図るために、1975（昭和50）年に全協会員宛に「Y問題調査報告により提起された課題の一般化について（資料）」を発行・送付し、各会員がこの問題について各自の実践と照らし合わせて積極的に議論し、専門性の深化を図ることを期待した。しかし、1976（昭和51）年には、大会と総会が中止される事態となり、それらの事態を総括することを目的に、1980（昭和55）年には「提案委員会」が設置された。「提案委員会」では、特に「Y問題によって提起された問題を実践の指針として、どのように具体化していくか」を整理することに取り組んだ。

「提案委員会報告」においては、反省点として、1「立場と視点」、2「状況と認識について」、3「実践とワーカー・クライエント関係」、4「福祉労働者としての二重拘束性」の4点が示された（**表5-1-4**）。以上の反省点は、現在においても、PSWが実践に臨むべきときに、その専門性との関連において重要な点を示している。

まず、PSWが精神保健福祉士として国家資格化したことで、その有資格者は、クライエントとの「立場」の違いに強く留意する必要がある。資格を有することは、否が応でもそれに伴い「立場」や「権威（力）」が付随してくることを理解しているであろうか。

さらにY問題は、本人がいるところから実践をスタートすることや「**クライエント自己決定の尊重**」の重要性を、改めて私たちに問うている。私たちは、日々の実践において、クライエントのいるところから実践を始め、

表5-1-4　提案委員会報告書の要点の抜粋

1　立場と視点

　「本人の立場に立つ」ということは、ワーカーがそのままクライエントの立場に直接的、同時的に入れ変わるということではなく、クライエントの立場を理解し、その主張を尊重することを意味している。…（中略）…「患者の立場に立つ」ということをそのように考えるのであれば、我々は、同様に、まずY氏の主張を尊重し、我々とY氏の立場の違いや業務の視点を観、深めてこなければならなかったのではなかろうかと考える。

2　状況と認識について

　「Y問題」はまた、ワーカー・クライエント関係という個別の関係を超え、その関係を取り囲み規制している状況の認識が必要であることを我々に提起している。…（中略）…Y問題が起こりうる素地は既に精神衛生法体制の中にあったと見て良いだろう。…（中略）…法の不備がある中で、ややもするとワーカー・クライエント関係が一方的に政策主体の思いのままになってしまう危険があるのは否めないことである。

3　実践とワーカー・クライエント関係

　ワーカー・クライエント関係は、世話をする・される関係ではない。…（中略）…両者が信頼関係を築くプロセスを大切にしつつ、相互に独立した人間として付き合う中で問題の解決に向かって学び合う関係である。…（中略）…PSWにとって最も重要なことは、クライエントの抱える問題や課題を共に解決してゆける全体的力量を向上させるための取り組みであり、それに取り組む積極的態度（情熱）であり、そして「クライエントから学ぶ」という初心にも似た謙虚な姿勢をもち続けることではないだろうか。

4　福祉労働者としての二重拘束性

　我々は、日常実践の中では「患者の立場に立つ」という関係性と共に、一方ではクライエントの要望に十分対応できない雇用者との関係を有している。我々はそのような相矛盾する「二重拘束性」を背負っている。

出典）日本精神医学ソーシャル・ワーカー協会「提案委員会報告」（昭和56年6月26日）より筆者作成.

クライエントの自己決定を尊重しクライエントと**協働**することを、本当に大切にしているであろうか。

　くり返しになるが、Y問題が生じた当時の保健所のPSWに求められていた業務は、医療が必要だと疑われる人を、早急に医療につなげることであった。Y問題に関わったPSWたちは、精神衛生法によってPSWに要請されていたことに対して、忠実であったといえる。しかし、Y問題によって、PSWは、自らを取り巻く「状況」への批判的な「認識」がないままに実践することによって、人権侵害に加担してしまう危うさを、自身の実践に孕んでいることを突きつけられたのであった。それは現在の「状況」においても、変わりはない。むしろ、国家資格化後、精神保健福祉士の業務が、精神医療保健福祉の関連制度上に位置づけられることが加速している。制度によって業務が規定されることで、精神保健福祉士は、単なる制度の遂行者になり得る危険性の中に身を置いている。それを、これから精神保健福祉士を目指す人は認識しているであろうか。そしてこの状況とは、PSWのみならず、クライエントを取り巻く「状況」でもある。ここでは、**人と状況の全体性**を捉える視点と**権利擁護**の認識が欠かせない。私たちは、常に、自らが置かれた状況を当たり前と思い込まず、「権利擁護」の視点から捉え直したうえで、制度の遂行ではなく、PSWとしての実践を行うことが求められるのである。

提案委員会において、整理された「ワーカー・クライエント関係」は、いうまでもなく「**かかわり**」の前提となるものであり、前述した「**協働**」の重要性を示している。そして、国家資格化した今なお、多くの精神保健福祉士は「福祉労働者としての二重拘束性」の中に身を置いている。このような点から、Y問題は、単なる「過去の出来事」ではなく、今もなお、私たちに「PSWとして継承すべき専門性」を示し続けている。

なお、提案委員会報告では、日本PSW協会の今後の活動方針を「**精神障害者の社会的復権と福祉のための専門的・社会的活動を中心に据える**」ものであることを提案した。さらに取り組むべき協会活動として5点を挙げ、その最後に「『実践や活動の背景となる、また保証される』我々の『専門性』の追求と、専門職制度の確立をという表現に見られる『制度上の課題』に関する取り組みをすすめることを求めたい」と述べ、資格制度の成立に取り組むことを示唆している。しかし、それはあくまでも、専門性の追求に追随するという位置づけであり、日本PSW協会が専門性の向上を中心に考えていたことが、Y問題を振り返ることによって理解できる。

そして、提案委員会報告は、1982（昭和57）年の**札幌宣言**（**表5-1-5**）として結実し、Y問題に対する組織的取組みを終結させることになった。

表5-1-5　札幌宣言

日本精神医学ソーシャル・ワーカー協会は、1981年「提案委員会」報告を承認した。提案委員会報告は、これまで協会組織の存続を望む協会員の意志を受け継ぎ、第12回大会以降、組織の最低限の機能維持を図ってきた協会の再出発に向けた大きな足がかりであり、協会の今日的集約でもあった。

この提案委員会報告の作成作業は、協会員の労働実践への検討から始まり、組織をあげて、対象者の立場に立つとは何かを明らかにしようとし、またその関わりの視点を求め続け、PSWの専門性・対象のおかれた状況・組織そのもののあり方の検索まで及んだ。

そして、今日、私たちの労働実践の終極目標を精神障害者の社会的復権の樹立とし、そのため「対象者の社会的復権と福祉のための専門的社会的活動」を推進することを任務とするという結論に到達した。

対象者の社会的復権と福祉のための専門的社会的活動は、協会にあっては、現行精神衛生法や、精神医療行政、さらに対象者の置かれた現状への取り組みとなって現れ、各会員の日常現場での実践と、その問題性を集約していくべきである。

日本精神医学ソーシャル・ワーカー協会は、第18回札幌大会を契機として、協会および協会員が、対象者の社会的復権と福祉のための専門的社会的活動を展開し、同時にこうした各会員の諸活動を保証する第一歩として、協会の法人化を準備し、もって組織としての社会的責任をより深めていくことをここに宣言する。

1982.6.26. 日本精神医学ソーシャル・ワーカー協会　全国理事会

C. 倫理綱領の制定の経緯

Y問題からの教訓を継承するために、提案委員会の方向を踏まえ3点の課題が示された。それは、1「業務論の構築・業務の標準化」、2「倫理綱

領の制定並びに業務指針の確立」、3「精神障害者福祉論の確立」、であった。ここでは、その一つである「倫理綱領の制定」について説明する。

　1988（昭和63）年「日本精神医学ソーシャル・ワーカー協会倫理綱領」が採択された。この倫理綱領の制定に携わった坪上宏（つぼがみひろし）は「倫理綱領は床の間の掛け軸ではなく、茶の間の地図に」[6]と指摘したという。倫理綱領は、大切に飾り眺めて鑑賞するのではなく、日常の実践において悩み迷ったときに、行くべき道を確認するため、いつでも取り出し「さっ」と広げられる地図のように、親しみやすく身近なものにしようという意図であったと考えられる。

　「前文」には、「社会福祉学を基盤とする」ということが明記され、提案委員会報告によって示された「クライエントの社会的復権と福祉のための専門的・社会的活動を行う」との一文が盛り込まれた。

　本文は、1995（平成7）年までに2度改正が行われているが、「個人の尊厳の擁護」「法の下の平等の尊重」「プライバシーの尊重」「生存権の尊重」「自己決定の尊重」「地位の利用の禁止」「機関に対する責務」「専門職向上の責務」「専門職自立の責務」「批判に対する責務」「社会に対する責務」の11項目からなっており、最新の日本の「ソーシャルワーカーの倫理綱領（2020）」とその内容を比べてみても、大切な項目はすでに当時の倫理綱領に、概ね盛り込まれていたことが理解できる。

　同時期の日本のソーシャルワーカーの職能団体の倫理綱領としては、1961（昭和36）年に日本医療社会事業協会が採択した「医療ソーシャルワーカー倫理綱領」、1986（昭和61）年に日本ソーシャルワーカー協会の倫理綱領として宣言された「ソーシャルワーカーの倫理綱領」[7]が、すでに存在した。その内容を比較してみると、「自己決定の尊重」を、1988年当時から倫理綱領の中に明記しているのは、日本PSW協会のものが唯一であった。そのような点からも、倫理綱領がY問題からの教訓を継承し反映させたものであることや、PSW協会が「クライエント自己決定の尊重」を、その専門性の核に据えていたことが理解できる。

D. 国家資格化までの経緯

　専門職能団体である日本PSW協会が、「国家資格化」を取り組むべき課題として位置づけていたことは、その設立趣意書にさかのぼって「身分資格」に言及した内容を見出すことができる。また、「I問題」や「Y問題」の際にも、「身分制度」に関する議論が生じている。このように、PSW協会の発足当時から、「身分制度」つまり「国家資格化」は、度々議

論の俎上に載せられてきた。しかし、札幌宣言までの経過をさまざまな資料でたどってみると、PSW協会総体としては、「身分制度の確立」については議論しつつも、「専門性の確立」に取り組むことを優先させてきたように考えられる。つまり、専門性の確立が基盤にあってこそ、国家資格化に取り組むべきであると認識されていたようである。

PSW協会の組織的な動向と国が目指す「国家資格化」の動向は、その経緯を振り返ってみると、必ずしも一致しなかった。国家資格化の過程において、PSW協会は、その会員数からしても弱小団体であるにもかかわらず、専門職能団体としての見解を国に対して示し続けてきた。それは、時には国の提案を却下するものでもあった。以下にその経緯を示す[8]。

［1］1971（昭和46）年　社会福祉士法制定試案

中央社会福祉審議会職員問題分科会起草委員会から、**社会福祉士法**制定試案が提起され、PSW協会も意見を求められた。しかし、試案がソーシャルワーカーを1級と2級に分けていることや、まずは専門性を発揮する基盤としての環境整備をすべきとの意見が協会内に多く、この試案には反対を表明している。

［2］1987（昭和62）年　新たな医療関係職種の資格制度のあり方に関する検討会

1987年1月に政府は、福祉と医療領域における専門職に対して資格化を図る方針を公表した。それに伴い開催された検討会においては、日本医療社会事業協会（以下、MSW協会）が窓口となっており、医療関係職種として位置づけることを強調している。この状況に対し、PSW協会は「国の社会福祉職への資格制度化に対する対応について」（基本5点）をまとめている（**表5-1-6**）。

この内容は、PSW協会がその設立からこだわってきた専門性を担保するものであった。しかし、同年5月に制定された「社会福祉士」は、保

表5-1-6　国の社会福祉職への資格制度化に対する対応について

1　専門性の理論的・実践的基盤は社会福祉学にある
2　「自己決定の原則」が貫かれるものであること
3　「精神障害者のための社会的復権と福祉のための専門的・社会的活動」を進めるとした協会の基本方針が支障を受けないこと
4　受験資格は協会の会員資格である福祉系4年制大学卒であること
5　専門職としての業務に相応した裁量の幅を持つものであること

出典）日本精神保健福祉士協会『日本精神保健福祉士協会40年史』2004, p.131.

健・医療の領域を切り離した国家資格であった。当時、精神障害を持つ人びとは、あくまでも「医療」の対象であり「福祉」の対象ではないとみなされており、PSW も含んだ医療領域のソーシャルワーカーの国家資格は見送られることとなった。

[3] 医療福祉士（仮称）資格化（案）についての提案と断念

1988（昭和 63）年に厚生省は、「医療ソーシャルワーカー業務指針検討委員会」を設置して、医療領域の国家資格化の検討を始めた。PSW 協会も、これらの国の動きに先んずるように PSW 協会独自の業務指針を示すなど意見具申を継続したが、1991（平成 3）年に MSW 協会は、社会福祉士の中に MSW を位置づけると方針を変更し、厚生省案を拒否した。

そのため、厚生省は、関係団体において意見の一致が見られなかったことから、医療福祉士（仮称）の資格化を断念した。

[4] PSW 協会単独での PSW 法制定に向けた取組み

MSW 協会が、社会福祉士への一本化を求めることを決定したことが契機となり、1992（平成 4）年 7 月の全国大会において、PSW 協会は、自らが厚生省との窓口になって継続した交渉をしていくことを決議した。さらに、1994（平成 6）年には臨時総会を開催し、PSW の単独立法化を目指すことを組織決定した。同年、厚生省は「PSW 業務研究会」を発足させ、国家資格化の検討に入った。しかし、新たなソーシャルワーカーの資格を創ることや、業務における「医師との関係」を巡り、関係諸団体からは大きな反対があった。一方で、精神障害を抱える人びとの社会復帰を担う専門職として、PSW への期待も、多くの関係者、特に全国精神障害者家族会連合会や当事者から寄せられた。実際に病院に配属されている PSW が多ければ多いほど、在院平均日数が少なくなることが示されており（**表 5-1-7**）、国家資格化により、精神科病院に入院中の精神障害を有する方々へ貢献することが期待された。

そのような状況の中で、精神障害当事者や家族との決起集会、議員会館

表 5-1-7　病院にいる PSW と平均在院日数について

PSW の人数	0 人	1〜2 人	3〜8 人	9 人以上
病院数	156	391	202	11
平均在院日数	618 日	509 日	413 日	314 日

出典）1995（平成 7）年，「日本精神病院協会総合調査報告」より.

での陳情活動（**ロビー活動**）、国会の傍聴活動など、さまざまな**ソーシャルアクション**を日本 PSW 協会は組織的に行った。それらの活動が実り、1997（平成 9）年に**精神保健福祉士法**は成立した。

　精神保健福祉士という資格は、関係者、特に当事者の期待に支えられて成立したものであること、それゆえに精神障害を抱える人びとの、その期待に応えられる資格でなくてはならないことを改めて確認しておきたい。

E. PSW から MHSW へ

　精神医学ソーシャル・ワーカーという名称は、国家資格化され「精神保健福祉士」となった。この精神保健福祉士には、"Certified Psychiatric Social Worker" という英訳名が付けられ、日本精神医学ソーシャル・ワーカー協会は "Japanese Association of Psychiatric Social Workers" という英語表記を使用していた。このようなことから、国家資格化後も通称として PSW が用いられていた。

　2017（平成 29）年に、当時日本精神保健福祉士協会相談役であった木村真理子 IFSW 副会長から、英文名称変更の提起がなされた。世界的には「PSW」という略称は通用せず、ソーシャルワーカーの仕事は精神医学に限定されてないという認識から、英語表記として "Mental Health Social Worker" が一般的であり、世界のソーシャルワーカー組織と連携して機能するためにも、英語表記を変更するべきではないかとの提案であった。理事会での協議を踏まえ、2017 年 5 月の『PSW 通信』から、提案者の木村氏を初回として、2018（平成 30）年 9 月までに、「PSW という名称を考える」というコラムが 8 回掲載され、名称変更に賛成派・反対派それぞれの意見が出された。また、2018 年 9 月の第 54 回公益社団法人日本精神保健福祉士協会全国大会・第 17 回日本精神保健福祉士学会学術集会では、「メンタルヘルスソーシャルワーク実践の深化─パラダイムの再考」というテーマを掲げて開催された。協会の理事会、ブロック会議、都道府県支部長会議、定時総会などにおいて、議論を重ねてきた結果、国際的にスタンダードな名称である "Mental Health Social Worker" に変更することに概ね合意が得られたと判断した。

　一般の会員には、その議論の経過には加わりにくく、やや見えにくいものではあったが、2020（令和 2）年度の総会において、第二号議案として英語表記の変更が提案された。そして、この総会での決定をもって、2020 年 6 月 21 日から協会の英語表記が "Japanese Association of Mental Health Social Worker" に変更された。

"Mental Health Social Worker" という英語表記への変更とともに、自らを PSW ではなく、MHSW と名乗る者も明らかに多くなってきた。近年、虐待、DV、引きこもり、嗜癖問題、貧困、ハラスメント、LGBTQ などの、多様な問題に対応するという意味においては、確かにメンタルヘルスという枠組みの方が理解しやすく、自らの実践を説明しやすいかもしれない。

DV: Domestic Violence

LGBTQ: Lesbian, Gay, Bisexual, Transgender, Questioning/Queer

　一方で、日本は先進諸国において唯一精神科医療における脱施設化を達成していない（社会的入院問題が解消されていない）国であり、メンタルヘルスの問題も、しばしば精神科医療に持ち込まれている現実がある。それらの問題を解決できないことに自戒の意味を込めて、あえて「PSW」と名乗り続ける人も多いことを忘れてはならない。

　いずれにせよ、「名づける」ことから、事象は新たな意味を有することになる。新たな「名づけ」がされても、決して失ってはいけないことは何であるのかを改めて整理しておく必要がある。

注）

(1) 黒川昭登『臨床　ケースワークの基礎理論』誠信書房，1985，p.33.

(2) 仲村優一「精神医学的ケースワーク」井村恒郎・島崎敏樹他編『異常心理学講座』みすず書房，1954，pp.8–11.

(3) 柏木昭「精神医学ソーシャルワークの発達史」柏木昭編『新精神医学ソーシャルワーク』岩崎学術出版，2002，pp.45–48.

(4) 大野和男『わが国の PSW の歩み』目白大学特別講義資料（2021 年 9 月 9 日）.

(5) 門屋充郎「『Y 問題』と協会活動」日本精神保健福祉士協会 50 年史編集委員会編『日本精神保健福祉士協会 50 年史』公益社団法人日本精神保健福祉士協会，2014，pp.56–60.

(6) 小出保廣「精神保健福祉の倫理」日本精神保健福祉士協会 50 年史編集委員会編『日本精神保健福祉士協会 50 年史』公益社団法人日本精神保健福祉士協会，2014，p.88.

(7) 1993 年に日本社会福祉士会の「倫理綱領」として採択されている。

(8) 大野和男「PSW 国家資格化の経緯」日本精神医学ソーシャルワーカー協会編『これからの精神保健福祉―精神保健福祉士ガイドブック』へるす出版，1997，pp.40–47.

2. 原理・価値

A. 社会的復権と権利擁護

[1]「社会的復権と権利擁護」という言葉が盛り込まれた経緯

「社会的復権と権利擁護」という言葉は、「精神保健福祉士の倫理綱領」の前文（**表5-2-1**）に見出すことができる。

表 5-2-1　精神保健福祉士の倫理綱領（前文）

> われわれ精神保健福祉士は、個人としての尊厳を尊び、人と環境の関係を捉える視点を持ち、共生社会の実現をめざし、社会福祉学を基盤とする精神保健福祉士の価値・理論・実践をもって精神保健福祉の向上に努めるとともに、**クライエントの社会的復権・権利擁護**と福祉のための専門的・社会的活動を行う専門職としての資質の向上に努め、誠実に倫理綱領に基づく責務を担う。

出典）公益社団法人日本精神保健福祉士協会ウェブサイト「精神保健福祉士の倫理綱領（前文）」2018 年 6 月 17 日改訂，太字部分は筆者による.

1988（昭和 63）年に、日本精神医学ソーシャル・ワーカー協会が最初の「倫理綱領」を策定したとき、その前文には、Y 問題からの教訓を経て成文化された「札幌宣言」の一文を盛り込み「…（前略）…**クライエントの社会的復権と福祉**のための専門的・社会的活動を行う」と記されていた（太字部分は筆者による）。

その後、1997（平成 9）年の精神保健福祉士法の成立や、2003（平成15）年の会員による倫理綱領に抵触する事案の発生などの経験を経て、倫理綱領が改訂された。その際に、1988 年に制定された倫理綱領の前文の「クライエントの社会的復権と福祉」に「権利擁護」も付け加えられた。

倫理綱領改訂の経緯を説明した文章には、「わが国の精神障害者は精神病院の閉鎖的環境の中で、長期にわたり人権を著しく制限されていることや、精神障害者に対する社会的な偏見・差別は根強く、精神障害者の社会・経済活動への参加が著しく阻害されている現状が明らかにされた。そして、このような状況に対してわれわれ精神保健福祉士は、精神障害者をめぐるノーマライゼイションの実現を目指し、精神障害者の自己決定を基本とした業務が求められている」[1]と記されている。

つまり、先進諸国の中で唯一精神科医療において「脱施設化」が起きて

いないこと、長期在院者および社会的入院者が入院患者の多くを占めるという課題が解決されていないこと、そして入院中の精神障害者は、これらの状況の犠牲者であるという認識に立ち、その「社会的復権」を国家資格化したのちも精神保健福祉士は目指すことを、新たな倫理綱領でも再確認したものである。

　同時に、倫理綱領改訂の背景として、精神保健福祉士を取り巻く状況にもさまざまな変化があった。ソーシャルワークが医学モデルから生活モデルへ発展し、精神障害者の支援は、入院生活から地域社会生活を中心とする方針への転換が政府からも明示され、地域で実践する精神保健福祉士が増加した。そして福祉における「福祉サービス」と利用者主体による契約行為の導入、さらにはピアカウンセリングやピアサポートの発展など、精神医療保健福祉を取りまく状況や構造において、いくつかの変化を挙げることができる。これらのことから、新倫理綱領においては「クライエントの社会的復権」だけではなく、「権利擁護」についても明記したとされている[2]。

［2］「社会的復権と権利擁護」の意味と意義

　ここで改めて「社会的復権」と「権利擁護」の意味について考えておきたい。「**社会的復権**」というのは、元々「権利擁護」の中の「権利回復運動」そのものであると考えられる。とするならば「権利擁護」の文言を明記しておけば、それで事足りるようにも考えられる。しかし、あえて「社会的復権」と「権利擁護」を併記したということに、特別な意味が込められている。日本の精神科医療は、先進諸国の中で唯一「**脱施設化**」が起きていない。そのような極めて特殊な状況に身を置かざるを得なくなったクライエントの「権利回復」を「社会的復権」として、認識しておくべきであるという意味づけがここには存在する。つまり精神保健福祉士にとって「社会的復権」は、積年の課題として今も残っているのである。

　次に「**権利擁護**」についてである。「権利擁護」は、前述のような「権利回復運動」を含むことは勿論ではあるが、日々の精神保健福祉士の実践の隅々、些細なことにまで行き渡るべきである。「当たり前」と思われていることの中に、実は、「権利の侵害」をもたらすものが潜んでいるかもしれない。Ｙ問題も、当時は、精神的な病気の疑いがある人をなるべく早く医療につなげることが善きことであり、PSWの業務とされていた。現在の精神保健福祉士が「業務」として「当たり前」と思い込んでいることが、実は「当たり前」ではなく、誰かの権利を侵害しているということはないであろうか。常に精神保健福祉士は、自身の置かれている状況や、自

身の実践に対して「批判的な視点」を有しながら、点検し続けていくことが重要となる。

同時に、生活支援の一部に過ぎない代弁行為や仲介行為でさえも、「権利擁護の実践をした」と自身の実践を過大評価し、「何かを成し遂げた」と勘違いしてしまうという危険性も、精神保健福祉士の実践は孕んでいる。これは「社会的復権」や「権利擁護」の双方を見落とすことにつながりかねない。

精神保健福祉士には、精神科医療における脱施設化の推進を目指すという精神障害を有する人びとの「社会的復権」の実現を図るとともに、日常の業務に潜む権利侵害を鋭敏にキャッチする、つまりミクロレベルからマクロレベルの実践に一貫して人権感覚を研ぎ澄ますことが求められているのである。

B. クライエント自己決定の尊重

クライエント自己決定の尊重は、国家資格である精神保健福祉士が成立する以前より、日本の精神医学ソーシャル・ワーカー（以下、国家資格化以前の出来事にはPSWを用いて説明する）が、専門性の核として位置づけて今日に至るものである。

前節で説明した「Y問題の教訓化」「倫理綱領の制定」「国家資格化」のいずれの経緯を振り返ってみても、PSWは「クライエント自己決定の尊重」を重視してきたことが理解できる。

「Y問題」では、Yさんの自己決定の尊重がPSWの実践に欠けてしまったことによって、人権侵害が引き起こされたことをYさんから突きつけられたものであり、そこからPSWは多くの教訓を得た。その教訓から、倫理綱領の制定にあたっては「自己決定の尊重」を、日本のソーシャルワーカーのいずれの専門職能団体にも先駆けて明記した。また、国家資格化を求めるときにも、「クライエント自己決定の尊重」がその専門性において、貫けるものであることを求めてきた。このように「クライエント自己決定の尊重」は、精神保健福祉士を精神保健福祉士たらしめる専門性の核となる原理だといえる。

[1] クライエントは、何を自己決定するのか

では、クライエントは、何を自己決定するのであろう。何を決定すると精神保健福祉士は考えているのであろうか。

「クライエント自己決定の尊重」とは、クライエントが自らの人生その

もの、生き方そのものを決定することを尊重するというものである。単なるサービス選択等における決定のみを「自己決定」であるとして、矮小^{わいしょう}化して捉えてはならない。まずは、そのことを十分に理解しておく必要がある。たとえ、本人が自信を喪失し、自らの意思をうまく表現できなかったり、表現したりすること自体に不安を感じていたとしても、クライエントは、何よりも自分の人生を自分が望むように、豊かな意味のあるものにしていきたいと考えており、そしてそれを自己決定できるはずであるという確信を精神保健福祉士はもっているのである。

[2] クライエント自己決定の尊重と自己決定を巡るキーワード―かかわり、協働、自己開示、カイロス、トポス

精神医学ソーシャル・ワーカーの専門性を理論的に牽引し続けてきた柏^{かしわ}木昭^{ぎあきら}は、「クライエントの自己決定」をソーシャルワークにおける重要な「原理」として位置づけている。そして、「クライエントの自己決定」の結実をみるために、クライエントが自己決定できるような**かかわり**を、PSW とクライエントの間で創出する[3]、必要なときには PSW が対話の中で**自己開示**を行い、クライエントが自己決定をする「その（決定の瞬間）時＝**カイロス**」[3]がやってくるのをクライエントと共に待つ、このようなかかわりを深めていく**協働**の重要性を指摘している。

ここでいう「かかわり」について、柏木は「ソーシャルワーカーとクライエントが共に体験する人生のある時点での歩みそのものである。『ワーカー－クライエント関係』が示唆するよりももっと人の営みの深みにおいて織りなす人間模様の一部始終に触れることによって、ようやくそれを論じ得るかもしれないという厄介な代物である。つまりその関係は、客観的尺度では評価できないふたりの主観的なかかわり合いである」[4]と述べている。つまり、精神保健福祉士とクライエントが、単なる「ワーカー－クライエント関係」を超えて、双方ともに主体と主体として出会うことを意味している。

つまり「**クライエント自己決定の尊重**」とは、次のように説明できる。精神保健福祉士とクライエントが、主体と主体として出会い、対等な対話を重ねることを通してかかわりが創出される兆しがクライエントに感じられると、クライエントは、自らの人生に対する希望や夢、さまざまな想いを、精神保健福祉士に打ち明けてくれるかもしれない。しかし、私たちが出会う多くのクライエントは、今までの人生の歩みにおいて、何らかの大きなつまずきや痛手を経験してきた人びとがほとんどであり、人生に対する希望や夢の実現に向かうことを諦めているかもしれないし、それを表明

することに対して自信を失っているかもしれない。しかし、精神保健福祉士とクライエントの間に、かかわりが醸成されてくるならば、クライエントは、精神保健福祉士との協働を通して、少しずつ自分の人生に向き合っていこうとするのではないであろうか。

　精神保健福祉士は、このようにクライエントとの対話を続けていく。時には、精神保健福祉士としてクライエントの考えに対して、自身の意見を率直に誠実にクライエントに伝えることも必要になる。クライエントの決定について、精神保健福祉士は正直にそして誠実に**自己開示**して、反対を示す場合があるかもしれない。しかし、それはクライエントから**リスクを冒す尊厳**を奪うものであってはならない、つまり、**パターナリズム**に陥ったものであってもならない。パターナリズムは、自己決定に反するものである。クライエントにとって、精神保健福祉士の意見は一つの参考意見や資料にすぎない。クライエントは、精神保健福祉士の意見に必ずしも従ったり、それを採用したりする必要はないのである。

　いずれにしても、対話の中でクライエントは、迷ったり、不安になったり、期待を抱くなど、さまざまな感情を体験するであろう。精神保健福祉士は、そのようなクライエントの感情を大切にしながら、かかわりを続ける。すると、「その時」つまり「**カイロス**」がやってくるのである。繰り返しになるが、このような精神保健福祉士とクライエントとの営みが協働であるといえよう。

　さて、子どもの貧困問題の解決をテーマとしている湯浅は、「十分に意識化、言語化されていないが、居場所の核は『時間』である」と述べ、「時間」の重要性を指摘している。そして、ある学習支援教室の代表理事の次のような言葉を引用している。「一緒に過ごす時間の中で、子どもたちの中に何かが溜まっていく。それはコップに水が溜まっていくようなものだ。そしてあるとき、溢れる。そのとき、子どもたちは『何かやってみたい』といいだしてみたり、将来について心配し始めたり、急に勉強し始めたりする。いつあふれるか、それは私たちにはわからないし、本人にもわからない。でも、人の成長にはそういう時間が必要だということはわかる」(5)というものである。この子どもたちのコップに水が溜まるために要した時間が、まさしく「カイロス」といえるのではないか。精神保健福祉士は、クライエントがこの「カイロス」を安心して待っていられるような「居場所」を、クライエントと協働しながら創出する必要がある。このような物理的・空間的な「場」は、生きる場、帰属感を覚えることができる場、誇りを持つことができる場、人生や生活を語り合える場、そこで人びとは何ができるのかを議論する場として創出されるべき(6)であり、それを

トポス[6]と呼ぶことができる。

　このように、「クライエントの自己決定を尊重する」というのは、自己決定を誘導することや操作したり、決定を性急に迫ったりすることではない。クライエントの決定が、高みを目指す挑戦（リスクを冒す）である場合にも、精神保健福祉士はパターナリズムに陥ることなく、その支援において、質・量・種類ともに充分なサポートをクライエントの希望に沿って提供すること（クライエントの希望に沿って、しないこと）も求められるであろう。

［3］自己決定の尊重と意思決定支援

　近年、政策上において**意思決定支援**という言葉が用いられる場面がある。現時点で、自己決定の尊重との厳密な区別はついていないように考えられる。しかし、政策上、制度上に位置づけられたことを契機として登場した言葉であることを考えると、使用には十分な留意が必要であろう。精神保健福祉士が専門性の核として位置づけるものと、政策上・制度上の概念が、すべてにおいて一致するとは考えにくい。「クライエント自己決定の尊重」と「意思決定支援」は、その意味からも、性質を異にしている部分があるのではないかと考えられる。「意思決定『支援』」には、「尊重」に比べて、やはり決定を操作するような印象が拭えない。また、政策や制度上に位置づけられたものは、経済性や効率性と結びつきやすいことについても警戒したい。特に「クライエント自己決定の尊重」とは、クライエントに必要な時間を要するものであり、効率性とは馴染みにくいものであることを理解しておく必要がある。

　このようなことからも、「クライエント自己決定の尊重」を安易に「意思決定支援」に置き換えて良いのかどうかなど、精神保健福祉士は熟慮する必要がある。これらの違いを整理し、点検することは、自らの専門性の核を再考する機会になり得るであろう。

C. 当事者主体

　当事者とは、広辞苑によると「その事または事件に直接関係をもつ人」[7]とされている。この解釈に従えば、クライエントだけではなく、クライエントと共に暮らしている家族や、クライエントにかかわる精神保健福祉士や、その他の専門職なども当事者となりうるだろう。

　「当事者」の意味について、中西・上野は「ニーズを持った時、人は誰でも当事者になる。…（中略）…当事者とは、『問題を抱えた人々』と同

義ではない。問題を生み出す社会に適応してしまっては、ニーズは発生しない。ニーズ（必要）とは、欠乏や不足という意味からきている。私の現在の状態を、こうあってほしい状態に対する不足ととらえて、そうではない新しい現実をつくりだそうとする構想力を持った時に、初めて自分のニーズとは何かがわかり、人は当事者になる。ニーズはあるのではなく、つくられる。ニーズをつくるというのは、もうひとつの社会を構想する事である」[8]と論じて、当事者を担い手とした活動が、いかに社会に影響を与えているかということについて指摘する。

　中西と上野は、さらに、「『当事者本位』という言い方では、『あなたがほんとうに必要なものを私たちが提供してあげましょう』というパターナリズム（温情主義的庇護主義）にからめられてしまう危険性がある」と述べ、「**当事者主権**」ということばを主張している。そして、わざわざ「当事者主権」ということを主張する背景には、社会的弱者といわれる、女性、高齢者、障害者、子ども、性的少数者、患者、精神障害者、不登校者などなどの人びとが、当事者としての権利が奪われてきた経緯があるとも述べている[8]。

　このように、「当事者」という言葉だけではなく、「当事者主体」「当事者本位」「当事者中心」「当事者主権」などについて、それぞれに差異はあるのか、何を強調点としてそれぞれが用いられているかなどの文脈上の整理は、今後も継続していく必要があるであろう。しかし、共通して重要であるのは、ソーシャルワークにおいて「主人公はクライエント」に他ならないということである。

　そこで、ここで取り上げる「当事者主体」とは、精神障害を有したことにより、さまざまな生活課題を抱えた人びとを中心に据え、その人びとの自己決定を尊重しながらソーシャルワークを展開することであると確認したい。一方で、今ここで使用している「クライエント」という用語は、精神保健福祉について学ぶ側の人を主体として、精神障害を有する人びとを精神保健福祉士の支援の対象として使用していると考えられる。よって、「クライエント」という用語を用いる限りにおいては、「当事者主体」と言い切れるのかどうかという矛盾があるといえよう。とはいえ、このテキストはソーシャルワークを学ぶ人向けのものであるので、「クライエント主体」あるいは「クライエント中心主義」と記すときも、これらは「当事者主体」とほぼ同義であると位置づけておくことを、あらかじめお断りしておく。

　さて、「当事者主体」について改めて考えてみよう。たとえば、**ラップとゴスチャ**が**ストレングスモデル**の原則として6点あげたうちの1つに、

ラップ
Rapp, Charles Anthony

ゴスチャ
Goscha, Richard
Joseph

「クライエントは支援プロセスの監督者である」というものがある。この原則は、まさしく「当事者主体」の理念を示したものであると考えられる。また、前出の柏木は、1966（昭和41）年の著作の中で、すでにクライエントが主体であることの重要性を「具体的援助は、ワーカー・対象者関係が確立していれば、私はほとんど必要ないことを強調したい。…（中略）…ケースワークは問題を解決しない。それは問題を持つ個人に専門的関係を提供するだけである」(9)と説明している。これは、やや極端な表現のようにも考えられるが、問題解決の主体がクライエントであり、ソーシャルワーカーがクライエントの問題解決を肩代わりするのではないことを明確に述べている。

このような点からすると、精神保健福祉士がいう「当事者主体」という言葉は、社会福祉基礎構造改革以前から、主張されてきたものであることが理解できる。したがって、精神保健福祉士が使用する「当事者主体」の意味は、社会福祉基礎構造改革で強調された「サービス利用」における「主体」に限定したものではない。むしろ、1990年代以降提唱されている**リカバリー概念**のように、クライエントは、疾病や障害を有するという破壊的な体験から、全人間的回復をし、自らの意味ある人生を取り戻していくというプロセスを歩む主体であると認識するものであることを確認しておく。

社会福祉基礎構造改革
第二次世界大戦後、日本で定着していた社会福祉の基礎構造（措置制度・供給主体・公費負担）を改変し、契約制度（サービスの商品化）、企業参入（営利事業化）、応益負担等の導入が2000年前後に進められた。

D. 社会正義

「社会正義」という用語は、2020（令和2）年に改訂された、日本のソーシャルワーカーの倫理綱領(10)の前文の一部に、**表5-2-2**のように明記されている。

国際ソーシャルワーカー連盟
IFSW: International Federation of Social Workers

表5-2-2　ソーシャルワーカーの倫理綱領（前文）

われわれソーシャルワーカーは、すべての人が人間としての尊厳を有し、価値ある存在であり、平等であることを深く認識する。われわれは平和を擁護し、**社会正義**、人権、集団的責任、多様性尊重および全人的存在の原理に則り、人々がつながりを実感できる社会への変革と社会的包摂の実現をめざす専門職であり、多様な人々や組織と協働することを言明する。

出典）日本ソーシャルワーカー協会ウェブサイト「倫理綱領」から一部抜粋，太字部分は筆者による.

これらの文言の基礎となったのは、2014（平成26）年に**国際ソーシャルワーカー連盟**（IFSW）および**国際ソーシャルワーク学校連盟**（IASSW）の総会において新たに採択された「**ソーシャルワーク専門職のグローバル定義**」である。

国際ソーシャルワーク学校連盟
IASSW: International Association of Schools of Social Work

表5-2-3からも理解できるように、「社会正義」の実現を目指すことは、ソーシャルワークの中核をなすとされている。

　日本の「ソーシャルワーカーの倫理綱領」（表5-2-4）においては、その原理として、「人間の尊厳」「人権」「集団的責任」「多様性の尊重」「全人的な存在」と並び、「社会正義」が6つの原理のうち第3番目に明記されている。そして、その具体的な内容についても記されている。

　さらに、「倫理基準」の中の「社会に対する倫理責任」における、「社会正義」について、ソーシャルワーカーは、専門職としてどのような責任を持つのかということに関する記載が存在する（表5-2-5）。

　このように、倫理綱領の全体に行きわたるように、「社会正義」は取り上げられている。ソーシャルワーカーの実践がいかに「社会正義」の実現を目指すことに貫かれているかが理解できるであろう。さて、ここで確認

表5-2-3　ソーシャルワーク専門職のグローバル定義

> 　ソーシャルワークは、社会変革と社会開発、社会的結束、および人々のエンパワメントと解放を促進する、実践に基づいた専門職であり学問である。**社会正義**、人権、集団的責任、および多様性尊重の諸原理は、ソーシャルワークの中核をなす。ソーシャルワークの理論、社会科学、人文学、および地域・民族固有の知を基盤として、ソーシャルワークは、生活課題に取り組みウェルビーイングを高めるよう、人々やさまざまな構造に働きかける。この定義は、各国および世界の各地域で展開してもよい。

出典）日本ソーシャルワーカー協会ウェブサイト「倫理綱領」から一部抜粋，太字部分は筆者による．

表5-2-4　日本のソーシャルワーカー倫理綱領の原理

> Ⅲ　（社会正義）
> 　ソーシャルワーカーは、差別、貧困、抑圧、排除、無関心、暴力、環境破壊などの無い、自由、平等、共生に基づく社会正義の実現をめざす。

出典）日本ソーシャルワーカー協会ウェブサイト「倫理綱領（原理）」から一部抜粋．

表5-2-5　ソーシャルワーカーの倫理綱領の倫理基準

> Ⅲ　社会に対する倫理責任
> 1.（ソーシャル・インクルージョン）ソーシャルワーカーは、あらゆる差別、貧困、抑圧、排除、無関心、暴力、環境破壊などに立ち向かい、包摂的な社会をめざす。
> 2.（社会への働きかけ）ソーシャルワーカーは、人権と**社会正義**の増進において変革と開発が必要であるとみなすとき、人々の主体性を活かしながら、社会に働きかける。
> 3.（グローバル社会への働きかけ）ソーシャルワーカーは、人権と**社会正義**に関する課題を解決するため、全世界のソーシャルワーカーと連帯し、グローバル社会に働きかける。

出典）日本ソーシャルワーカー協会ウェブサイト「倫理綱領（倫理基準）」から一部抜粋，太字部分は筆者による．

しておきたいのは、ソーシャルワーカーは、実際には「社会正義」の実現を目指して、「社会不正義」である「差別、貧困、抑圧、排除、無関心、暴力、環境破壊など」に取り組む（立ち向かう）ことが求められるということである。

　精神保健福祉士の実践の場である、精神医療保健福祉の場やこの社会のありようを顧みると、精神障害や精神的な健康を害することへの「差別」や「無関心」が存在し、特に日本の精神科医療における社会的入院の課題は、「排除」や「抑圧」と考えることができるであろう。精神保健福祉士には、これらの「社会不正義」に対して立ち向かい、精神障害や精神疾患、精神的な不健康が生じにくいような環境づくりや、たとえそのような状況に陥ったとしても、精神障害や精神疾患をもちながら生活する人が、この社会に包摂され、その人らしく「自由に」生活できるような支援が求められている。つまり、精神保健福祉士を取り巻く状況において、「社会不正義」が存在していることを認識し、それらに立ち向かうことを意識することが「社会正義」の実現を目指す第一歩となるのである。

E. ごく当たり前の生活

　ごく当たり前の生活とは、精神医学ソーシャルワークにおいて日本的な生活モデルを形成した[11]**谷中輝雄**（以下、谷中と記す）が提唱した概念である。当時、民間精神病院の精神医学ソーシャル・ワーカーであった谷中は、1970（昭和45）年に、病院のアフターケアとして中間宿舎の活動を開始した。しかし、病院から退院患者に事故が起きた場合の責任を負うことはできないといわれ、結局、谷中自身は勤務していた病院を辞め、病院とは別の活動として、その中間宿舎を**やどかりの里**と名づけた。そして、埼玉県大宮市（当時）を中心に地域で暮らす精神障害者の生活支援の活動を展開していった。

　1970年といえば、精神障害を持つ人は医療の対象である精神疾患患者ではあっても、社会福祉の支援を必要としている人びととはほとんど考えられていなかった。そして、地域において精神障害者の生活を支える社会資源は、ほとんど無い時代であった。もちろん、精神障害者福祉に関連する制度や政策も皆無の時代であった。そのような時代や社会的状況下で、谷中は、精神障害をもつ人びとと地域社会の中でかかわり、共に活動し、精神障害者の生活支援に必要な社会資源を創出していった。

　谷中は、当初、精神障害者には「生活障害」があるという言葉を用いていた。しかし、生活障害という用語は固定的な印象を与えることや精神障

害者の対概念として捉えられることなどから、誰にでもある**生活のしづらさ**という用語を主に使用するようになっていった⁽¹²⁾。そして、地域社会での自らの実践を通して、医療の中で「疾患や症状」として焦点を当てて見てきたものは、実は「生活のしづらさ」に他ならず、環境や生活を整えることに焦点を当てると改善されると考えた。そして、この「生活のしづらさ」を支えるという考えに基づいた実践から導かれた原理を「生活支援の基本的な考え方」⁽¹²⁾としてまとめている。

この中で、精神障害者は「当たり前の人」であり、「生活者」であること、一人前の人として、自己決定でき責任を負うことができる人として対等な関係性を前提とした「当たり前のつき合い」をすること、精神障害者が**ごく当たり前の生活**を手に入れることは可能であること、そしてその実現の重要性を述べた。

谷中は、ごく当たり前の生活の「ごく」という点が重要であることを強調している。ここには、「その人なりの」とか、「その人らしい」という特別な意味を込めた⁽¹²⁾、と述べている。そして、この「ごく」という表現は、精神障害者を「普通の人にとか、普通の生活の状態に戻す、というようなレベルのことを意味しているのではない」ともいい、精神障害者が「独特の持ち味」をもっているならば、そのままを認め、そのままを受け入れ、そのままの生活を可能にすることが重要であり、この「ごく」という言葉には、それらの意味が込められている⁽¹²⁾と述べている。

やどかりの里の活動に参加した経験があり、「谷中輝雄論」や「生活支援」にしばしば言及している藤井は、「生活のしづらさ」という考え方は、現在では精神医学ソーシャルワークのキーワードから、ソーシャルワーク全体におけるキーワードになってきたと指摘し、さらにストレングスモデルやリカバリーとの関連において、谷中の提唱した「生活支援」をさらにバージョンアップさせる必要があると述べている⁽¹²⁾。

注)
(1) 日本精神保健福祉士協会第 39 回総会提出議案　第四号議案「『日本精神保健福祉士協会倫理綱領』の改訂に関する件―日本精神保健福祉士協会倫理綱領（案）『制定の経緯』」.
(2) 小出保廣「精神保健福祉士の倫理」『日本精神保健福祉士協会 50 年史』2014, pp.90-92.
(3) 柏木昭「クライエント自己決定の原理」『精神保健福祉』45（4）2014, pp.277-278.
(4) 日本精神保健福祉士協会編／柏木昭スーパーバイザー著『スーパービジョン―誌上事例検討を通して』ヘルス出版, 2007.

(5) 湯浅誠『「なんとかする」子どもの貧困』角川新書, 2017.

(6) 柏木昭『ソーシャルワーク協働の思想—"クリニー"から"トポス"へ』へるす出版, 2010, pp.87-88.

(7) 『広辞苑（第7版）』岩波書店, 2018.

(8) 中西正司・上野千鶴子編『当事者主権』岩波新書, 2003, pp.2-5.

(9) 柏木昭『ケースワーク入門』川島書店, 1966, p.10.

(10) 「ソーシャルワーカーの倫理綱領」日本ソーシャルワーカー連盟代表者会議, 2020年6月2日改訂.

(11) 藤井達也「精神保健福祉士の誕生と今日的課題—谷中輝雄論を中心に」井上牧子・西澤利朗編著『精神医学ソーシャルワークの原点を探る』光生館, 2017, p.63.

(12) 谷中輝雄『生活支援』やどかり出版, 1996, pp.67-75, 145-159, p.186.

3. 観点・視点

A. 人と環境の相互作用

　人と環境の相互作用という概念は、欧米におけるソーシャルワーク理論の変遷において、1960年代以降、伝統的な**医学モデル**から**生活モデル**へとパラダイム転換が行われ、明確なものになった。

[1] 医学モデルに基づいたソーシャルワーク理論

　医学モデルでは、精神分析学や心理学の知識を援用し、クライエントの問題やニーズを分析し、それを解決しようとする認識論・方法論に立っていた。そして、クライエント個人を支援の対象とする**ケースワーク**、クライエントを含む集団を支援の対象とする**グループワーク**、クライエントが属するコミュニティや社会を対象とする**コミュニティ・オーガナイゼイション**（あるいは**コミュニティワーク**）の3つの方法は、その教育や実践、研究において専門分化を加速し、独立したものとして考えられていた。1950年代以降、「リッチモンドに帰れ」もしくは、「ケースワークにソーシャルを取り戻せ」という動きも出てきたが、専門分化していく動きを止めることはできなかった[1]。

[2] ソーシャルワーク理論の統合化

　1960年代には、アメリカの**公民権運動**を始めとするさまざまな権利回復運動が起きたが、専門分化したソーシャルワークは、これらの課題に対

して機能できないことを露呈してきた。これを契機にソーシャルワークの専門分化に対抗し、理論の統合化を図る動きが活発となっていった。つまり、ケースワーク、グループワーク、コミュニティオーガナイゼーションと分けるのではなく、たとえばケースワークはソーシャルワーク "with individual" であり、グループワークはソーシャルワーク "with group" というように表現されるようになった(1)。つまりソーシャルワーカーは、クライエント個人（ミクロレベル）にも、クライエントを含む集団やコミュニティ（メゾレベル）、そして社会や国家（マクロレベル）にもアプローチできること、つまり人と環境の両方を視野に入れ、実践を展開することが改めて強調されるようになった。ソーシャルワーク理論の統合化の過程において、一般システム理論や生態学理論が導入されることにより、人と環境は分断できるものではなく、互いに作用しあっていることが再確認された。

[3] エコロジカルソーシャルワークと生活モデル

ジャーメイン
Germain, Carel B.

　特に、1980年代以降ジャーメインらが生態学を導入した**エコロジカルソーシャルワーク**を提唱し、**生活モデル**を明確に打ち出した。ジャーメインは、「生態学は、『有機体』（organism）は『環境』と不可分であるとみなすから（交互作用的なシステムを作ると共に）、生態学的な比喩は、『人間』と『環境』の分裂を阻止することができ、両者の交互作用へと我々の関心を向けさせることができる。そのうえ『環境』は、それ自体を援助のための方法として用いることができる」(2)と述べている。つまり、人と環境の交互作用が生じる場を「生活」として捉え、そこに生じる生活課題に焦点を当てようとした。

[4]「人と環境の相互作用」と「人と状況の全体性」

　ジャーメインは、"interaction" ではなく "transaction" という言葉を用いている。どちらも辞書で調べると「相互作用」という訳語が示さるが、より動きや変化を伴ったニュアンスが "transaction"、つまり「交互作用」には含まれている。「人と環境の交互作用」という表現には、人と環境がいかに分かち難いものであるかということが示されている。

　さらに、ジャーメインは「時間」の概念も大切にしている。「環境」という言葉を日本語で考えると、横断的で物理的、そして固定的なもの、つまり「社会資源の有無」「ケアシステム」「制度・政策」などがイメージされやすいのではないであろうか。力動的で、常に変化し続けているもの、そしてその中には「時間経過による状況の変化」なども含まれているとい

うことをイメージするには、「環境」よりも「状況」という日本語の方が、ふさわしい。

　柏木は、ソーシャルワークの原理の一つとして「**人と状況の全体性**」[3]を挙げている。「人」とは、クライエントであり、「状況」とはクライエントを取り巻く多様な状況（メゾ、マクロ、そして時間の経過など、あらゆるものを含む）である。そして、ソーシャルワーカーは、クライエントが状況に影響を受けていることを認識すること、つまり「状況」の中で「人」を理解し、さらにその全体像をも理解することを強調する。そのうえで、「人」にはかかわり、「状況」にも働きかける必要があるとの含意である。西澤は、この視座の源泉は**ブース**や**ラウントリー**の貧困研究に見出すことができ、ケースワークの母といわれる**リッチモンド**が「個人」と「社会」の変容を目指したことに由来する[4]と述べている。

　日本語の意味からすると、「人と状況の全体性」という表現の方が、「人と環境の相互作用」をも包含している上位概念のように考えられる。人と状況は、全くもって分かち難い。そして、状況には、さまざまな事物だけではなく慣行、社会規範の有無や時間の経過（クライエントが歩んできた歴史）なども含まれる。人は状況から必ず影響を受ける。そして、クライエントの抱える生活の課題は、状況の中で生じる。「人と環境の相互作用」を超えて、「人と状況の全体性」を理解しておく必要がある。

ブース
Booth, Charles
1840–1916

ラウントリー
Rowntree, Benjamin
Seebohm
1871–1954

リッチモンド
Richmond, Mary
1861–1928

B. 生活者

　ここでは、前項のエコロジカルソーシャルワークの「生活モデル」から離れて、日本の精神医学ソーシャルワーク実践から、理論的に生成された「生活者」について考えたい。

　前節において、谷中輝雄（やなかてるお）が提唱した「ごく当たり前の生活」について説明した。そこで、谷中が精神障害者を「当たり前の人」として、見なすことが重要であると指摘したことを述べた。

　谷中は、精神障害者を「患者としてではなく、ごく普通の人として、一人前の人として見ることが重要な視点なのである。**生活者**としての視点が基本なのである（太字は筆者による）」と述べ、たとえ「症状」をもっていても、ごく当たり前の「生活」が可能かどうかが問題であり、精神障害がある人を、「病者」として捉えるのではなく、「生活者」として捉えることが「生活支援」の基本的な視点である[5]と繰り返し述べている。

　つまり精神病患者や精神障害者として捉えるのではなく、精神疾患や精神障害を抱えながらも「生活する人」と認識する視点が、精神保健福祉士

表5-3-1　医学モデルと生活者中心概念

	医学モデル	生活者中心概念
目的・目標	治療、社会復帰、再発防止	生活のしづらさの軽減、その人が望む生活の獲得、ごく当たり前の生活の実現
主体者	医療スタッフ	生活者、利用者
アセスメント	疾病・症状を重視	人と状況の全体性 生活のしづらさ・ストレングスの理解
関係性1	治療・援助関係	共に歩む支え手（共時性）
関係性2	担当者としての関係・役割	生活者が選ぶ、スタッフは選ばれる関係性
関係性3	スタッフドミナンス（職員主導）	対等の関係性、協働
運営	効率、効果の重視	カイロス（その時がやってくるのを待つ）
意思決定	正解（唯一の解）を求めて	自己決定、自己言及性

出典）柏木昭編『精神医学ソーシャルワーク』岩崎学術出版社，2002，p.44. を筆者一部加筆.

には重要となる。そして、そのような視点を持つことが精神保健福祉士の専門性となる。このクライエントを生活者と捉える視点に基づいた「**生活者中心概念**」と、「**医学モデル**」との比較を**表5-3-1**に示す。

　一方で生活者支援を考えるということは、精神保健福祉士が、クライエントの抱える疾病や障害を無視するということではない。クライエントの中には、疾病や障害を無くしたり軽くすることこそを望む人もいるであろうし、時として抱える課題の大きな部分が疾病や障害によって占められていることも確かである。そのため、疾病や障害に焦点を当てる医学モデルの専門職とチームを組んだり、医療サービスをクライエントが望む生活の実現のために必要な社会資源と捉えて、クライエントの意思を尊重しながらそれらを活用すれば良い。あくまでも精神保健福祉士の支援は、治療することにあるのではなく、「生活のしづらさの軽減」「その人が望む生活の実現」「ごく当たり前の生活の実現」に向けたものであることが重要である。

C. エンパワメント

ソロモン
Solomon, Barbara

『黒人のエンパワメント
―抑圧されている地域社会によるソーシャルワーク』
原題は、"Black empowerment: Social work in Oppressed Communities"。

[1] エンパワメントソーシャルワークの定義

　エンパワメントソーシャルワークは、公民権運動などの権利回復運動に影響を受け、1976年にソロモンが『**黒人のエンパワメント―抑圧されている地域社会によるソーシャルワーク**』という著作の中で提唱したのが始まりである。その定義は、**表5-3-2**[6]のように記されている。

　公民権運動は、アメリカで起きた人種差別撤廃運動である。この運動が

表5-3-2 ソロモンのエンパワメントの定義

> エンパワメントは、スティグマ化されている集団の構成メンバーであることに基づいて加えられた否定的な評価によって、引き起こされたパワーの欠如状態を減らすことを目指して、クライエントもしくはクライエント・システムに対応する一連の諸活動にソーシャルワーカーがかかわっていく過程である。

出典）小田兼三・杉本敏夫・久田則夫，1999，p.7.

起きるまで、黒人（有色人種）は自分たちが差別されていて、自分の持っている力（パワー）を発揮できない状況に置かれていることに疑問を抱いていなかった。つまり黒人は社会によって「スティグマ化されている集団に属して」いたのだが、そうは認識していなかったし、それによって自らが抑圧されてパワーの欠如状態（パワーを発揮できない）に陥っていることにさえ気づいていなかった。そして、このように「スティグマ化されている集団」は、少数民族、高齢者、障害者、女性、性的マイノリティーなどの集団も含まれており、これらの集団に属しているがゆえに社会から否定的な評価を受けて、本来もっている力（パワー）を発揮できない人びとが存在することも、公民権運動後に着目されるようになった。

これらの集団に属している人びとは、同じ体験を有する人びととの連帯（**セルフヘルプ活動**）の中で、お互いに支え合えることを経験し、他者を支えるということを通して自らの力（パワー）を再認識する（**ヘルパー・セラピー原則**）。同時に、抑圧されている状況が、個人である自分に起因するものではないということを理解し、その状況に疑問や批判的意識をもったり、自分を含む集団がこのような状況に置かれたりしていることが、実は政治的課題であるということに気づいていった。つまり、個人や集団が力（パワー）を有していることを改めて認識して力（パワー）を取り戻すこと、そして、そのためには個人や集団を抑圧している社会に対して働きかけることによって、パワーを回復（パワーが発揮できるように）することを理解していった。このような一連の活動にソーシャルワーカーが関与していくことを、**エンパワメントソーシャルワーク**という。

ここには、それまでのソーシャルワークが問題解決に焦点を当てていたため、クライエントが解決できずに困っていた問題を、ソーシャルワーカーが簡単に解決すればするほど、クライエントは自分のパワーを失っていくことにつながってしまったということへの反省もある[6]。

そのためエンパワメントソーシャルワークでは、クライエントが主体的に取り組むことが重要であり、ソーシャルワーカーは、あくまでもクライエントとの**パートナーシップ**（協働）を軸に活動に関与していくことにな

ヘルパー・セラピー原則
セルフヘルプグループ内で、他のメンバーを支えることによって、自分自身が有する力を再確認すること。

る。そして、その前提として、クライエントは元々力（パワー）をもっている人であり、今は社会の側の問題により、それがたまたま発揮できない状況に置かれているだけにすぎないという認識を有していることが、精神保健福祉士には求められる。

リー
Lee, Judith A. B.

個人のレベル
personal level

対人関係的なレベル
interpersonal level

政治的なレベル
political level

[2] エンパワメントソーシャルワークの介入のレベル

　リーは、エンパワメントソーシャルワークは、**個人のレベル**と、**対人関係的なレベル**、そして**政治的なレベル**に介入すると述べている[7]。つまり、**ミクロ、メゾ、マクロ**のすべてのレベルに介入する。エンパワメントソーシャルワークにとって、個人や集団が力を取り戻していくことはもちろん重要であるが、単に個人や集団を元気づけて終わるというようなレベルでは不十分であり、スティグマ化された集団に否定的な評価を与えてきた社会に政治的なレベルで働きかけ、社会の変革を求めていくということこそが最終目的と位置づけている。その意味において、日本におけるエンパワメントについての認識と介入は、個人的なレベル、対人関係的なレベルでとどまってしまっているようにも考えられる。エンパワメントは、政治的なレベルへの視点と介入が不可欠であることを、改めて強調しておきたい。この視点に立てば、日本の精神医療における社会的入院の問題は、個人の退院支援を促進することにとどまらず、社会的入院を生み出す精神医療の構造そのものを変革することや、脱施設化を進めていくことにまで踏み込むことこそが求められている。

D. リカバリー

[1] リカバリーについて

　欧米を中心に1990年代以降、精神医療保健分野において**リカバリー**という概念が主流となり、政策決定にまで影響を与えるようになった。このリカバリーとは、単に病気や障害の回復を意味するのではなく（むしろ、それにこだわるのではなく）、精神疾患や精神障害という破壊的な体験から、意味ある新たな人生を取り戻していくこと、すなわち全人的人間性の回復をいう。そして、近年ではこのリカバリー概念を、病気や障害からの回復と区別して**パーソナルリカバリー**ともいう。

　このような動向は、1970年代以降のセルフヘルプグループ活動の発展や、1980年代以降のさまざまな障害をもった当事者の体験記が発表されたことから体系化され注目されるようになった[8]。統合失調症を有しながら心理学の博士号を取得した**ディーガン**は、「リカバリーは過程であり、

ディーガン
Deegan, Patricia E.

生き方であり、構えであり、日々の挑戦の仕方である。直線的な過程ではない、時には道は不安定となり、つまずき、止めてしまうが、気を取り直してもう一度始める。必要としているのは、障害への挑戦を体験することであり、障害の制限の中、あるいはそれを越えて、健全さと意思という新しく貴重な感覚を再構築することである。求めるのは、地域の中で暮らし、働き、愛し、そこで自分が重要な貢献をすることである」[9]と述べている。また、ボストン大学精神科リハビリテーションセンターの所長であった**アンソニー**は、リカバリーについて「精神疾患をもつ者が、たとえ症状や障害が続いていたとしても人生の新しい意味や目的を見出し、充実した人生を生きていくプロセスのことである」[10]と述べている。

アンソニー
Anthony, William A.

[2] リカバリーを促進する要素

カルフォルニアの精神保健支援団体である**ビレッジ**では、リカバリーの4つの段階として、①**希望**：希望を持つこと、②**エンパワメント**：自分の力と可能性やストレングスを感じ、情報や選択へのアクセスする機会をもって、希望に向かってエンパワーされること、③**自己責任**：リスクのあることにチャレンジすることも含めて自分で決め、同時に責任を持つこと、④**生活の中の有意義な役割**：生活の中の有意義な役割をもって、地域社会に参加していくことを、挙げている[11]。

ビレッジ
The Village ISA:
The Village Integrated
Service Agency

[3] リカバリー志向の実践

ラップらは、**ストレングスモデル**はリカバリー志向の実践であると述べている。クライエントが希望や夢をもつことは、クライエントのストレングスであると捉え、その実現を目標に定めたケアマネジメントを行うことを推奨する。その他にも、近年、多様なモデルやプログラムが、リカバリー志向の実践として日本にも紹介されている。たとえば、クライエントの元へ積極的に出向き、多職種チームによる多様なサービスを365日24時間提供し、クライエントが暮らすその場で地域生活を支えようとする**ACT**、ACTチームと連携して行われる就労支援プログラムである**IPS**、クライエントが主体となって行われる疾病管理プログラムである**IMR**や、双極性障害の病歴をもつ**コープランド**が開発した元気回復行動プラン**WRAP**などがある[12]。そのほかにも、**ピア活動**のサポートなどがあげられるであろう。

精神保健福祉士は、元来、病状や障害の回復を強調しすぎることなく、生活者であるクライエントを支援することに着目する。そのような点からすると、パーソナルリカバリーの概念は、ソーシャルワークの視点と合致

ラップ
Rapp, Charles Anthony

ACT: Assertive
Community Treatment
包括型地域生活支援プログラム
「アクト」と読む。

IPS: Individual
Placement and Support
個別職業紹介とサポート
「個別就労支援プログラム」とも訳される。

IMR: Illness
Management and
Recovery
疾病管理とリカバリー

コープランド
Copeland, Mary Ellen

WRAP: Wellness and
Recovery Action Plan
元気回復行動プラン
「ラップ」と読む。

する部分が多い。

E. アンチスティグマ

ゴッフマン
Goffman, Erving
1922-1982

　スティグマとは、ゴッフマンらによって紹介された概念であり、「もともとはギリシャで奴隷・犯罪人・謀反人であることを示す焼印・肉体上の『しるし』『烙印』のことである。スティグマは、肉体的、性格的、集団的特徴などに対する否定的な周囲の反応で、多くは深い考えもなしに社会的に十分に受け入れられる資格を剥奪、あるいは差別し、その人のライフチャンスをせばめている」[13]とされている。「アンチ」とは、「反対」「抵抗」などの意味を持つため、ここでいう「アンチスティグマ」とは、精神障害をもつ人に対するスティグマへの抵抗といえる。当事者でもある宇田川は、自分の中に専門職による支援によってスティグマが内在化された経験などを紹介しながら、スティグマを解消するための手立てとして3点を紹介している。それは、①精神障害をもつ人との接触行動、②精神障害者・精神保健福祉に関する正しい知識の普及・啓発活動、③マスメディア対策活動、であると指摘している。そして、アンチスティグマ行動に出る場合、多数の抗議よりも、当事者や家族にわかりやすい情報提供を行うことと、精神障害者との直接の接触行動を積極的に促すことの方が効果的であると述べている。具体的には、思春期の学校教育（特に中学・高校）にメンタルヘルス教育を導入し、メンタル・ヘルスリテラシー活動を行なうことの重要性などについても言及している[14]。

　なお、2022（令和4）年度から始まる高等学校学習指導要領で、精神疾患に関する内容を扱うことになった。スティグマを減らすことを目的とする知識教育では、①精神疾患は回復可能であること、②社会的包摂（誰もが地域生活を続けるために支援を受ける権利があること）、③精神疾患の罹患率の高さ（誰もが経験しうること）を盛り込むことが有効であるとされている[15]。

　スティグマを社会的排除そのものであると考えると、アンチスティグマ活動により精神障害者の社会的包摂を目指すことは、ソーシャルワーカーの目指すべき価値に沿ったものであるといえよう。しかし、宇田川は、精神障害者本人と家族・専門家の内なる偏見の問題についても指摘している[14]。たとえば、パターナリズムも内なる偏見の一つといえる。精神保健福祉士は、自己覚知を深めながらアンチスティグマ活動に関与していく必要がある。

F. ハームリダクション

　ハームリダクションとは、「害（harm）を減少させる（reduction）」と訳すことができる。NGO 国際ハームリダクション協会のウェブサイトには、日本語訳の定義や原則も掲載されている[16]。それを、以下の**表5-3-3**に示す。

NGO 国際ハームリダクション協会
Harm Redaction Internatinal

表5-3-3　NGO 国際ハームリダクションの定義

定義 　“ハームリダクション”とは、合法・違法に関わらず精神作用性のあるドラッグについて、必ずしもその使用量は減ることがなくとも、その使用により生じる健康・社会・経済上の悪影響を減少させることを主たる目的とする政策・プログラムとその実践である。ハームリダクションは、ドラッグを使用する人、その家族、そしてそのコミュニティに対して有益なものとなる。 **原則** 　ドラッグに対するハームリダクションのアプローチは、公衆衛生と人権への強いコミットメントを基盤としている。

　具体的なハームリダクションとして、注射器の回し打ちによって感染症になることを避けるために清潔な注射器を配布したり、使用済みの注射針などの無料交換プログラム、薬物の注射（違法薬物）を避け治療薬として経口する代替え麻薬を提供したりする他に、プライマリ・ヘルスケアの提供、薬物使用と感染症の危害と予防に関する情報と相談の提供などが行われる。そして、違法薬物だけではなく、向精神薬、鎮痛剤などの市販薬による物質使用障害の人も対象者として考えられる[17][18]。

　池田は、ハームリダクションを「非犯罪化」と名づけ、「わが国の現状は、違法薬物使用者に対し、その苦しみを理解することなく、犯罪者＝悪いことをした人（悪者）＋依存症者＝意志の弱い人（弱者）プラス生活困難者＝ダメな人（愚者）という、三重のスティグマを負うもの」[19]であると指摘し、ハームリダクションを導入することが違法薬物使用者支援の方向性を示すと述べている。

　成瀬も、「やめさせることを目的とせず、患者の苦しいこと、辛いこと、困っていることを患者と一緒に考え、患者を支援していくことに重きを置くこと、薬物を使っていようがいまいが、それが違法であろうがなかろうが、治療・支援を続けていくことが大切である」と述べている[17]。

　古藤は、「ドラッグの使用それ自体は止まっても良いし、止まらなくても良いと捉え、その使用がもたらす被害に着目します。具体的には、依存症・感染症・過剰摂取・死亡などの健康被害、失職・孤立化・差別やステ

ィグマ・暴力・汚職などの社会的な被害、そうした対策にかかる公費負担増などの経済的被害などがあげられます。これらの被害を少しでも減らすことを目的としたプログラム、政策、そして実践がハームリダクションです」[18]と整理している。

つまり、司法による処罰よりも、薬物依存症者を困っている人（実際に困っているから薬物をやめられない状況に陥っているのであろう）と認識して、「支援する」ことの重要性を強調している。これは国際ハームリダクションの「原則」でも触れられているように、人権を基盤とし、社会的排除や差別、スティグマに対抗しようとするものであると理解できる。

さらに池田は、「違法薬物使用者へのミクロレベルで積み上げたソーシャルワーク実践と当事者のニーズに基づいて、組織や地域社会に対するメゾ、マクロの実践を行い、アドボカシー型支援環境の開発を行なっていくという役割」がソーシャルワーカーにはあると述べている。つまり目の前の薬物依存症者である一人のクライエントの人権を尊重し、その想いを理解することからスタートし、プログラムの実施、政策的介入にまで一体化して関与することが求められる「ハームリダクション」は、ソーシャルワークの展開過程とも類似する部分があり、精神保健福祉士に求められる役割は大きいと考えられる。

注）

　　　ネット検索によるデータの取得日は，いずれも 2022 年 8 月 24 日.
(1)　大塚達雄・井垣章二・沢田健次郎・山辺朗子編『ソーシャル・ケースワーク論—社会福祉実践の基礎』minerva 社会福祉基本図書 10，ミネルヴァ書房，1994，pp.82–91.
(2)　ジャーメイン，C. 他著／小島蓉子編訳・著『エコロジカル・ソーシャルワーク—カレル・ジャーメイン名論文集』学苑社，1992，p.9.
(3)　柏木昭「クライエント自己決定の原理」『精神保健福祉』45（4），2014，p.272.
(4)　西澤利朗「人と状況の全体性」井上牧子・西澤利朗編『精神医学ソーシャルワークの原点を探る—精神保健福祉士の再考』光生館，2017，p.96.
(5)　谷中輝雄『生活支援—精神障害者生活支援の理念と方法』やどかり出版，1996，p.138.
(6)　小田兼三・杉本敏夫・久田則夫編『エンパワメント実践の理論と技法—これからの福祉サービスの具体的指針』中央法規，1999，pp.2–17.
(7)　Lee, J. A. B. *The Empowerment Approach to Social Work Practice*. Columbia University Press，1994.
(8)　野中猛『精神障害リハビリテーション論—リカバリーへの道』岩崎学術出版，2006，pp.162–180.
(9)　Deegan, P. E. Recovery: The lived experience of rehabilitation. *Psychosocial Rehabilitation Journal*, 11（4），1988，pp.11–19.
(10)　Anthony, W. A. Recovery From Mental Illness: The Guiding Vision of the Mental Health Service System in the 1990s. *Psychosocial Rehabilitation Journal*, 16（4），p.15.

(11) レーガン，M．著／前田ケイ監訳『ビレッジから学ぶリカバリーへの道—精神の病から立ち直ることを支援する』金剛出版，2005，pp.24-30.

(12) 野中猛『図説リカバリー：医療保健福祉のキーワード』中央法規，2011，pp.65-79.

(13) 天野宗和「スティグマ」日本精神保健福祉士協会・日本精神保健福祉学会監修『精神保健福祉用語辞典』中央法規出版，2004，p.297.

(14) 宇田川健「精神障害者に関するアンチスティグマについて」『精神科治療学』31（増刊号），2016，pp.361-365.

(15) 国立研究開発法人国立精神・神経医療研究センター精神保健研究所地域精神保健・法制度研究部「リカバリー、スティグマ、メンタルヘルスリテラシー」ウェブサイト，「スティグマについて」.

(16) Harm Redaction Internatinal website.

(17) 成瀬暢也『ハームリダクションアプローチ—やめさせようとしない依存症治療の実践』中外医学社，2019，pp.1-18.

(18) 松本俊彦・古藤吾郎・上岡陽江編『ハームリダクションとは何か—薬物問題に対する，あるひとつの社会的選択』中外医学社，2017，pp.2-17.

(19) 池田朋広「違法薬物依存症者へのソーシャルワーク」『ソーシャルワーク研究』46（2），2020，pp.39-48.

▌理解を深めるための参考文献

● 日本精神保健福祉士協会50年史編集委員会編『日本精神保健福祉士協会50年史』公益社団法人日本精神保健福祉士協会，2014.

「日本精神医学ソーシャル・ワーカー協会」発足後、50周年記念に会員に配布されたものである。公益社団法人日本精神保健福祉士協会を通して誰もが購入できる。精神医学ソーシャル・ワーカーが国家資格化して、「精神保健福祉士」になった50年の歩みをこの一冊で理解することができる。

● 柏木昭・佐々木敏明『ソーシャルワーク協働の思想 "クリネー" から "トポス" へ』へるす出版，2010.

日本の精神医学ソーシャルワーク理論を牽引してきた、柏木昭が専門性の軸となる「かかわり」について佐々木との対談で論じている。「かかわり」は「テクニック」や「モデル」ではなく、「思想」であるということが理解できる。

● 谷中輝雄『生活支援—精神障害者生活支援の理念と方法（初版）』やどかりの里，1996.

「生活者」「生活のしづらさ」「ごく当たり前の生活」など、谷中自身が実践のなかから紡ぎ出した実践の知ともいうべき概念が、谷中の実践のありようとともに記されている。日本という特殊な精神医療保健福祉状況の中で展開され、生み出されたソーシャルワーク理論として捉えながら読むこともできる。

4. 関係性

A. 援助関係

　援助関係とは、「ある人を援助する際に生じる援助する者と援助される者との対人関係」[1]、「援助という目的をもって、援助者とクライエントが作る人間関係」[2]などと定義されている。これらの定義から概念を整理すると、援助関係とは、①**援助という目的があるとき**に、②**援助する者とされる者**の間で築かれる、③**専門的・職業的関係**であるということができる。

　ケースワークの歴史において、初めて援助関係にこだわり、その意義を具体的に提示し、関係形成の技法を整理した**バイステック**は、援助関係を「**ケースワークの魂（soul）**」[3]と述べ、その重要性を強調した。

バイステック
Biestek, Felix
1912-1994

[1] 援助という目的があるときの関係

　クライエントは、何らかの困った状況にあり、その状況を変えたいと思っているときに援助者と出会う。このように「援助関係」とは、家族関係や友人関係のような自然発生的な関係ではなく、意図的・人為的に結ばれる関係である。この関係では、クライエントは、自分が困っていることを援助者に示す必要がある。しかし、他者に自分の困りごとを話すことは、恥ずかしかったり、困りごとの原因を問われるのではないかと不安になったりすることでもある。援助者は、こうした不安を抱えた人が安心して語ることができるように**自己開示**などを用いて、自分が信頼に足ることを示し、意図的に**信頼関係（ラポール）**を形成していく[4]。

自己開示
➡ p.179 第5章4節D

信頼関係（ラポール）
rapport
援助者とクライエントが、お互いに信頼しあい、相手に対する理解を深めあう関係を意味する。

[2] 援助する者とされる者から成る関係

　クライエントは、自分の力だけでは否定的な現状を変えられないため、援助を受ける状況になっている。援助者が、この否定的な状況を変える方法を知る者であるとすれば、援助者は、彼らより力をもつことになる。援助者が、こうした傾斜のある力関係に自覚的でなければ、**パターナリズム**に陥り、クライエントの主体性を蔑ろにする危険性が生じる[4]。

パターナリズム
援助者がクライエントに自分で判断するための情報や機会を与えず、援助者の思う方向で援助過程を進めていくこと。父権主義や温情主義とも言われる。

[3] 専門的・職業的関係

　援助関係とは、専門的な知識や技術を有する援助者と、援助を求める、

あるいは必要とされるクライエントが、援助目的のあるときに結ぶ一過性の**専門的・職業的関係**である。この関係では、契約（エンゲイジメント）の段階で、援助の目的、費用、期間などをあらかじめ設定することが多い。援助者・クライエントの双方が、契約の時点から関係の終結時期を意識することにより、援助目的の達成に向けて**協働**しやすくなる。

［4］「援助の限界点」における関係性

援助関係は、「援助」という目的があるときに成り立つ専門的・職業的関係である。その関係において、援助者は、「援助する者」という立場であるが、万能ではないために、援助をしたくてもできない状況に陥ることがある。その「**援助の限界点**」では、「援助できない者」は、自らの役割を果たすことができないため、その場から逃げることが許される。しかし、そのような場面において、「援助できない者」が、その場から「逃げない」ことを選び取ることにより、何もできない二人が「無力さ」を共有するようになる。この「無力さを共有する関係」では、「人は人のかたわらにいて、あるいは、かたわらにいるだけだからこそ、人を支えることができることもある」という「**人と人との**」関係性が残る[4]。

B. 援助関係の3性質

援助関係は一種類というわけではなく、そこにはいくつかの性質が含まれている。援助関係の研究者であった**坪上宏**（つぼがみひろし）は、援助関係を「**一方的関係**」「**相互的関係**」「**循環的関係**」に分類し、「**援助関係の3性質**」として示した。この3性質は、すべての関係の中に含まれており、どの性質が量的に優位かという捉え方をする[5]。

［1］一方的関係

一方的関係とは、緊急時に見られる関係で、援助者が一方的・専門的に判断し、その判断に基づいてクライエントに働きかける関係である[5]。たとえば、精神科病院（以下、病院）に勤務する精神保健福祉士が、入院したばかりの患者と十分な意思疎通がとれていないにもかかわらず、入院生活に必要な日用品費を確保するために関係機関や家族などに連絡するときのような関係を意味する。こうした傾斜のある力関係では、援助する者の力が強くなる。

［2］相互的関係

　相互的関係とは、援助者とクライエントのそれぞれが共通な関心事の範囲内において、折り合いを求めてかかわり合う関係である[5]。たとえば、病院からの退院支援において、クライエントは一人暮らしを希望し、精神保健福祉士がグループホームを勧める場合、精神保健福祉士が「一人暮らしをするのであれば、生活が軌道に乗るまで週3回デイケアに来ませんか？」と相手の希望を尊重しつつ折り合いをつけるような関係を意味する。相互的関係は、援助場面で最も多く見られる。

［3］循環的関係

　循環的関係とは、援助者とクライエントが、お互いに自分の見方を、相手の見方を通して見直していく関係である[5]。先程の退院支援を例にすれば、クライエントが一人暮らしを希望し、援助者がグループホームを勧める場合、お互いが自分の都合を譲らなければ、同意しているはずの退院自体も前に進まなくなる。このとき援助者が自らの援助方針を一旦横に置き、その方針が相手にどのように受けとめられているのか、相手の立場から理解しようとする。そして、相手の目に映っている自分の姿を想像し、自らの援助場面での態度や方針を見直す。援助者が先に変化することで、クライエントの援助者に対する見方が変わり、援助者への態度なども変化する。このようにお互いが相手に対する見方を変えることで、両者の関係性は変化していく。この循環的関係は、クライエントがもっている力を引きだし、彼らの望む方向への変化を支えるため、質的には最も基本となる。

C. 援助者とクライエントとの立ち位置

　坪上と同じく援助関係の研究者である稲沢公一（いなざわこういち）は、クライエントと援助者との立ち位置を中心に援助関係を「**専門職的関係**」「**ポスト専門職的関係**」「**アンチ専門職的関係**」「**プレ専門職的関係**」の4種類に分類した[4]。

［1］専門職的関係

　専門職的関係では、援助者は、自力で問題を解決することができないクライエントに対して専門的な知識や技術を用いて援助を行う。この関係では、クライエントの抱える問題は、彼らに帰属すると考えるため、介入の対象はクライエントとなる。援助する者である専門職は、問題解決の主体となって介入し、援助される者であるクライエントは、問題を解決してもらう客体になる。この関係では、主体である援助者が力を得やすいため、

援助者は、パターナリズムに陥らないように注意を払う必要がある⁽⁴⁾。

［2］ポスト専門職的関係

ポスト専門職的関係では、変えるべき対象は、クライエントを取り囲む環境であると捉える。援助者は、クライエントとともに環境の改善を目指す。援助者は、彼らの主体性や選択を尊重した対話を重ね、援助方針を決定し、彼らと共に問題解決のプロセスを歩む。この関係では、両者は**パートナー**として横並びの関係性になる。このときの対等性や相互性を重視し、援助目標の達成に向けて**協働**する関係性を**パートナーシップ**という。援助者は、クライエントとともに環境の改善を模索しながらも、彼らが主導的に自分の生活イメージを描いていけるように意識する⁽⁴⁾。

協働関係
ともに主体である援助者とクライエントが、援助目標の達成や問題解決に向けてともに努力する関係を意味する。

［3］アンチ専門職的関係

援助者は、他者であるクライエントのことをわかりきることはできない。彼らの生きる世界（彼らの物語）を知っているのは、彼らだけである。そのため援助者は、彼らのことを知りたいと思い、彼らに教えてもらう**無知の姿勢**をとる。このとき援助者は、物語を知る者であるクライエントから彼らの物語を教えてもらう立場になる⁽⁶⁾。つまり、物語を知る者であるクライエントが、援助者の上に立つという関係性の逆転が生じる。この関係を**アンチ専門職的関係**という⁽⁴⁾。この関係では、援助者は、専門的な知識や理論で彼らの物語を解釈してわかった気になるのではなく、無知の姿勢をとり、彼らの主観的な物語の独自性を尊重する。

［4］プレ専門職的関係

プレ専門職的関係とは、援助者が「友人」として、あるいは単なる「人」としてクライエントと並び立つ関係である。この関係では、変わるべきは社会的な物語（社会のメンバーの多くに共有されている物語）であると考える。社会的な物語とは、社会において「フツウ」「あたりまえ」「当然」と思われていることであり、具体的には、偏見などを意味する。援助者は、クライエントが、自分たちの社会的な物語をどのように捉えているのか知るとともに、援助者自身が「フツウの物語」をどのように捉えているか気づかなければならない。援助者は、2つの捉え方の差に気づき、クライエントの物語を「私たち（クライエントと援助者）の物語」として捉え直す。そして、クライエントとともに不当な「フツウの物語」の変容を目指す。この関係では、クライエントも援助者も社会を変えていく「同志」としての立場になる。プレ専門職的関係は、クライエントと並び立つ

関係としてはポスト専門職関係と同じであるが、変えていく対象が社会的な物語のため、途方もなく時間がかかる。そのため、両者の関係は長期的にあるいは生涯を通じてかかわりあう友人のような関係になる(4)。

D. かかわり

　精神保健福祉士は、クライエントとの関係を「**かかわり**」と呼ぶことがある。**やどかりの里**の創設者である**谷中輝雄**が「かかわりこそが命である」(7)というほど、精神保健福祉士にとって大切なものである。

　谷中は、「かかわり」を「『問題に対処』するための『専門的能力』をあらわすことだけではなく、常に日常生活的なかかわりや、共同体の一員としてのかかわりが要求されてくることから生じてくる。問題解決で終了するものでもない。とすると、従来のワーカー・クライエント関係では説明しきれない部分がある。全人格的なかかわりと、全生活的なかかわりとが同時に両者の間の深い結びつきともなってくるものである」と説明した(8)。

　このように「かかわり」は、援助関係とは異なり、援助という目的により出会った二人が問題を解決した後もつながり続ける関係である。その関係では、問題解決の必要がないため、相手は精神保健福祉士に対して「援助する者」としての役割を求めない。また、その関係には、問題解決というゴールがないため、両者は長期にわたり（場合によっては生涯）つながり続けることになる。

　このように「かかわり」とは、「援助する者とされる者」と「人と人」という2つの関係を併せもつ関係である。

[1] 一緒に行う

　精神保健福祉士は、「かかわり」において、クライエントと一緒に支援計画を作成したりプログラムに参加したりするだけではなく、外出や外食などを「**一緒に行う**」ことを大切にしてきた。

　特に精神障害者に対する公的な福祉サービスが乏しかった1970 ～ 80年時代には、精神障害者と同じ建物のなかで、ともに生活をした**精神医学ソーシャルワーカー**（以下、本節では **PSW** と略す）たちがいた(8)(9)。彼らは、地域で暮らす精神障害者と一緒に食事や雑談をする「ご近所づきあい」(9)や「ごく普通のつきあい」(10)を大切にしていた。こうしたつきあいを重視する PSW のなかには、元クライエントの職場づきあいの練習のために、一緒に居酒屋に行き、お酒を酌み交わす者もいた(11)。このように PSW たちは、一見専門的には見えないことを、クライエントと「一緒に

行う」を通して彼らとの関係性を深めていた。

「一緒に行う」とは、二人が時をともにし、経験を共有し、お互いに主体として感じあうことである。精神保健福祉士は、ともに生活するなかで、面接室では知ることができないクライエントの**ストレングス**（夢や希望など）や**生活のしづらさ**を知り、彼らに対する理解を深める。そして、彼らの力を信じ、あえて**援助することを控える**ことで、彼らが自分で選択して行うことを、かたわらにいて見守るのである。

［2］ 素を見せる

援助者がクライエントに対して自らの情報や価値観などを明らかにすることを**自己開示**という。多くのクライエントは、援助過程を通して、援助者から一方的に情報を聴取される。しかし、クライエントが、援助者の情報を知る機会は乏しい。クライエント側に立てば、援助者についての情報が乏しいなかで、安心して自分の人生に関わる援助を任せることはできない。クライエントは、援助者の自己開示を通して、その姿勢や技量などを知り、相談するに値する人物であるのかを判断する。

クライエントが援助者のプライバシーについて問うことは、彼らの関心が援助者に向いている表れであり、歓迎すべきことである[2]。援助者は、雑談や外出などを「一緒に行う」なかで、ときに意図的に自分の考えや普段の姿などの**素を見せる**。クライエントは、「人」としての援助者に触れることにより、援助者を「人」として信用し、**本音をこぼす**ようになる。このプロセスを通して両者の間に**信頼関係（ラポール）**が醸成される[12]。

［3］ 時熟を待つ

「かかわり」には、時間がかかる[13]。しかし、近年は就労移行支援のように利用期限が決まっていたり、精神科スーパー救急病棟のように規定の入院期間を超えると診療報酬が減算されたりするため、精神保健福祉士が、援助に時間をかけにくい状況になっている。しかし、そうした利用期限は、あくまでも援助側の都合に過ぎない。クライエントが重要な決断をするために必要な時間は、人によって異なる。そのため援助者は、彼らにとって十分な時間をかけてかかわり、その機が熟すタイミング、つまり「**時熟**」を待たなければならない[13]。援助者が、クライエントの時熟を待つことができれば、彼らは、自分のタイミングで自己決定を行うようになる。しかし、援助者が時熟を待てず、自分の都合で介入すれば、クライエントの自己決定は制限され、彼らの自己決定は操作されてしまう。

時熟
胎児が生まれるまでの時間は、胎児にも母親にも必要不可欠の時間である。必要な時間が満ちるタイミングを時熟という。元々ハイデガーが使用した言葉であるが、柏木昭が精神医学ソーシャルワークに取りこみ、クライエントが自己決定するまでに必要なかかわりが熟すことを時熟と表現した。

［4］ つながり続ける

「かかわり」は、援助契約の終了とともに終結する専門的・職業的関係とは異なり、援助契約が終了した後も「**つながり続ける**」関係である。

精神障害は、障害の程度が重くなることもあれば、軽くなることもある可逆性のある障害である。そのため、継続的かつ専門的な援助を必要としない当事者も多い。一方で、可逆性がある障害のため、急に専門的援助が必要になることもある。そうしたときに他者とのつながりがなければ、助けを呼ぶことができず、病状が悪化することもある。このように精神障害者には、常に専門的援助が必要な訳ではないが、いざというときにSOSを出せる緩やかなつながりが必要なのである。

また、精神保健福祉士のなかには、援助契約が終結した後も、元クライエントの様子を見るために、ふらっと会いに行く人がいる。一方、元クライエントのなかにも、精神保健福祉士の勤務先を訪ねてくれたり電話をくれたりする人がいる。また、年に1回の年賀状のやり取りが長く続くこともある。このような「つながり」ができると、お互いに相手のことを気にかけ、いつも一緒でなくても、つながっている感覚を持ち続けることができる。こうした緩やかな「つながり」が、クライエントにとってお守りのような存在になり、彼らの地域生活を陰で支える[12]。

「自立」とは、できることは自分で行い、できないことを他者に頼むことができる力をもつことである[14]。精神保健福祉士は、クライエントのことを「できないことがあれば、他者を頼ることができる」と信じ、クライエントは、「何かあれば頼むことができる」と精神保健福祉士を信じる。お互いに相手のことを信じ、つながっている感覚を持ち続けることで、両者は「人」として支え合いながら生きていく。

［5］ かかわりの意義

精神保健福祉士の実践では、「かかわり」が強調されることが多い。精神保健福祉士に「かかわり」が強く求められる理由について、**長期入院精神障害者**（以下、長期入院者）の**地域移行支援**を例に検討していく。

日本には、入院治療の必要がないにもかかわらず、長期にわたって入院を強いられている長期入院者が存在している。彼らは、援助をする立場である病院の専門職（医師・看護師・精神保健福祉士など）が、適切な治療や支援を行わなかった結果、長期入院という状況に陥っている。彼らは、病棟内での専門職との乏しい関係性の影響により、退院や将来を諦め、自主性を奪われ、怖さと治療への不信を抱くようになる[15]。専門職を信用していない長期入院者は、「退院したい」と思っていても、その思いを専

門職に伝えてくれない。彼らは、退院を期待して専門職から裏切られる経験を積み重ねているため、なかなか本音を表明しない。

　長期入院者の地域移行支援を担う援助者が、彼らから本音を教えてもらうためには、自分がこれまでの専門職と違うことを、口先だけではなく、身をもって示さなければならない。そのために援助者は、自らの役割（地域移行支援）を一旦横におき、ひとりの「人」として彼らと向き合う。そして、援助者は、その姿勢を彼らに示すために、彼らが望むこと（雑談や外出など）を**一緒に行い**、そのなかで自分の思いや姿を彼らに伝える（**自己開示**）。長期入院者は、援助者の素の部分に触れることで、援助者を「人」として信用し、「退院したい」と**本音をこぼす**ようになる。このプロセスのなかで、長期入院者たちは、病院ではできない食べたい料理を選んだり好きなところに行ったりする小さな**自己決定**を積み重ねる。彼らは、自分で決め、その責任も喜びも実感するなかで、長期入院によって奪われた自己決定する力を育てて、退院という大きな自己決定をするに至る。しかし、退院が近づくと、地域生活への不安や心配が頭をもたげてくる。そうしたときに退院支援でかかわった援助者が、退院後も**つながり続ける**ことを保証すること（退院後に一緒にすることの予定を立てる等）で、彼らは不安や心配を抱えながらも退院への一歩を踏み出すようになる[(12)(16)]。

　このように「かかわり」は、一見専門的には見えない。しかし、一見専門的には見えない「**雑用**」にこそ本当に大事なことがある[(5)]と言われるように「かかわり」には、精神保健福祉士の実践に不可欠な暗黙知が含まれており、そこには深い専門性が潜んでいる。

E. 他者であること

　援助者には、他者の苦しみを、共感をもって受けとめることのできる力が求められる。しかし、援助者にとってクライエントは他者である。援助者が、どんなにクライエントの声に耳を傾け、彼らの気持ちに思いを馳せたとしても、彼らと一心同体になることはできない[(2)]。

　一方で、援助者がクライエントと同じように苦しむだけでは、援助することはできない。援助者は、共感をもって受けとめることができる力を有しながらも、彼らとは異なる考え方や感じ方をもつ「**共感する他者**」であるが故に援助を必要とする人に何らかの援助を提供することができる[(17)]。

[1] 相互主体性
　専門職であったとしても、人は他者を理解し尽くすことはできない。人

は、一人ひとりの世界に住んでいるため、自己の主観の範囲内でしか他者のことを理解できないという限界がある[18]。しかし、人は、他者のことを全く理解できない訳ではない。お互いに主体である二人が、一方から他方へ何かが通じたり、双方で何かが通じあったり、分かちあったりする。こうした現象を**間主観的**という[18]。

　たとえば、主体としての援助者が客体である他者（クライエント）が体験している幻聴について、専門的知識に基づき「声は実在しない」と彼らに伝えたところで、主体としての他者（クライエント）には、声が聴こえ続けている。声を聴いている主体（クライエント）の体験を、体験していない他者（援助者）が客観的に解釈して否定することはできない。主体としての援助者は、彼らと時をともにし、彼らが「**今、ここで**」体験していること（幻聴が聴こえてくること）を受け止める。そして、彼らのかたわらにいて彼らが体験していることの証人（**臨在の証人**）となる[18]。一方、主体としてのクライエントは、他者のことが理解できない援助者の思いを受け止める。この関係では、お互いに主体であるとともに客体となる。援助場面では、このような**相互主体性**（お互いが相手を主体として受け止めようとしつつ、受け止め合えたり、受け止められなかったりする関係性）が求められる[19]。

［2］援助者の逸脱

　他者である援助者は、クライエントに対する理解を、時間をかけて深めることはできる。しかし、援助者にとって他者である彼らは、援助者の理解や予想に回収し尽くせない「**半透明な存在**」であり続ける。援助者は、その半透明な存在であるクライエントを可能な限り理解してその透明性を高めようとする極と、全く無関心なままに放置する極の間（許容範囲）において、彼らに対して関心を向けることが許される。援助者が、この許容範囲からの逸脱することを「**援助者の逸脱**」という。この逸脱は、「許容範囲に達していない場合」と「許容範囲を超えている場合」に分類できる[4]。

　「許容範囲に達していない場合」の極端な例として「無関心なままに放置すること」が挙げられる。他者を理解しようとすることは、手間がかかり面倒なことであるが、その面倒を引き受けることが援助者の役割である。そのためクライエントの求めに応じず、無関心なままでいるならば、援助者とはいえない。この「**怠惰に基づく逸脱**」は、援助者として許されないと広く理解されているので表面化することは少ない[4]。

　一方「許容範囲を超えている場合」とは、援助者が、相手を理解しつくしたように扱い、彼らの「他者性」を理解できなくなることである。たと

えば、クライエントの言動を症状や病名で理解したり、パターン化した対応をしたりすることを意味する。こうした援助者の相手の透明度を高めようとする姿勢は、一般的には、熱心で望ましいものとして評価される。そのため、「**善意に基づく逸脱**」は、クライエントが不快に感じていたとしても、援助者が意識できず問題化されにくい[4]。

[3] 加害者性の理解

こうした「善意に基づく逸脱」は、熱心な援助者が起こしやすい。そうした援助者は、クライエントのことをわかった気になっているため、彼らに教えてもらう無知の姿勢を取りにくく、自らの考える方向で、彼らの生活を整えようとする。そのような援助者は、自らの提案の受け入れをほのめかしたり、援助からの撤退を示唆したりすることで、彼らの**自己決定を操作**しようとする[20]。

こうした「援助者の逸脱」の一例が**Y問題**である。Y問題において、PSWは法に触れる行為はしていなかった。しかし、PSWが、Y氏に直接会わないままに、許容範囲を超えて彼を理解した気になった結果、不当な強制入院を引き起こした。PSWは、この経験からクライエントとの「ここで、今」の「かかわり」を大切にするようになった。

Y問題
➡ p.141 第5章1節

しかし、近年、精神保健福祉士の業務が法律や診療報酬に位置づけられたことにより、精神保健福祉士の業務量の増加し、クライエントと直接かかわることができない状況が生じている。そのため、実際にかかわる場面を超えて利用者の生活の連続性を思い描く俯瞰的な「かかわり」を原点において業務を行うことが強調されている[21]。PSWは、Y問題を経て、クライエントと直接かかわり、共に過ごすなかで、時間をかけて相手を理解するようになったが[13]、その「かかわり」は危機に瀕している。

精神保健福祉士の所属する機関は、非自発的入院や精神保健観察に代表されるように精神障害者の権利を制限・侵害する機関でもある。精神保健福祉士が、自らの権威性と業務に潜む加害者性を認識できなければ、クライエントに対する権利侵害を繰り返すことになる。そのためにも、精神保健福祉士には、クライエントと直接かかわる中で、相手との関係性を点検する姿勢が求められる。

F. これからの関係性

これまで見てきたように精神保健福祉士の実践の場では、援助関係が終結しても、元クライエントとの関係が終わらないことが多い。アフターフ

ォローとして契約終了後もかかわったり、ピアスタッフとなった元利用者と一緒に働いたりすることがある。そうした場面では、明確な援助関係はないが、「かかわり」は存在する。

　日本では、長年にわたり精神障害者は医療の対象とされ、公的な障害福祉サービスの対象とはならなかった。そのため、病院PSWや精神障害者家族が中間宿舎や作業所を開設し、業務や役割を超えて生活支援を展開してきた。その結果、状況を変えるために、援助する者とされる者が、お互いの立場性を超えてかかわり合う関係性が生まれた。

　欧米では、精神障害者の地域生活を継続的に支援するためにケアマネジメントが生まれ、そのなかでクライエントとの関係性が重視されるようになった。**ACT**におけるクライエントとの関係づくりでは、援助者が、彼らと一緒にお茶を飲んだりレジャー活動に参加したりすることが行われている[22]。**ストレングスモデル**の関係づくりにおいても、お互いをよく知るためにともに余暇を過ごすこと、「普通の友好関係」を築くことが推奨されている[23]。このように「一緒に行う」ことによって関係を築くことは、**EBP**においても重視されている。

　また、公共サービスの提供者（専門職）と利用者（クライエント）が、サービスの提供や改善に対等な立場で関与する**コ・プロダクション**においても、「共にする」ことが重視されている。共にするためには、専門職だけで通用する言葉遣いを変えたり、専門職がこれまでしてきたことを見直したりすることが求められる[24]。そのプロセスのなかで、専門職は、自らの権力性を実感するとともに、自分が無自覚に帰属していた集団や社会の価値観（フツウの物語など）に向き合うことになる[4]。

　これからの精神保健福祉士は、「援助する者とされる者」の関係性に留まることは許されない。精神保健福祉士は、クライエントと「一緒に行う」ことを通して援助関係に潜む権力性を自覚し、自らの価値観やアイデンティティに向き合い、彼らと私を取り囲む問題の解決に向けてクライエントとともに立ち向かうことが求められる。

注）
(1) 稲沢公一「援助者は『友人』たりうるのか」古川孝順・岩崎晋也・稲沢公一・児島亜紀子著『援助するということ—社会福祉実践を支える価値規範を問う』有斐閣，2002，pp.135-208.
(2) 尾崎新『ケースワークの臨床技法—「援助関係」と「逆転移」の活用』誠信書房，1994.
(3) バイステック，F. P. 著／尾崎新・福田俊子・原田和幸訳『ケースワークの原則』誠信書房，2006.
(4) 稲沢公一『援助関係論入門—「人と人との」関係性』有斐閣アルマ，有斐閣，

ACT: Assertive Community Treatment
包括型地域生活支援プログラム
➡ p.62 第3章1節C

EBP: Evidence Based Practice
臨床における根拠に基づいた実践。

コ・プロダクション
Co-production
共同創造、共創、協働などと訳される。

2017.

(5) 坪上宏『援助関係論を目指して―坪上宏の世界』やどかり出版，1998.

(6) アンダーソン，H., &グーリシャン，H.「クライエントこそ専門家である」マクナミー，S., &ガーゲン，K. J. 編／野口裕二・野村直樹訳『ナラティヴ・セラピー――社会構成主義の実践』遠見書房，2014，pp.43-64.

(7) 谷中輝雄『かかわり』谷中輝雄論稿集Ⅱ，やどかり出版，1993.

(8) 荒田稔「共に生活して」谷中輝雄・藤井達也編『心のネットワークづくり』松籟社，1988，pp.75-81.

(9) 向谷地生良『統合失調症を持つ人への援助論―人とのつながりをとりもどすために』金剛出版，2009.

(10) 谷中輝雄「早川進とやどかりの里」坪上宏・谷中輝雄編著『あたりまえの生活PSW の哲学的基礎―早川進の世界』やどかり出版，1995，pp.5-83.

(11) 助川征雄『ふたりぼっち―精神科ソーシャルワーカーからの手紙』万葉社，2015.

(12) 國重智宏「長期入院精神障害者の退院支援における相談支援事業に勤務する精神保健福祉士の『かかわり』のプロセス」『社会福祉学』59（4），2019，pp.30-40.

(13) 柏木昭・佐々木敏明・荒田寛『ソーシャルワーク協働の思想―“クリネー”から“トポス”へ』2010，へるす出版.

(14) 白石弘巳『ころがって、つながる』やどかり出版，2018.

(15) 杉原努「精神科病院長期入院者の退院に至る変化に関する研究」『臨床心理学部研究報告』(9)，2016，pp.3-16.

(16) 國重智宏・吉田光爾「長期入院精神障害者の地域移行支援における　相談支援専門員の『かかわり』」『精神障害とリハビリテーション』25 (1)，2021，pp.69-77.

(17) 窪田暁子『福祉援助の臨床』誠信書房，2013.

(18) 早川進・谷中輝雄『流れゆく苦悩』やどかり出版，1984.

(19) 鯨岡峻『ひとがひとをわかるということ―間主観性と相互主体性』ミネルヴァ書房，2016.

(20) 尾崎新「自己決定を尊重する現場の力」尾崎新編『「現場」のちから』誠信書房，2002，pp.126-152.

(21) 公益社団法人日本精神保健福祉士協会「精神保健福祉士業務指針」委員会編『精神保健福祉士業務指針（第3版)』日本精神保健福祉士協会，2020.

(22) Killaspy H, Johnson S, Pierce B, et al. Successful engagement: A mixed methods study of the approaches of assertive community treatment and community mental health teams in the REACT trial. *Social Psychiatry Psychiatric Epidemiology*, 44, 2009, pp.532-540.

(23) ラップ，C. A. &ゴスチャ，R. J. 著／田中英樹監訳『ストレングスモデル―リカバリー志向の精神保健福祉サービス（第3版)』金剛出版，2014.

(24) 宮本有紀・小川亮「コ・プロダクション（共同創造）は英国の精神保健医療福祉施策にどのように位置づけられたか」『響きあう街で』(87)，2019，pp.11-16.

▌理解を深めるための参考文献
●稲沢公一 『援助関係論入門―「人と人との」関係性』有斐閣アルマ，2017.

「人を助ける」ことの意味を考えながら、「助ける人」と「助けられる人」との関係である援助関係と、その関係を支える「人と人との」関係性についてわかりやすく説明されている。援助や援助者の立ち位置について考えを深めることができる。

共同創造の精神保健改革を目指して

公益社団法人 やどかりの里　理事長　増田一世

精神疾患を発症しても地域で治療や必要な支援を受けることが、世界の当たり前だ。しかし、日本の精神科病床は世界の中で群を抜いて多いまま。精神科医療の抜本的改革が求められている。筆者らは、OECD諸国の中で日本に次いで民間の精神科病床が多く、精神保健改革が遅れていたベルギーで、2000年代から改革が進んでいることに関心を持ち、2018年2月にベルギーの精神保健改革について視察する機会を得た。その後、視察団有志ときょうされん精神障害部会で実行委員会を組織し、2019年・2021年にベルギーの精神保健改革を学ぶセミナー等を企画運営してきた。

視察準備やベルギーでの視察、その後の学習を重ねる中で「**共同創造**」(Co-production)[(1)]という考え方、取組みに着目するようになった。ベルギーの精神保健改革は、2010年に制定された**プシ107条**[(2)]によって、大きく前進していく。この改革ビジョンの基本には、**リカバリーとコ・プロダクション（共同創造）**がある。患者は可能な限り地域生活を継続しながら治療を受け、患者は積極的に自身の治療に参加し、症状の軽減ではなく、患者のもつ価値観を実現する「**リカバリー**」を目指す。そして、精神科病院が自主的に病床を削減し、モバイルチームに転換し、病棟にいた従事者が地域に出ていくことになった。

ベルギーの精神保健改革はまだ道半ばだという。改革会議が継続され、全国に70人の患者代表がいる。ベルギーの人口は約1100万人で日本の10分の1とすれば、日本では700人の患者代表がいることになる。ベルギーでは、治療関係だけでなく、地方や国の制度を検討する際にも「共同創造」が徹底されている。当事者や家族の体験に基づく専門性が尊重され、当事者・家族と専門職は対等な関係を築き、精神保健改革に重要な役割を果たす。

日本では、2004（平成16）年に厚労省が発表した「**精神保健医療福祉の改革ビジョン**」[(3)]以降、数多くの精神保健に関する検討会等が開かれてきたが、当事者・家族がそれぞれ1人〜2人という状況だ。共同創造には程遠く、多数の専門職と少数の当事者・家族、対等な関係性での審議は難しい。

障害者権利条約（日本は2014年に批准）は「私たち抜きに私たちのことを決めるな」を基本に策定された。専門職は当事者・家族から学び、当事者・家族の専門性を生かして、当事者・家族と専門職との対等性を構築する。まずは相互理解と信頼関係の樹立、そして「対話」に基づく「同意形成」が重要だ。同意までのプロセスこそ大切にされなければならない。

注）
(1) 公共サービスを変革する力があり、対等な参加を促進する。サービス利用者と専門家の対等性・相互性があることが基本原則。
(2) ベルギーの5つの政府が合意し、「精神保健の将来政策についての共同宣言」が行われ、制定されたのが107条「病院及びその他の保健ケア施設についての統合的な法」である。
(3) 精神保健医療福祉改革の基本的な考え方を示し、受け入れ条件が整えば退院可能な人7万人と明記した。

第6章 「精神保健福祉士」の機能と役割

精神保健福祉士法の誕生と構成について学び、身につけるべき職業倫理について理解を深める。さらに、精神保健福祉士の業務の特性について知識を得たうえで、多岐にわたる職場で多様な業務をおこなっていることを具体的に理解する。精神保健福祉士の拠り所である業務指針について学び、多様な現場で支援をおこなう精神保健福祉士の機能や役割を理解する。

1

社会福祉士とは別に国家資格化されることとなった背景を知るとともに、精神保健福祉士法の特に重要な条文について学び、精神保健福祉士のあるべき姿や支援に臨む姿勢を理解する。

2

精神保健福祉士が活躍するさまざまな職場における業務内容と、そこで必要とされる精神保健福祉に関する専門性とソーシャルワークの視点について学ぶ。

3

精神保健福祉士は、価値に基づく専門職である。その価値を文章化したものが倫理綱領である。精神保健福祉士は、倫理綱領に立ち戻りながら、自らの役割や存在意義を深めていく。

4

精神保健福祉士の業務特性について「業務指針（第3版）」を参考に理解を深める。業務を捉えるための専門的な視点や連携の在り方について事例をもとに実践面、理論面から学習する。

5

「精神保健福祉士業務指針」の策定・改訂の経緯と概要を概観し、精神保健福祉士の専門性を示したソーシャルワーク実践としての業務の構成要素と内容、展開について理解する。

1. 精神保健福祉士法

A. 精神保健福祉士法制定と改定の経緯

　本節では、精神保健福祉士法制定までの経緯を整理するとともに、これまでに行われた改定とその背景について学ぶ。精神保健福祉士は、精神保健領域において相談援助業務をおこなうソーシャルワーカーの国家資格として誕生した。精神障害者を主な支援対象としたソーシャルワーカーの国家資格は長らく望まれてきたものの、制定までの道のりにはさまざまな困難があった。精神保健福祉士を目指す読者には、先達の国家資格化への思いと資格化に向けた動きも十分に理解してほしい。加えて、国家資格化の原動力となったのは、精神障害のある当事者やそのご家族の声であったことも知ったうえで、精神保健福祉士を目指してほしい。

　精神保健福祉士法は、1997（平成9）年の第141国会において全党一致で可決成立し、1998（平成10）年4月1日に施行された。1999（平成11）年1月に第1回の国家試験が実施され、初めての**精神保健福祉士**が誕生した。すでに、同じソーシャルワーカーの国家資格としては**社会福祉士**が誕生し、各地での活動が定着しつつあった。社会福祉士と精神保健福祉士は、同じくソーシャルワークを学問的、実践的基盤とする国家資格である。それ故に、精神保健福祉を専門とするソーシャルワーカーが、社会福祉士とは別に国家資格化されることに対しては、さまざまな立場から議論があった。しかし、社会福祉士の支援対象から当初は保健や医療の領域が外されていたため、精神疾患を持つ方や精神障害者を対象としたソーシャルワーカーの国家資格化が必要とされた。

　背景には、何よりも諸外国から大きく立ち遅れた日本の精神医療において、特に精神科長期入院者の社会復帰と地域生活支援をおこなう人材の確保、養成が必要とされていたことがある。さらに「**全国精神障害者家族会連合会**」の賛同、支援が資格化に当たって重要な役割を果たした[1][2]。

　精神保健福祉士法が施行されて以降も、何度か法改正がなされている。2019（令和元）年改正では、3条の**欠格条項**が変更となった。それまで、成年被後見人等は精神保健福祉士となることができず、精神保健福祉士が**成年被後見人等**に該当する場合には、厚生労働大臣はその登録を取り消さなければならないとされていた。しかし、令和元年の法改正によって、

欠格条項
憲法や法律における欠格条項とは、資格を得ることができないと判断される事由のことである。その事由があることにより資格が与えられない絶対的欠格条項と、程度により資格が与えられる相対的欠格条項がある。

成年被後見人等
障害等の理由により、正しい判断などをおこなうことが困難であるために、後見人等（後見人、保佐人、補助人）の支援を受けている人をいう。

「心身の故障により精神保健福祉士の業務を適正に行うことができない者として厚生労働省令で定めるもの」と変更されている。その他の改正については、主なものを次項で精神保健福祉士法の概要とともに示す。

B. 精神保健福祉士法の概要

精神保健福祉士法
精神保健福祉士法の全文は、第8巻『ソーシャルワークの実習・実習指導』の資料編を参照。

ここでは、精神保健福祉士法について基本的な内容を理解する。精神保健福祉士法は、**表6-1-1**に示すように5つの章と附則で構成されている。

表6-1-1　精神保健福祉士法の構成

第1章（総則）	第1条〜第3条（目的、定義、欠格事由）
第2章（試験）	第4条〜第27条（試験の実施、受験資格）等
第3章（登録）	第28条〜第38条（登録、精神保健福祉士登録証）等
第4章（義務等）	第38条の2〜第43条 （誠実義務、信用失墜行為の禁止、秘密保持、連携等）等
第5章（罰則）	第44条〜第48条（規定違反による懲役や罰金）等

［1］法の目的

> （目的）
> **第1条**　この法律は、精神保健福祉士の資格を定めて、その業務の適正を図り、もって精神保健の向上及び精神障害者の福祉の増進に寄与することを目的とする。

精神保健福祉士は、精神障害者の社会復帰を促進するために必要とされた背景がある。また、精神障害者だけを対象にするのではなく、国民の精神保健の向上にも寄与する専門職であることを理解しておきたい。

［2］定義

> （定義）
> **第2条**　この法律において「精神保健福祉士」とは、第28条の登録を受け、精神保健福祉士の名称を用いて、精神障害者の保健及び福祉に関する専門的知識及び技術をもって、精神科病院その他の医療施設において精神障害の医療を受け、又は精神障害者の社会復帰の促進を図ることを目的とする施設を利用している者の**地域相談支援**（障害者の日常生活及び社会生活を総合的に支援するための法律（平成17年法律第123号）第5条第18項に規定する地域相談支援をいう。第41条第1項において同じ。）の利用に関する相談その他の社会復帰に関する相談に応じ、助言、指導、日常生活への適応のために必要な訓練その他の援助を行うこと（以下「相談援助」という。）を業とする者をいう。

第1章2条では、「精神保健福祉士」が定義されている。28条に定められた**精神保健福祉士登録簿**への登録を行ったうえで精神保健福祉士の名称を使い、精神障害者の保健および福祉に関する専門的知識を持つことが定められている。その支援対象としては、精神科病院やその他の医療施設において精神障害の医療を受けている人や、精神障害者の社会復帰の促進を目的とした機関の利用者とされている。それらの方々に対し、**障害者総合支援法**の地域相談支援の利用に関する相談や、その他の社会復帰に関する相談に応じ、助言や指導、必要な訓練等を行うこととされている。

なお、太字の部分については、障害者総合支援法施行にともない、2010（平成22）年改正で追加された内容である。精神科病院等で医療を受ける人だけでなく、社会復帰を目的とする施設の利用者や、障害者総合支援法に規定された各種サービスの利用者が支援対象になっていることが理解できるであろう。

［3］義務規定

第4章には、「義務等」として「誠実義務」、「信用失墜行為の禁止」、「秘密保持義務」、「連携等」、「資質向上の責務」、「名称の使用制限」等、精神保健福祉士に課されている義務や責務、禁止行為等が定められており、いずれも重要なものである。なお、「誠実義務」と「資質向上の責務」は2010（平成22）年改正で追加された。

「名称の使用制限」については、精神保健福祉士は「**名称独占資格**」であり、42条において「精神保健福祉士でない者は、精神保健福祉士という名称を使用してはならない。」と規定されている。

他、主なものについては［4］以降で説明する。

［4］誠実義務

（誠実義務）
第38条の2　精神保健福祉士は、その担当する者が個人の尊厳を保持し、自立した生活を営むことができるよう、常にその者の立場に立って、誠実にその業務を行わなければならない。

精神保健福祉士は、担当する当事者の尊厳を守ることや、当事者の自立した生活のために、当事者の立場に立ちながら誠実に支援を行うことが義務として課せられている。支援が当事者の意向を汲んだものになっているか、実は精神保健福祉士の思う方向に向けようとしていないか、効率や便利さを求めてしまっていないか、自身が所属する組織の都合を優先させて

障害者総合支援法
正式名称は、「障害者の日常生活及び社会生活を総合的に支援するための法律」。

名称独占資格
ある特定の業務をおこなううえで、資格を持つ人だけがその名称を名乗ることができる資格であり、精神保健福祉士や社会福祉士はこれに該当する。また、業務独占資格とは、資格を持つ人だけがある特定の業務をおこなうことができる資格であり、医師や看護師がこれに該当する。

いないかなど、自己点検をしながら支援を進める。

［5］信用失墜行為の禁止

> （信用失墜行為の禁止）
> **第39条**　精神保健福祉士は、精神保健福祉士の信用を傷つけるような行為をしてはならない。

　第4章39条では、精神保健福祉士の信用を傷つけるような行為を禁止している。精神保健福祉士は、支援対象である当事者や家族等の関係者、または国民に対して信頼される立場である必要がある。

　信用失墜行為の例としては、業務に関連して罪を犯すことや、業務の対価として当事者に不当報酬を請求し、多大な経済的負担を生じさせること、あるいは素行不良など、精神保健福祉士の信用や名誉等を失墜させる行為がある。これらの行為を行った場合には、32条2項により、「厚生労働大臣は、精神保健福祉士が39条、40条又は41条2項の規定に違反したときは、その登録を取り消し、又は期間を定めて精神保健福祉士の名称の使用の停止を命ずることができる。」とされている。

［6］秘密保持義務（第40条）

> （秘密保持義務）
> **第40条**　精神保健福祉士は、正当な理由がなく、その業務に関して知り得た人の秘密を漏らしてはならない。精神保健福祉士でなくなった後においても、同様とする。

　第4章40条では、精神保健福祉士の**秘密保持義務**として、正当な理由がないにもかかわらず、自らの業務上知りえた人の秘密を漏らしてはならないと定められている。この義務は、精神保健福祉士として勤務している期間や資格を保持している期間だけではなく、たとえ精神保健福祉士でなくなった後であっても課せられている。

　秘密保持義務に違反した場合には、44条により懲役や罰金を科されることに加え、32条2項により資格登録の取り消しや名称の使用停止処分となる。

> **第32条2項**　厚生労働大臣は、精神保健福祉士が第39条、第40条又は第41条第2項の規定に違反したときは、その登録を取り消し、又は期間を定めて精神保健福祉士の名称の使用の停止を命ずることができる。

> **第44条**　第40条の規定に違反した者は、1年以下の懲役又は30万円以下の罰金に処する。

［7］連携等

第4章41条は、精神保健福祉士がおこなう機関や他職種との**連携**に関する義務が規定されている。

精神保健福祉士が担当する当事者に対し、保健医療サービスや障害者総合支援法に規定されたサービス、その他のサービスが密接に連携した体制をつくり、その体制のもとで、総合的で適切に提供されるように、サービス提供者や関係者との連携を保たなければならないとされている。

また、41条2項では、精神保健福祉士が業務を担当する精神障害者に主治医がいる場合には、主治医から指導を受けなければならないとされている。**指導**とは、支援対象者の主治医から当事者の精神疾患の状態や治療の計画等の助言を受けることを指し、それらを得ることにより、医学的に必要な配慮を行いながらも、支援のよりよい方法や進め方を決めることができる。支援（**相談援助**）の内容に関しては、精神保健福祉士の専門性の範囲であり、主治医に拘束されることはない。精神保健福祉士の裁量により当事者の支援にあたることができる。この点は、医師の「指示」を受けなければならない**看護師**や**作業療法士**等の診療補助職との大きな違いである。

看護師
看護師は、「保健師助産師看護師法」を根拠法とし、診療補助や療養上の世話等がその役割として規定されている。

作業療法士
作業療法士は、「理学療法士及び作業療法士法」を根拠法とし、日常生活や社会参加、就労のための作業能力の評価や改善等の役割が規定されている。

［8］資質向上の責務

第4章41条の2では、精神保健福祉士が相談援助に関する知識と技術の向上に努める責務が明記されている。精神科医療や精神障害者の福祉を取り巻く環境の変化、それらに伴う業務内容の変化に適応するためであるとされている。法律や事業、サービスは常に変化し、地域独自の支援サービスなども存在する。当事者の不利益にならないよう、最新の情報を取り

入れるだけでなく、精神保健福祉士自身がその内容を十分に理解しておく必要がある。

また、情報や知識のみをアップデートしたとしても、相談支援に関する技術が伴わなければ、やはり当事者の不利益となる。職場内の精神保健福祉士や他職種、他機関スタッフと意見交換を実施したり、機関内外の**スーパービジョンに参加する**などの経験を持ちながら自身の実践を振り返ることも必要である。所属機関のある地域や、日本精神保健福祉士協会、各都道府県の精神保健福祉士協会などが開催する研修会等に参加することも有意義である。

なお、資質向上の責務に違反した場合には、資格登録の取り消しや名称の使用停止が課せられることとなる。資格を取得することを目的化するのではなく、より良い支援を提供できるように常に研鑽（けんさん）を積むことが大切である。

C. 社会福祉士及び介護福祉士法と精神保健福祉士法との関係

先述の通り、精神保健福祉士以前に、「**社会福祉士及び介護福祉士法**」により社会福祉士が誕生している。社会福祉士は「社会福祉士及び介護福祉士法」の2条に、定義が規定されている。

> （定義）
> **第2条**　この法律において「社会福祉士」とは、第28条の登録を受け、社会福祉士の名称を用いて、専門的知識及び技術をもつて、身体上若しくは精神上の障害があること又は環境上の理由により日常生活を営むのに支障がある者の福祉に関する相談に応じ、助言、指導、福祉サービスを提供する者又は医師その他の保健医療サービスを提供する者その他の関係者（第47条において「福祉サービス関係者等」という。）との連絡及び調整その他の援助を行うこと（第7条及び第47条の2において「相談援助」という。）を業とする者をいう。

精神疾患を持つ人や精神障害者に関しては、社会福祉士は日常生活上の相談に応じることや、助言や指導を行うこと、サービス提供者との連携などがその業務となっている。一方、精神保健福祉士は精神障害者の日常生活上の相談のみならず、社会復帰の促進やそのために必要な訓練、援助を行うこととされている。精神障害者は、精神疾患を持つ医療のユーザーでもあり、精神科医療や医療関係者との連携も不可欠となる。

社会福祉士と精神保健福祉士の基盤は**ソーシャルワーク**であり、どちらも**ソーシャルワーカー**である。それ故に資格の統一化を推奨する意見もある。しかしながら、精神保健福祉士が国家資格化された理由や背景を振り返ると、日本の精神医療や精神保健福祉が劇的に改善されたとは到底いえ

スーパービジョン
「管理、支持、教育という3機能を提供することにより実践家の社会化の過程を含む、専門職養成の過程」（福山2005）である。スーパービジョンをおこなうスーパーバイザー、スーパービジョンを受けるスーパーバイジーが協働的関係を構築して実施される。スーパービジョンには、個人スーパービジョン、グループスーパービジョン、ピアスーパービジョンなどがある。いずれもソーシャルワーカーの専門性の向上のために行われるものである。

社会的入院
　「社会的要因により退院できないまま長期にわたる入院を継続している」[3]状態を指す。社会的要因とは、制度やサービスの不足や未整備、適切で十分な支援が受けられないなどにより生じる。

ない。**社会的入院**の解消が喫緊の課題であるといわれながらも、もう数十年が経過している。それにもかかわらず、精神科病院には今も長期にわたる入院を余儀なくされている方々が数多く残されている状況がある。また、精神科病院から地域生活への移行を果たす人をはじめ、高齢精神障害者や認知症、精神的不調により休職を余儀なくされる人びと、自殺企図者や依存症者の支援など、精神保健福祉士が必要とされる状況にある。残念ながら、精神保健福祉に関する課題や求められる役割は増え続ける一方であり、精神保健福祉士の使命は多く残されている。このような状況の中でソーシャルワーカー資格の統一に向けた動きを加速させる必要があるのか、議論が必要となるところである。

　一方で、家庭や家族内の複数の人が複数の課題を抱えることが増え、いわゆる「8050問題」や「多問題家族」と称される家庭への包括的な支援が求められるようになっている。社会福祉士と精神保健福祉士には、専門性と独自性を生かしながら、相互に連携して支援を行うことが求められている。

注)

(1)　大野和男「精神保健福祉士の役割—精神保健福祉士法の意味するもの—」『公衆衛生研究』47（2），1998，pp.89-95.

(2)　篠崎英夫「精神保健福祉士法制定の経緯から」『精神神経学雑誌』111（10），2009，p.1280.

(3)　古屋龍太『精神科病院脱施設化論—長期在院患者の歴史と現況、地域移行支援の理念と課題』批評社，2015.

▌理解を深めるための参考文献

●古屋龍太・西澤利朗・大塚淳子責任編集『特集：PSW の〈終焉〉—精神保健福祉士の現在』精神医療（第4次）95号，批評社，2019.
　国家資格化以降、求められる業務範囲や職務内容、価値も変化する中で、精神保健福祉士とは何に向き合う専門職なのかを自問する一冊。

2. 精神保健福祉士の職場・職域・配置状況

A. 医療（病院・診療所）

[1] 病院

(1) 精神科病院

精神保健福祉士が1997（平成9）年の精神保健福祉士法で国家資格になる以前は、**精神科ソーシャルワーカー（PSW）**として、主に精神科病院における医療チームの一員として業務を行っていた。現在の精神保健福祉士の成り立ちの基本となる活動は精神科病院から始まっている。

精神保健福祉士は、医療の専門職の中で福祉の専門性を生かすことが求められているが、医療機関は医師を頂点としたヒエラルキーの形で運営されていることが多い。精神保健福祉士法41条2項では、「精神保健福祉士は、その業務を行うに当たって精神障害者に主治の医師があるときは、その指導を受けなければならない。」とされており、精神保健福祉士は医療機関において、医師の指示ではなく、**指導**を受けてその職責を行う立場にある。この規定により、医療の中にあっても患者を「生活者」として捉えるソーシャルワークの視点をもつ、福祉専門職としての独自性を発揮することが可能になる。

また、大切なのはソーシャルワーカーとしての**権利擁護**の視点である。精神医療現場では、**措置入院**や**医療保護入院**など本人の意思によらない入院制度や身体的拘束など、精神障害者の人権侵害が起こる可能性のある現行法によるシステムが現存している。人権を意識した福祉の専門職が医療機関の中にいる意義は大きい。そして、長期入院の問題は精神科病院では避けては通れない課題である。長期入院の問題は人権に関わる問題であるということを意識し、組織への働きかけ、本人への働きかけ、家族や受け入れる地域への働きかけなど、権利擁護の視点に立った支援を展開していくことが望まれる。

精神保健福祉士は、医療機関のさまざまな場面で活躍している。入退院の相談支援や外来時の相談、デイケアやナイトケアでの支援、訪問看護、家族相談や家族支援、当事者グループ活動への支援など、医療機関によって役割はさまざまである。特に、患者がようやく治療につながったという場合などは、家族は疲弊しきっていることが多い。そのため、家族へのね

精神科ソーシャルワーカー
PSW: Psychiatric
Social Worker

指導
医療現場におけるヒエラルキーにおいて、他の医療職は指示（命令）により業務を行うが、精神保健福祉士は指導（教育的な意味合いで導かれる）により業務を行う。
➡ p.192 第6章1節

■■■■■■■■

総合病院
現在は、多数の診療科を
有する大病院の総称とし
て使われている。1996
（平成 8）年の医療法の
改正により、法律上の名
称としては廃止された。

ぎらいや家族の不安などに寄り添う姿勢も必要である。

(2) 総合病院等

　総合病院や大学病院では、精神科の病床を有している場合や外来診療を行っていることがある。精神保健福祉士として、精神科のみを担当することもあるが、広く医療ソーシャルワーカーとしてかかわる中で精神科を利用している患者を担当するという場合もある。また、精神科が無い場合でも、日頃の支援の中で精神疾患が疑われる人への支援や家族の中に精神疾患を抱える人がいる場合などもある。そのような際には、本人を精神科の治療に結びつけることも必要となり、総合病院などにおいても精神保健福祉士としての知識が求められることがある。

［2］診療所

　精神科診療所（クリニック）はその規模により、必ずしも精神保健福祉士が配置されていないこともある。しかし、それまで入院していた通院に時間のかかる精神科病院ではなく、近隣で利用しやすい精神科診療所は、地域で重度の精神障害者を支える際の拠点となることも多い。生活の場と近い精神科診療所の精神保健福祉士は、患者の生活をより近くで見ることができる。医療と生活を結びつけながら支援ができることが、精神科診療所の精神保健福祉士の利点であるといえよう。

　精神科診療所には、医師の診察のほかに、デイケアの運営や、生活の困りごとに対する精神保健福祉士などによる相談支援、訪問看護などさまざまな機能をもつところもある。リワークを専門にしたデイケアや若年の発達障害に特化したもの、認知症高齢者を対象としたものなど多様性もあり、地域で精神障害者を支える役割とともに、地域住民のメンタルヘルスの課題に対応できるのも精神科診療所の役割であるといえる。

B. 福祉（障害福祉サービス等事業所）

［1］生活介護

　生活介護（障害者総合支援法 5 条 7 項）は、常に介護を必要とする利用者に対し、入浴、排せつ、食事の介護等の支援を日中提供する。また、創作的活動・生産活動の機会を提供して社会参加を促す。主に知的障害や身体障害、医療的なケアを必要とする重症心身障害者を対象としている。利用者の中には精神障害を重複していることもあり、精神保健福祉士としては、精神科医療との連携や精神科に関わる薬の知識などでその専門性を生かすことが可能である。

［2］自立訓練（生活訓練）

　自立訓練（生活訓練）（障害者総合支援法 5 条 12 項）は、精神科病院を退院した人などを対象に地域生活を送るため、能力の維持・向上を図るサービスである。通所を基本とするが、**個別支援計画**によっては訪問によるサービス提供や、宿泊型の利用も可能である。基本は 24 ヵ月が期限とされているが、精神科病院に長期に入院していた場合などは 36 ヵ月の利用が可能である。**地域移行・地域定着支援**の際に活用される障害福祉サービスであり、精神保健福祉士として、精神障害者に特化したプログラムを検討することが望まれる。

　また、特別支援学校を卒業した知的障害者を対象とした自立訓練（生活訓練）や肢体不自由者を対象とした自立訓練（機能訓練）もある。

［3］就労移行支援・就労定着支援

　就労移行支援（障害者総合支援法 5 条 13 項）は、一般企業などへの就労を希望する障害者を対象に、就労に必要な知識の習得や能力の向上のために必要な訓練を行う。就労移行を目的とするため、65 歳未満と年齢制限がある。個々の適性に応じた就労に向けて履歴書の作成や面接のための訓練、実際の職場を訪問するなど就労に関するさまざまな支援を実施する。利用条件は 24 ヵ月である。

　精神障害の場合、それまでの就労経験の有無なども踏まえた支援が必要になってくる。また、症状に波があるため、症状が悪化した際の対応の仕方（クライシスプラン）などリスクマネジメントを図ることも一般就労に向けては重要な課題となる。

　就労定着支援（障害者総合支援法 5 条 15 項）は、就労後のさまざまな課題に対し、就労の継続が可能となるような支援を行う。就労を継続する中で、訓練中には見えていなかった生活の課題などが現れることがある。そのような課題に対し、就労継続が可能になるよう職員による企業・自宅などへの訪問や利用者の来所による支援などさまざまな方法で実施される。

　利用期間は最大 3 年間で、その後の支援は**障害者就業・生活支援センター**などへ引き継がれる。

障害者就業・生活支援センター
障害者の生活する地域において、就業と生活の両面について相談・支援を行う支援機関である。

［4］就労継続支援 A 型

　就労継続支援 A 型（障害者総合支援法 5 条 14 項）は、就労を通して社会参加をするサービスで、事業者と雇用契約を結ぶ。利用者は、一般就労に結びつかない障害者ではあるが、本人の希望などがあれば、一般就労に向けて支援を行っていく。雇用契約を結ぶため、年齢制限は 65 歳となっ

ているが、利用期間に制限はない。年齢制限については、自治体によって差もあるため、利用に際しては本人の意向だけではなく、確認を行う必要がある。

　精神障害の場合、就労のための技術はあっても、人間関係の構築に課題があったり、無理が重なり体調を崩すことなどもある。就労継続支援A型のように、雇用契約は結ぶが、支援者がいる環境での就労を望む人たちもいるため、必ずしもすべての利用者が一般就労に向けたステップアップとしては利用していない。就労移行支援に結びつけるかについては、本人の意思確認が重要である。

［5］就労継続支援B型

　就労継続支援B型（障害者総合支援法5条14項）は、就労の機会などを通じて社会参加を行ったり、就労に関する知識を得るなど、能力の向上や維持を行うことを目的とした施設。雇用契約は結ばないが、作業内容などによって工賃が支払われる。年齢による制限や利用期間の制限はない。作業のみではなく、レクリエーションなどを行うこともあるが、あくまでも就労のための作業が中心の事業所である。

　就労継続支援B型は、活動内容の幅が一番大きく、利用者層に合わせた利用が可能になっていて、利用目的も個々の利用者により違いが大きいことが特徴である。

［6］自立生活援助

　自立生活援助（障害者総合支援法5条16項）は、障害者支援施設やグループホーム、精神科病院などから地域移行した一人暮らしの障害者を対象に実施される。長期の入院などにより、生活力に不安がある場合や、一人暮らしを継続していく中で生活に不安がある場合、または同居の家族から支援を得ることができない人たちを対象にしたサービスである。

地域生活支援員
障害者の相談支援や、日常生活支援を行う。

　提供されるサービスは、自立生活援助事業所の**地域生活支援員**による定期的訪問、利用者からの通報による随時訪問、**同行支援**や日々の困りごとに関する相談や関係機関等との調整である。

　訪問により、生活の見守りや地域住民とのかかわりについてなど、相手の生活圏に入ることで可能になる支援である。しかし、訪問という形は、相手の生活に対する侵襲性も大きいため、その侵襲性を意識したうえで支援を行うことが求められる。

　1年が標準利用期間であるが、必要な場合はその期間を超えて複数回の更新を行うことが可能になっている。利用者が事業所などに通所すること

が主となるサービスではなく、訪問という**アウトリーチ**型の支援が主となっていることが特徴である。

[7] 短期入所（ショートステイ）

　短期入所（ショートステイ、障害者総合支援法5条8項）は、精神障害者の場合、体調が不安定になったときなどに入院ではなく、共同生活援助（以下、グループホーム）等を利用して、休息をとるために利用することがある。他の障害による短期入所の利用では、家族などが介護をすることができないときや家族の**レスパイトケア**として利用することが多いが、精神障害者の場合は、本人の意向により利用することがあるという点が特徴的である。

レスパイトケア
家族などが一時的に介護負担から解放されるために代理の支援を活用すること。

[8] 共同生活援助（グループホーム）

　グループホーム（障害者総合支援法5条17項）は、障害者の住まいの選択肢のうちの一つである。精神科病院などから地域移行する精神障害者のうち、一人暮らしを行うことが難しい場合など、日常生活に関わる支援等を受けながら、共同生活を営むものである。グループホームは、利用期間がある通過型と、利用期間の無い滞在型がある。

　支援者に相談ができることや、共同生活を送る他の利用者との交流を通して、社会的な孤立を防いだり、生活に関するさまざまな不安を軽減することが可能である。長期入院など、常に人がいる生活が常態化している場合、急な一人暮らしに不安をもち地域移行を望まない場合もあるため、地域生活の第一歩としてグループホームを活用し、地域生活に目を向けるような働きかけも必要である。

C. 行政（精神保健福祉センター・保健所・市町村・保護観察所）

[1] 精神保健福祉センター

　精神保健福祉センター（精神保健福祉法6条）は、各都道府県・政令指定都市に設置されている支援機関である。業務内容は、地域住民のメンタルヘルスに関わることや、精神障害の予防や精神障害者の社会参加のための支援など広範囲に及ぶ。特に精神保健および精神障害者福祉に関する相談や指導は、複雑または困難なものを対象とする。

　地域住民のメンタルヘルスに関わる相談の入り口になることもあり、そこから精神科医療につなげる役割も担う。また、さまざまな依存症問題への対応や思春期の課題、認知症のことなど多様な精神保健に関する相談の

精神保健福祉法
正式名称は、「精神保健及び精神障害者福祉に関する法律」。

実施、デイケアの運営などもしている。また、啓発活動の一環として、精神保健福祉に関する課題の研修や講演会等を実施するなど幅広い活動を行う。

職員としては、精神科の医師、精神保健福祉士、臨床心理技術者、保健師、看護師、作業療法士とその他事務職員等を配置することが精神保健福祉センター運営要項に定められている。特に、精神保健福祉相談員を配置することが規定されており、主に精神保健福祉士がその役割を担っている。

［2］保健所

保健所（**地域保健法**5条）は、地域の医療機関や市町村保健センター等の活動の調整や、地域住民の健康管理の拠点となっている。業務の範囲も広く、生活習慣病など成人の保健や母子保健、難病、精神保健に関する相談、結核・感染症対策、薬事・食品衛生・環境衛生に関する監視指導などを行う。これらの多様な業務に対応するため、保健所には医師、保健師、薬剤師、栄養士そして精神保健福祉士などの専門職が置かれている。

保健所は、精神保健福祉の知識が乏しい住民の最初の窓口になる可能性も高く、統合失調症、うつ病などの精神疾患、ひきこもりやアルコール依存症などの相談を電話・窓口で実施し、必要に応じて関係機関や医療機関などに紹介していく。また、保健所から訪問を行うなどアウトリーチによる支援も実施されており、精神科医療に結びつくことに抵抗がある住民などに保健所としてかかわることから支援が開始されることもある。

保健所に精神保健福祉士が配置されている意義は大きく、住民に近い行政機関での精神保健福祉士の役割は今後も期待される。

［3］市町村

市町村は住民にとって一番身近な行政機関であり、さまざまな暮らしに関する相談などの窓口となる。精神保健福祉に関する相談も市町村の各種窓口が入り口になることが多い。

1つ目は、**市町村保健センター**である。精神保健福祉に関して、相談、保健指導、健康診査、そのほか地域保健に関する業務を行っている。また、医療観察法に基づき、保護観察所との連携も必要に応じて行う。

2つ目は、自治体によって名称はさまざまであるが、障害福祉に関する部署である。障害福祉サービス等の利用計画の作成（**計画相談支援・障害児相談支援**）の窓口、一般的な各種障害に関する相談（**障害者相談支援事業**）や、障害者本人で障害福祉サービスの利用契約等ができない場合（**成年後見制度利用支援事業**）などの業務を担っている。

市町村
基礎的地方公共団体のこと。地方自治法における普通地方公共団体で、特別地方公共団体である東京都区部（特別区）と共に基礎自治体である。

医療観察法
正式名称は、「心神喪失等の状態で重大な他害行為を行った者の医療及び観察等に関する法律」。心神喪失または心神耗弱の状態で、重大な他害行為（殺人、放火、強盗、強制性交等、強制わいせつ、傷害）を行った人に適切な医療を提供し、社会復帰の促進を目的とした法律である。

3つ目は**福祉事務所**のケースワーカーである。生活保護の受給者だけでなく、生活困窮のベースにさまざまな精神疾患などがあることも少なくない。精神保健福祉士としては、経済的な問題だけではなく、さまざまな精神疾患の知識を持ち、アプローチすることが求められる。

その他、窓口に寄せられる子育て支援の悩みで親のうつ症状への早期介入や**ドメスティックバイオレンス**（以下、**DV**）などの問題についても、背景にパートナーのアルコール依存などの問題が隠れていたり、DVの被害者のメンタルヘルスへの支援など幅広く精神保健福祉士としての知識が求められる。

ドメスティックバイオレンス
DV: Domestic Violence
配偶者や恋人などの親密な関係にある、もしくはあったパートナーから振るわれる暴力のこと。身体的暴力、精神的暴力、性的暴力、経済的暴力、そして子どもを利用した暴力がある。

[4] 保護観察所

罪を犯した人や非行歴のある少年に対し、社会の中で更生を行う機関であり、地方裁判所の管轄区域ごとに設置されている。刑務所の仮釈放者、保護観察付きの執行猶予者、家裁で保護観察処分を受けた少年、少年院の仮退院者、保護観察や**医療観察法**による**精神保健観察**を対象とする。

精神保健観察における**社会復帰調整官**の業務内容としては、退院後の住居や就業先など生活に関する調整、特に継続的な医療の確保や本人の通院の意欲をサポートすることが求められる。精神保健福祉士は、社会復帰調整官の主要な担い手として全国の保護観察所に配置され、その専門性を発揮している。

D. 教育、司法、産業等

[1] 教育機関における精神保健福祉士

現在、**スクールソーシャルワーカー**や**キャンパスソーシャルワーカー**など教育の現場に社会福祉の専門職が置かれている。子どもを通して表面化するさまざまな課題は、家族などへの介入が必要なことも多い。ソーシャルワーカーとして、子どもを取り巻く環境に介入することで、問題に早期介入できることの意義は大きい。特に、いじめや不登校などさまざまな問題に関して、子どもだけではなく、家族や周囲の環境への働きかけは不可欠である。教育という場において、社会福祉の視点で子どもにかかわるソーシャルワーカーの存在意義は大きい。

また、子どものメンタルヘルスに関わる問題も、近年大きな課題になっている。たとえば子どものうつ病や摂食障害などの問題は若年化しており、統合失調症などの精神疾患も10代から発症することもある。精神保健福祉士として、精神疾患に関する知識の普及啓発や、また病気への偏見や差

スクールソーシャルワーカー
子どもの抱える生活上の問題や課題に対し、生活環境の調整や福祉制度を活用し支援する専門職。

キャンパスソーシャルワーカー
大学生の抱える課題に対して、支援を行う専門職。

別の解消など学校という教育現場であるからこそできることは多い。

また、教育現場においては発達障害の子どもたちの支援についてソーシャルワーカーとして介入することも多く、子どもの発達についての知識も求められる。

[2] 司法と精神保健福祉士

司法における精神保健福祉士というと、医療観察法における多職種チームの一員として活躍するイメージが強いが、現在では刑務所や少年院、少年鑑別所や出所後の更生保護施設、地域生活定着支援センターにおいても精神保健福祉士は配置されている。犯罪を起こした人たちの背景にある複雑な社会的な課題により、福祉による支援が必要だったり、また精神疾患等を抱える受刑者などへの対応が求められる。そのような層への支援のために精神保健福祉に関する知識は不可欠である。

[3] 職場におけるメンタルヘルス（産業領域）

産業領域におけるメンタルヘルスに関する問題への注目が高まっている。**過労死**という言葉が聞かれることも多く、**労働安全衛生法**の改正により、2015（平成27）年12月から**ストレスチェック制度**が義務化された（50人未満の事業所は努力義務）。

また、メンタルヘルスの課題を抱えて休職した人たちが復職する際に**リワーク**の制度を活用し、再度の休職を防ぐための試みも定着してきている。リワークは医療機関、地域障害者職業センターや企業内で実施され、休職者とそれぞれのリワーク実施機関等との調整や職場復帰に向けた環境調整の役割を担う精神保健福祉士の活躍が期待される。

ストレスチェック制度
定期的に労働者のストレス状況の検査を行い、その結果からストレスの状況について把握する。また、検査結果は集団的な分析を行い、職場環境の改善にもつなげていくもの。2015年12月に施行された。

リワーク
return to work の略。気分障害等の精神疾患により休職している労働者の職場復帰に向けたリハビリテーションの一つ。

■ 理解を深めるための参考文献

●青木聖久・田中和彦編『現代版　社会人のための精神保健福祉士（PSW）—あなたがソーシャルワークを学ぶことへの誘い』学文社，2020.
　精神保健福祉士が対象とする精神障害者についての理解、精神保健福祉士の活躍する現場におけるソーシャルワークについて解説されている本。

3. 精神保健福祉士の職業倫理

A. 精神保健福祉士の倫理綱領

[1] 倫理綱領制定までの流れ

　1969（昭和 44）年に起きた**Y 問題**では、精神医学ソーシャル・ワーカー（以下、PSW）の加害者性に関する告発がなされた。だが、Y 問題は、特定の機関や PSW だけの問題ではなかった。1970（昭和 45）年の碧水荘病院事件（東京都）では、入院患者の使役に日本精神医学ソーシャル・ワーカー協会（以下、協会）の会員である S 氏が関与した[(1)]。1971（昭和 46）年には、佐藤神経科病院（愛知県）において、PSW の K 氏が医療行為（診察、検査、処置等）を行い、無資格医師として機能していた[(2)]。

　一方、PSW が精神科病院（以下、病院）から求められる役割に反したために所属機関の圧力にさらされる出来事も起きた。1969 年、入院患者を退院させ過ぎたという理由で、都内病院に勤務する PSW の I 氏が解雇を命じられる**I 問題**が起きた[(3)]。また三重県では、勤務する病院の食費ピンハネ問題を全国大会で報告した協会員が解雇されそうになった。加えて、病院では、職員による入院患者への暴行・殺害事件が繰り返された。暴行以外にも治療の名の下にロボトミーや電気けいれん療法、薬物の過剰投与等が繰り返され[(4)]、治療よりも恐怖で患者を管理する体制が蔓延していた。

　このような状況のなかで、PSW たちは、所属機関から求められる役割と専門職としての責務との間で苦悩していた。協会は Y 問題について 10 年間にわたり検討し、PSW の業務が「誰のために」「何をするのか」ということについて問い続けた。1981（昭和 56）年の「**提案委員会報告**」では、PSW が取り組むべき課題として**表 6-3-1**（➡ p.204）の 4 点を示した。

　そして、協会は、1982（昭和 57）年の第 18 回全国大会において「**札幌宣言**」を採択した。「札幌宣言」では、「**精神障害者の社会的復権**」をPSW の実践の終局目標とし、「精神障害者の社会的復権と福祉のための専門的・社会的活動を進める」ことを自らの役割として示した。この議論を踏まえ、協会は、PSW の専門性を深めることを目的に 3 点課題（①精神障害者福祉に関する理論の構築、②業務の確立、③倫理綱領の制定）に取り組み、国家資格化に向けて動き出すこととなった。

　しかし、翌 83（昭和 58）年には、**報徳会宇都宮病院**（栃木県）におい

Y 問題
➡ p.141　第 5 章 1 節 B

I 問題
➡ p.142　第 5 章 1 節 B
[1]

表 6-3-1　提案委員会報告

1.　立場と視点
「患者の立場に立つ」と言いながらも、協会がY氏の主張を尊重できなかったことを踏まえ、「本人の立場に立った業務の基本姿勢の確立を目指すこと」を確認した。

2.　状況と認識
PSWがソーシャルワーカーであるにもかかわらず、Y氏を取り囲み規制している状況を分析するという社会的視点が乏しかったことについて反省し、ワーカー・クライエント関係を取り囲む状況の分析を通して日常実践と協会活動を進めることを確認した。

3.　実践とワーカー・クライエント関係
PSWがY氏を信頼せず、彼との間に「世話をする・される関係」という傾斜のある力関係を形成したことへの反省から、両者が信頼関係を築くプロセスを大切にしつつ、相互に独立した人間として付き合う中で問題の解決に向かって学び合う関係であることを確認した。

4.　福祉労働者としての二重拘束性
Y問題では、PSWは、精神衛生法体制に組み込まれた機関の一員としてY氏の人権を侵害した。PSWは、日常実践の中で「患者の立場に立つ」という関係性と共に、一方ではクライエントの要望に十分応対できない雇用者との関係を有している。このことを正直にクライエントに伝えつつ、課題解決に向かって彼らと共同作業をすすめることを確認した。

出典）「提案委員会報告」（一部抜粋）をもとに筆者作成.

て、入院患者が相次いで病院職員の暴行により死亡する事件が起きた。この病院では、PSWも入院患者の人権侵害に関与しており、死亡患者の脳を研究用に摘出する違法行為を行っていた[5]。当時、宇都宮病院を調査したPSWによると、この病院のPSWは、院長に命じられたままに入院時に患者を迎えに行って拘束して連れてきたり、死亡退院になりそうな人の解剖承諾書をとったりする役割を担っていた[6]。1984（昭和59）年、協会は「報徳会宇都宮病院問題に関する決議」を出した。この決議では、この事件を病院の持つ根源的な問題として捉え、同様の事態が多少の差こそあれ協会員の身近にあると認識することと、その改善に向けた実践的あゆみを進めることを示した。そして、PSWの実践が所属機関の影響を受けやすいこと、力量に限界があること、これらに対して協会が総体として援助することを検討する必要性を指摘した[7]。

　このようにPSWが、入院患者の人権問題に直面するなかで、協会は1986（昭和61）年に倫理綱領制定委員会を立ち上げ、1988（昭和63）年に「**日本精神医学ソーシャル・ワーカー協会倫理綱領**」を制定した。この倫理綱領では、PSWの業務遂行の基本的な出発点を9ヵ条で示し、協会員が相互に倫理を内在化するための方向性を示した。倫理綱領の前文では、「われわれ精神医学ソーシャルワーカーは、個人の尊厳を尊び、基本的人権を擁護し、社会福祉専門職の知識、技術および価値観により、社会福祉の向上ならびに、クライエントの社会的復権と福祉のための専門的・社会

的活動を行うもの」と自らの役割を規定した。札幌宣言から引き継いだ前文を示すことで、PSW は、精神障害者の権利を抑圧する機関に勤務していても「精神障害者の社会的復権」を目指して活動する専門職であると確認した。

[2] 倫理綱領の改訂

　その後、倫理綱領は、1991（平成 3）年と 1995（平成 7）年に改訂が行われた。この間、PSW による横領事件が 3 度にわたって繰り返され、改訂作業に影響を与えた。1995 年改訂では、「地位利用の禁止」と「機関に対する責務」の項目が追加され、11 条から構成されるようになった。そして、1997（平成 9）年に**精神保健福祉士法**が制定され、協会の名称が変更されたことに伴い、倫理綱領の改訂作業も始まった。協会は、単にPSW の行動規範を示すマニュアルではなく、職業人としての哲学を示すとともに、具体的で親しみやすい「床の間の掛け軸より茶の間の地図」を目指して改訂作業を行った(8)。2003（平成 15）年に採択された新倫理綱領では、精神保健福祉士が目指すものとして新たに「共生社会の実現」を示すとともに、精神保健福祉士の役割として「権利擁護」を追加した。その後、協会は、法人格の変更に伴い、2004（平成 16）年と 2013（平成25）年に倫理綱領を採択した。2018（平成 30）年には、それまでの倫理綱領が「**日本精神保健福祉士協会倫理綱領**」という名称であり、その対象が協会員のみであるのか、すべての精神保健福祉士であるのか曖昧であったため、「**精神保健福祉士の倫理綱領**」へ名称変更を行った。これにより、すべての精神保健福祉士を対象としている倫理綱領であることを明示した。

[3] 精神保健福祉士の倫理綱領

　「**精神保健福祉士の倫理綱領**」は、①前文、②目的、③倫理原則、④倫理基準から構成されている。

　前文では、「われわれ精神保健福祉士は、個人としての尊厳を尊び、人と環境の関係を捉える視点を持ち、共生社会の実現をめざし、社会福祉学を基盤とする精神保健福祉士の価値・理論・実践をもって精神保健福祉の向上に努めるとともに、クライエントの社会的復権・権利擁護と福祉のための専門的・社会的活動を行う専門職としての資質の向上に努め、誠実に倫理綱領に基づく責務を担う」と示している。このように精神保健福祉士は、クライエント個人に焦点をあてて治療的・訓練的にかかわるだけの専門職ではない。「**人と環境の関係を捉える視点**」をもち、彼らを取り巻く環境にも働きかけ、「**共生社会の実現**」を目指すことが「**社会福祉学を基**

盤とする」精神保健福祉士の役割なのである。

　目的には、精神保健福祉士が実現すべき6項目が掲げられている。倫理原則は、その目的を達成するために遵守すべき4原則（①クライエントに対する責務、②専門職としての責務、③機関に対する責務、④社会に対する責務）が示された。さらに倫理基準では、4つの倫理原則を、精神保健福祉士が、日常業務において具現化できるように具体的な状況に踏み込み、行動レベルで示している。

　ここまで見てきたように精神保健福祉士は、自らの実践を苦しみながら省察し、「価値」と「倫理」について検討しながら倫理綱領を作り上げてきた。倫理綱領は、精神保健福祉士が守るべき事項が列挙されているマニュアルではない。倫理綱領とは、一人ひとりの精神保健福祉士が、日々の実践におけるクライエントとのかかわりを振り返り、自らの役割や意義を内在化させるための基盤なのである。

B. 倫理的ジレンマ

［1］倫理的ジレンマ

　倫理的ジレンマとは、価値に根ざした専門職の任務や義務が崩れ去る状況において専門職が義務や価値との衝突に出会い、いずれかの価値を優先して決定しなければならないときに生じる[9]。

リーマー
Reamer, Frederic G.
1953-

　ソーシャルワーカーの倫理に関する研究者である**リーマー**は、倫理的ジレンマを、**直接的実践における倫理的ジレンマ**と**間接的実践における倫理的ジレンマ**に分け、それぞれ以下の5項目と7項目に整理した。

　直接的実践における倫理的ジレンマは、①**秘密保持とプライバシー**（クライエントの秘密保持と第三者の生命の保護などとの間で生じるジレンマ）、②**自己決定と父権的保護主義**（クライエントの利益のために彼らの自己決定権に干渉するときに生じるジレンマ）、③**分裂したロイヤリティ**（雇用主とクライエントの利益が相反する場合、どちらの利益を優先させるか選択するときに生じるジレンマ）、④**専門職的境界と利益の葛藤**（クライエントからバウンダリーを超えた関係を求められる場合に生じるジレンマ）、⑤**専門職的および個人的価値**（宗教などの個人的価値と専門職の価値との間で葛藤するときに生じるジレンマ）の5項目に整理されている。

　間接的実践における倫理的ジレンマは、①**限られた資源のなかでの分配**（限られた予算や資源を分配する際に生じるジレンマ）、②**社会福祉における政府と民間セクターの責任**（政府の政策とソーシャルワークの価値などに葛藤があるときに生じるジレンマ）、③**規制と法制度の遵守**（クライ

エントにとって不公平な制度とその制度を遵守する責務との間で生じるジレンマ）、④労使の紛争（労働者としての権利とクライエントへのサービス提供の責務との間で生じるジレンマ）、⑤調査と評価（援助効果を明らかにするための調査や評価を行う責務とクライエントを保護する責務との間で生じるジレンマ）、⑥ごまかしの使用（クライエントの利益を守るためのごまかしと専門職として求められる誠実さとの間で生じるジレンマ）、⑦告発と警告（同僚の過ちに対する警告や報告を行う責務と告発者自身への影響との間で生じるジレンマ）の7項目に分類されている[9]。

以下、こうした倫理的ジレンマが、精神保健福祉士の実践の場において、どのように現れるのかについて、提案委員会報告で示された項目と倫理綱領の倫理基準を参考に具体的に検討していく。

[2] 福祉労働者としての二重拘束性（分裂したロイヤリティ）

精神保健福祉士が、所属機関の利益とクライエントの利益のどちらの利益を優先させるかで悩むことは多い。リーマーは、このときに生じるジレンマを「分裂したロイヤリティ」と表現し、提案委員会報告では、「福祉労働者としての二重拘束性」として説明している。

「福祉労働者としての二重拘束性」は、碧水荘病院事件や報徳会宇都宮病院事件においても見られたが、病院勤務の精神保健福祉士は、程度の差こそあれ、ほとんどの人がこのジレンマを感じる。多く見られる場面としては、空床を作らないために退院できる患者を退院させないことである。他にも、精神科救急入院料などの期間限定で診療報酬が高い病棟を有する病院では、高い診療報酬を維持するために、患者の治療状況に関係なく、報酬が低くなれば退院させることがある。そのとき精神保健福祉士は、退院支援だけではなく、転院調整の役割を担う。受入を打診する病院において長期入院者の「棺箱（棺桶）退院」が多いとしても、所属機関の病床回転率を上げるために、その事実には目をつぶって転院を依頼する。受入側の病院の精神保健福祉士も、転院を受け入れれば、その患者にどのような最期が待ち受けているのか想像がつくにもかかわらず、機関の利益のために受入調整を行う。雇用されている立場の精神保健福祉士は、雇用主（所属機関）の利益を優先せざるを得ない。

また、「福祉労働者としての二重拘束性」は、精神科診療所や障害福祉サービス事業においても生じる。その代表例が、2015（平成27）年に報道されたEクリニック問題である。Eクリニック（東京都）は、都内3ヵ所の自治体から生活保護の自立支援プログラムの事業を受託し、所属する精神保健福祉士を区の健康管理支援員（メンタルヘルス上の課題を有す

棺箱（棺桶）退院
精神科領域で使われてきた言葉で、入院患者が死亡して退院することを意味する。

る被保護者に対して支援を行う専門職）として派遣していた。3つの区で
は、多くの被保護者が、住まいから離れているにもかかわらずEクリ
ニックの運営する診療所に通院してデイナイトケアに参加していた。被保護
者のなかには、Eクリニックから派遣された精神保健福祉士に、通院をや
めれば「生活保護費を打ち切る」と虚偽の説明を受けたという報道もあっ
た(10)(11)。

　このように今も多くの精神保健福祉士が、クライエントの利益より所属
機関の利益を優先させている。日本精神保健福祉士協会初代会長であった
門屋充郎は「自己矛盾に陥らず、二重拘束を意識できずに活動している
PSWは、精神障害者の不幸を当たり前と容認していることになり、厳し
くいえばPSWとしての専門性が微塵も認められない」(12)と強調した。こ
の指摘にあるように精神保健福祉士は、このジレンマから逃げてはいけな
い。倫理基準においても、「**機関に対する責務**」として所属機関の業務に
改善の必要がある場合は、適切・妥当な方法により改善を図ることが規定
されている。精神保健福祉士には、「福祉労働者としての二重拘束性」に
挑戦する責務があり、必要な変化を見出す努力を続けなければならない(9)。

［3］状況と認識（規制と法制度の遵守）

　提案委員会報告では、「**状況と認識**」として「ワーカー・クライエント
関係という個別の関係を超え、その関係を取り囲み規制している状況の認
識が必要である」と指摘した。そして、ソーシャルワーカーの職能団体で
ありながら状況の分析の甘さがあると自省し、「精神医療の問題を分析し、
PSWはなにをする集団なのか充分認識して再出発したい」と今後の方向
性を示した(13)。倫理綱領において、精神保健福祉士は、人と環境の関係
を捉える視点を持ち、共生社会の実現をめざし、社会の変革と精神保健福
祉の向上に貢献すると自らの役割を規定したが、その役割を果たしている
とは言い難い。たとえば、家族等の同意を要件としている医療保護入院は、
日本と韓国くらいにしか存在しない入院制度である。しかも、非自発的入
院でありながら入院期間の上限が規定されていない患者の人権を軽視した
制度でもある。精神保健福祉士は、この不公平な制度に、**退院後生活環境
相談員**として位置づけられ、制度を遵守する役割を担っている。「**社会に
対する責務**」を有する精神保健福祉士は、障害者権利条約の趣旨に反する
との見解があるこの制度を前に「**規制と法制度の遵守**」というジレンマに
陥っているはずであるが、**逸脱の常態化**(14)により、多くの精神保健福祉士
が制度に疑問を抱かず、ジレンマすら感じず、日々の業務をこなしている。

逸脱の常態化
職場集団レベルのやり取
りにおける定められた基
準からの逸脱行為が、部
外者の目に触れぬまま積
み重なり、最後は逸脱す
ることが当該集団の標準
となる過程に焦点を当て
た概念である。

C. 職能団体の意義と役割

Ⅰ問題が起きた際、**谷中輝雄**は、協会執行部に組織の問題として取り上げ、裁判に持ち込み、精神医療の現状を訴えようとした。しかし、協会が介入をためらったため、谷中は「この当時私は協会に対して、その無力さに絶望し、Yさんの事件も起こるべくして起こったと、やや冷ややかな見方をしていた。当時の劣悪な精神医療に立ち向かえないような協会ならば、なくてもよいとさえ思っていた」[15]と述懐している。この語りに見られるように、協会が組織として精神保健福祉士を支える姿勢がなければ、一人ひとりの精神保健福祉士が倫理に基づいた実践を行うことは難しい。協会の会長であった**柏木一恵**も、PSWが現場で、上司や医師、経営者と対峙できているかと問いかけ、PSW個人で立ち向かうことが困難であるからこそ、組織というバックグラウンドが必要であると指摘した[16]。

現在の協会は、**社会福祉における政府と民間セクターの責任**というジレンマの状態であり、さらに精神保健福祉士総体の利益（精神保健福祉士の職域を拡大したり、診療報酬上に業務を位置づけたりすること）を考えた結果、国や関係団体と政治的に妥協している部分が見られる。たとえば、協会が倫理綱領に則り「精神障害者の社会的復権・権利擁護と福祉」のために社会的活動をするのであれば、精神病床の大幅削減や医療保護入院の廃止などを目指さなければならない。しかし、2022（令和4）年に協会が示した「精神保健福祉医療の将来ビジョン」では、隔離収容や閉鎖的処遇などを解消すると示したが[17]、医療保護入院の廃止を目指すと明示することはなかった。初期の協会を支えた**坪上宏**は、協会がY問題で混乱している時期に、若手のPSWに対して、自分にとって最後に譲ることのできない事柄を明確にしておき、それ以外の些細な事柄については抵抗の意味を考えるようにと抵抗の意味を伝え続けた[18]。この指摘から協会が「**社会の変革**」のために政治的妥協を行うことは一部容認されると思われる。一方で協会には、精神保健福祉士の職能団体として譲ってはならない一線があり、その一線で踏み止まらなければ、その存在意義すらなくなる。

門屋は、協会の役割を「社会的発言のために組織はあります。個人レベルでは、現場で発言した場合、ややもするとさまざまなあつれきを生んで、自分自身がとてもつらい思いすることになります。個人に代わって社会に発言してくれるのが組織です。私はそのように組織を活用してきました。自分だけではできないものは組織に委ねて、組織が運動体として社会に発言し、制度を提案するのです。協会に大いに期待しています」[19]と述べた。この指摘からも協会が社会変革のために果たす役割は大きい。

協会には、会員の倫理違反に対して懲罰処分を下したり、会員の資質向上のために研修制度を整えたりすることに加え、運動体として社会に働きかけ、「クライエントの社会的復権・権利擁護と福祉」を実現するための社会づくりを行なうことが求められる。

注)

ネット検索によるデータ取得日は，いずれも 2022 年 8 月 17 日.

(1) 大熊一夫『ルポ・精神病棟』朝日新聞社，1981.

(2) 田倉保男「ソーシャルワーク実践における『方法』と『技術』について—愛知・一宮・佐藤神経科病院問題の提起したもの」『精神医学ソーシャル・ワーク』7 (1)，1972，pp.1-5.

(3) 三代浩肆「パネルディスカッション要旨 3」『精神医学ソーシャル・ワーク』5 (2)，1970，pp.4-5.

(4) 立岩真也『造反有理—精神医療現代史へ』青土社，2013.

(5) 大熊一夫『新ルポ・精神病棟』朝日新聞社，1988.

(6) 高橋一「精神科病院におけるソーシャルワーカー」柏木昭編著『新精神医学ソーシャルワーク』岩崎学術出版社，2002，pp.71-87.

(7) 日本精神医学ソーシャル・ワーカー協会『日本精神医学ソーシャルワーカー協会の歩み 1984 ～ 1993』日本精神医学ソーシャル・ワーカー協会，1994.

(8) 小出保廣「精神保健福祉士の倫理」『日本精神保健福祉士協会 40 年史』社団法人日本精神保健福祉士協会，2004，pp.107-113.

(9) リーマー，F. G. 著／秋山智久監訳『ソーシャルワークの価値と倫理』中央法規，2001.

(10) 産経新聞社ウェブサイト「医療グループが複数の患者を劣悪な環境下に　風呂のないシェアハウスに居住」2015.

(11) 日本デイケア学会ウェブサイト　日本デイケア学会 E クリニック問題調査委員会「E クリニック問題調査最終報告書」2019.

(12) 門屋充郎「組織の方向性」『日本精神保健福祉士協会 40 年史』社団法人日本精神保健福祉士協会，2004，pp.98-106.

(13) 日本精神医学ソーシャル・ワーカー協会提案委員会『提案委員会報告（抜粋）』日本精神医学ソーシャル・ワーカー協会，1981.

(14) 松本三和夫「逸脱の常態化」大澤真幸・吉見俊哉・鷲田清一編『現代社会学事典』弘文堂，2012，p.55.

(15) 谷中輝雄「協会再編への道のり」『精神保健福祉』35 (2)，2004，pp.123-127.

(16) 柏木昭・大野和男・柏木一恵「基調講演　鼎談／精神保健福祉士の 50 年～何が出来，何が出来なかったのか～」『精神保健福祉』45 (3)，2014，pp.158-163.

(17) 日本精神保健福祉士協会ウェブサイト「JAMHSW『精神保健医療福祉の将来ビジョン』解説版」2022 年 6 月 19 日.

(18) 西澤利朗「協会存続の危機」『精神保健福祉』35 (2)，2004，pp.119-122.

(19) 門屋充郎「基調講演　今も‼ われわれ精神保健福祉士に求められるもの」『精神保健福祉』41 (3)，2010，pp.155-159.

4. 精神保健福祉士の業務特性

A. 価値、理念、視点、知識、技術による業務構成

[1] 精神保健福祉士の業務

(1) 精神保健福祉士業務指針による業務特性

　業務とは「事業・商売などに関して日常継続して行う仕事」[1]である。また業務特性とはこの日常継続して行う仕事の特質を意味する。精神保健福祉士（以下、MHSW）は仕事のなかでさまざまな事象や状況に遭遇する。そして目の前に生起する場面を分析する。そのうえで専門的な知識や技術を用いることにより業務を行う。それら日々の行為は倫理綱領により示される価値、理念に導かれ、固有の視点に根ざして実践される。**図6-4-1**はMHSWが業務を展開する一連の過程を示したものである。この過程は、直線的な営みでなく、円環的な営みであることを図中の矢印が示している。

図6-4-1　精神保健福祉士の業務特性①

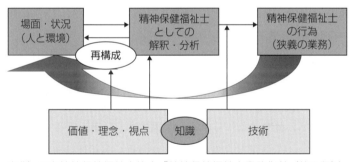

出典) 日本精神保健福祉士協会「精神保健福祉士業務指針（第3版）」
　　　 p.19,　図Ⅰ-2. を筆者改変.

　MHSWが業務を遂行するうえでは、こうした一定の枠組みや目的、方法を共有することが不可欠である[2]。その際活用できるものに「**精神保健福祉士業務指針**」[3]（以下、業務指針）がある。業務指針第3版では、①価値、②理念、③視点、④知識、⑤技術という5つの構成要素を基盤として業務を遂行することがMHSWの業務特性の一つであるとした（**図6-4-1**）。MHSWは人びとと環境が複雑に影響し合う大海原で仕事をする。業務指針が航海の道標を示す羅針盤となり、自らの立ち位置を確かめ、進むべき

精神保健福祉士業務指針
2010（平成22）年、日本精神保健福祉士協会により公表されており、2014（平成26）年の第2版まで「精神保健福祉士業務指針及び業務分類」とされていた。2020（令和2）年に第3版が刊行され現在の名称となった。

211

方向を考えるうえで役に立つ。このように MHSW が業務を適切に遂行するためには、価値や理念についての体系的知識や個々の場面に応じた技術が必要になる。これについて事例を通して以下、具体的に理解を深めていく。

(2) 事例「自殺予防相談における MHSW の業務」

①精神保健福祉士のクライエントとのかかわり

　民間相談機関で自殺予防の電話相談に従事する MHSW は一本の電話を取った。相談者の 40 代女性（以下、女性）は「企業のコールセンターの責任者として 3 年間、契約社員のまま働いてきた。不安定な待遇、給料の安さに比して責任は重く、もう疲れ果てた。この 1 ヵ月残業続きで、会社近くのビジネスホテルに泊まっているが貯金が底をついた。同居する高齢の母親は体調が悪く、介護が必要な状態。自分の将来が不安で『消えてしまいたい』という気持ちが強く夜眠れない。携帯電話で自殺の方法を検索したらこの電話番号が出てきたのでかけた」と語った。

　MHSW は話を聴きながら、自身も契約社員として働いていたことを思い出した。女性は正社員との労働条件の差を嘆き「この歳になって情けない。死んでしまいたいが実行する勇気もない。今日は無断欠勤している。すぐに死ぬとは考えていないが給料日まで 2 週間もある。これからどうしたらいいか。年金暮らしの母親には頼れない」と言った。ここまで傾聴した MHSW は、**自殺リスク**のアセスメントを行った。**クライエントに対する責務**を強く意識し、支援について考えを巡らせた。

②精神保健福祉士の組織内外とのかかわり

　MHSW は迅速な介入が必要だと考え「一緒に今後の方向を考えさせてほしい」と語りかけた。女性は「話を聞いてもらえてホッとした。何か解決方法があるのか」と聞いた。MHSW は女性の現在地、氏名、住所、所持金を尋ねた。女性はそれらに答え「現金は 500 円、電子マネーが千円弱」と答えた。MHSW は女性の現在地から近い自治体の生活困窮者支援を行う相談機関を挙げ、「先に電話をしておくので、そこで専門の相談員に対面で相談にのってもらうのはどうか」と提案した。女性は「そこで何をしてもらえるのか」と質問した。MHSW はまず「憲法 25 条により人は誰でも健康で文化的な生活を送る権利がある」こと、「あなたは責任感を持って働いておられるし、お母様のことも心配されている。今の状況はあなたのせいだとは思えない。相談員は一緒に解決方法を考えてくれると思う」ことを丁寧に説明した。それを聞いた女性は「行ってみます」と答えた。MHSW は「それでは今からそちらに電話し、結果をまたあなたに電話する」と伝え、携帯電話番号を聞いた。MHSW はそこで一旦、電話を保留し、所属機関の**スーパーバイザー**に**スーパービジョン**を受け、支援

自殺予防
日本では 1998（平成 10）年に年間自殺者数が 3 割あまり急増した。2012（平成 24）年まで 14 年にわたり、3 万人以上で推移し、大きな社会問題としてその対策が急務とされた。2006（平成 18）年自殺対策基本法が成立した。2014（平成 26）年に 2 万人台となるが諸外国と比して今なお高い状況にある。近年では、地域や年代に応じたきめ細かな自殺予防対策が求められている。

自殺リスク
世界保健機関（WHO）は「世界自殺レポート」（2014 年）において、自殺の危険性を高める要因を「自殺の危険因子」、人を自殺から守る役割を果たす要因を「保護因子」としている。

クライエントに対する責務
「精神保健福祉士の倫理綱領」に示された倫理原則は 4 つあり、その 1 つ目に「クライエントへの関わり」が規定されている。

スーパービジョン
ソーシャルワーク・スーパービジョンについて、カデューシン（Kadushin, A.）とハークネス（Harkness, D.）は 2009 年「スーパーバイザーが良好な人間関係のもとスーパーバイジーとかかわり、管理的、教育的、支持的機能を果たすことでクライエントに対し最善のサービスを提供するプロセスである」と定義した。

方針を確認し同意を得た。その後電話を切り、すぐに生活困窮者相談機関の相談員に電話し、女性の状況を説明し支援を依頼した。

[2] 精神保健福祉士の業務を構成する要素

(1) 価値

価値とは「何を良いとするのかについての性質」[1]を指す。専門職としての価値観は MHSW が目の前の状況をどう解釈し、どう行動するかという業務内容を規定する。MHSW は医療、行政、地域、教育、司法、産業といった分野や独立型事務所などさまざまな機関に所属している。どの機関に所属しようとも、MHSW 業務の根底には共通の価値観が存在する。本事例における MHSW は、「クライエントの基本的人権を尊重し、個人としての尊厳、法の下での平等、健康で文化的な生活を営む権利を擁護する」[4]という倫理綱領に根ざして業務を行った。憲法 25 条という根拠を明確に伝えた場面には専門職の価値を具現化する技術がみてとれる。

(2) 理念

理念とは「事業や計画の根底にある根本的な考え方」を指す[1]。それは歴史のなかで受け継がれる。MHSW の理念は価値から生み出されたもの[5]であり、その源は 1948（昭和 23）年に千葉県の国立国府台病院において最初の 2 人の MHSW が採用された黎明期[6]にさかのぼる。本事例の MHSW は、女性に「あなたは悪くない」と伝えている。この言葉は専門職として継承されてきた「**人権**」や「**社会正義**」という理念に裏打ちされたものであるといえる。

(3) 視点

視点とは「視線の注がれるところ、ものを見る立場、観点」[1]を指す。MHSW はソーシャルワークの専門性に立脚し、人と環境が影響し合う動的な過程に焦点をあてる。本事例の MHSW も「女性はこれまで非常に努力して生活に取り組んできた」という視点に立ち、**ストレングスやレジリエンス**という概念に依拠して言葉をかけ、女性の前向きな気持ちを引き出した。

(4) 知識

人権、社会正義、人の尊厳というソーシャルワークの目的を達成するため、MHSW は知識を適切に活用する。知識は MHSW の思考、判断、行動に影響する。知識は実践に根拠を与え、業務に関する客観的な説明を可能にする。本事例で MHSW が使った知識は、①電話相談の特徴と限界、②援助関係を構築する方法、③自殺リスクのアセスメントや危機介入、④睡眠と精神疾患、⑤生活困窮者支援に関する法・制度および社会資源、⑥

人権と社会正義
国際ソーシャルワーカー連盟（IFSW）が採択した「ソーシャルワーク専門職のグローバル定義」（2014 年）において、人権と社会正義は多様性の尊重や集団的責任と共にソーシャルワークの価値と理念に関連する重要な概念とされている。

ストレングス
ストレングスとは個人に属するものと個人を取り巻く環境に属するものとに分類できる。前者では、願望、能力、自信などに主に焦点があてられ、可能性といった潜在的なものも含む。後者では資源、社会関係、機会などに焦点があてられる。

レジリエンス
苦難や逆境にあって回復する力、修復する力のこと。ウォーリン（Wolin, S. J.）とシビル・ウォーリン（Wolin, S.）は 1993 年、19 世紀のイギリスの小説家ジョージ・エリオットの作品「アダム・ビード」から「深い、言葉にできない苦しみは、洗礼、再生、新しい状態への出発と呼ぶのがいいでしょう」という箇所を引用しレジリエンス概念を紹介した。

他機関との連携方法、⑦スーパービジョンなど多岐にわたる。MHSW は
こうした専門的知識をもとに緊急性を判断し、適切な機関へ迅速かつ丁寧
につないでいる。

(5) 技術

　技術とは「物事を巧みに行うわざであり、科学を実地に応用して人間生
活に役立てるわざ」とされる[1]。MHSW は技術を媒介して実践する。本
事例の MHSW は、①電話相談における面接技術、②自殺リスクのある人
へのアセスメントや危機介入の技術、③他機関との連携技術、④スーパー
ビジョンを活用する技術、など幅広く技術を用いている。また MHSW は
女性の話を聴き、自身の契約社員時代の記憶を想起した。しかし個人的経
験を抑制し、すぐに女性の話す内容に注意を戻すことができている。ここ
に対人援助職における**自己覚知**の技術をみることもできる。

(6) 精神保健福祉士の独自性

　MHSW の独自性は、精神保健の課題をもつ人びと、精神疾患、精神障
害をもつ人びと、家族、関係機関、地域や社会に対する実践能力にある。
ジョンソンとヤンカは「ソーシャルワーカーは実践で活用できる多様な技
術を持っていなくてはならない。そしてそれぞれの実践状況においてどの
知識、価値、技術を適用するかが選択される。これらの要素を結合するに
は創造的な混合が必要である。そして創造性はソーシャルワークのアート
である」[6]と述べている。このように専門性を最適に混合した業務を行う
には、価値、理念、視点、知識、技術といったすべての要素に習熟するこ
とが求められる。

B. ミクロ-メゾ-マクロの連続性（包括的アプローチ）

[1] 精神保健福祉士の働きかける対象

(1) 精神保健福祉士業務指針による業務特性

　MHSW が働きかける対象（介入対象）の幅広さも業務特性の一つであ
る。世界 130 ヵ国以上のソーシャルワーカーで組織する **IFSW**（**国際ソー
シャルワーカー連盟**）は、「ソーシャルワークは社会の変化と発展、社会
の結束、そして人びとの**エンパワメント**と解放を促進する実践に基づく職
業である」[7]と定義し、「ソーシャルワーカーの使命は個人の変化だけでな
く社会を変化、発展させることを含み、この達成には個人、家族、小グル
ープ、コミュニティ、社会のレベルでソーシャルワークの介入が行われる
ことが前提となる」としている。前述した業務指針（第3版）[3]において
はこの業務特性についても図示している（**図6-4-2**）。図には縦軸に「価値、

自己覚知
自分を客観的に理解する
こと。ソーシャルワーカ
ーは自分自身を援助の道
具として活用する専門職
であり、自分の感情やも
のの捉え方の傾向を意識
し、クライエントに対し
て適切に反応することが
求められる。尾崎新は
1994（平成6）年に「自
己覚知」概念を再検討
し、援助者の個性やもち
味を援助関係に生かす
「自己活用」という概念
を提示している。

ジョンソン
Johnson, Louise C.

ヤンカ
Yanca, Stephen J.

IFSW: International
Federation of Social
Workers
国際ソーシャルワーカー
連盟

エンパワメント
グティエーレス（Gutiér-
rez, L. M.）は「自分の
生活状況を改善するため
に個人が行動を起こせる
よう、当事者の力、対人
関係の力、政治的な力を
強めるプロセス」と定義
している。パワー概念に
は対人的な力、政治的な
力が含まれることに留意
されたい。

図6-4-2 精神保健福祉士の業務特性②

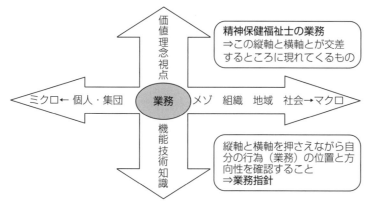

出典）公益社団法人日本精神保健福祉士協会「精神保健福祉士業務指針（第3版）」p.20，図 I -3 を筆者改変.

理念、視点、技術、知識」を、横軸に介入対象として「個人、集団、組織、地域、社会」を位置づけている。そこで、MHSW の介入対象について事例を通して以下、具体的に理解を深めていく。

(2) 事例「ミクロからマクロレベルの精神保健福祉士の業務」

①ミクロレベルからメゾレベルへの働きかけ

　精神科クリニック（以下、クリニック）に勤務する MHSW は、精神的失調により受診する若年層の増加が気がかりだった。最近では自宅に引きこもるケースも増えていた。クリニックでは青年期（主に20代）対象のデイケア（以下、DC）を開設していた。DC 通所者には、親からの虐待経験、学校でのいじめ経験などトラウマ（心的外傷）を抱えた者も多い。精神疾患、精神障害をもつ家族がいるケースも目立った。MHSW は、こうした困難さは若年世代共通のものであると捉え、若者の支援について考え始めた。ある日、DC 通所中の20代前半の女子学生がクローズミーティングで「実は過去に親から精神的虐待を受けていた。今でも親に嫌悪感がある。家を出るお金がないので同居しているが毎日しんどい。狭い家で顔を合わせるのを避けるためネットカフェを利用しているが経済的に大変」と語った。MHSW や他のメンバーは傾聴し、安心できる居場所の必要性について共感的に受け止めた。

　クリニックの MHSW は**都道府県 MHSW 協会**で知り合った有志15名ほどでソーシャルワーク勉強会（以下、SW 勉強会）を開催している。そこで「精神疾患をもち、困難な状況にある20代などの若者世代には**予防的介入**が必要ではないか。このテーマで講演会をしてはどうか」と話した。社会福祉協議会（以下、社協）に勤務する MHSW も「社協でも複雑な家

青年期
エリクソン（Erikson, E. H.）は「幼児期と社会」（1950年）において幼児期から老年に至る人間の生命過程を的確に捉えた。特に青年期における自己同一性（アイデンティティ）概念は広く知られる。青年期の中核は家族・仲間・社会・文化に所属しているという感覚の確立にあるとした心理社会的発達理論はバイオ・サイコ・ソーシャルというソーシャルワークにおける人間理解の源流の一つである。

都道府県精神保健福祉士協会
都道府県ごとに固有の会則等により設置運営される団体。2022（令和4）年5月現在、47団体が地域の特性を活かした専門職活動を行っており、日本精神保健福祉士協会のウェブサイトに掲載されている。

予防
ヘプワース（Hepworth, D. H.）、ルーニー（Rooney, R. H.）らは「弱い立場にいる人びとにタイミングよくサービスを提供し、問題が拡大する前に彼らの社会的機能を強化することを意味する」（2010年）と予防概念を定義した。

SNS 相談
LINE などソーシャルネットワーキングアプリを使った比較的新しい相談形態。子どもや若者が携帯電話で気軽に相談できることから SOS を早めにキャッチし、いじめや児童虐待などへの早期対応や問題の深刻化を防ぐことが期待されている。

セクシャリティ
sexuality
一般的に①生物学的な性（生まれたときに割り当てられた性）、②性自認（自身が認識している性）、③社会から期待される性（性役割）、④どういう相手に恋愛感情や性的魅力を感じるか（性的指向）の4つで説明される。

申請主義
サービス利用者がサービスを利用するには原則としてその提供機関に申請を行なうことが必要となる。

ソーシャルアクション
『福祉社会事典』（弘文堂）によれば「個人や家族、地域社会の未解決のニーズの充足や解決を求めて関係者を組織化し、関連する立法・行政機関その他に対して制度運営の改善や改革、新制度の創設、社会資源の開発などを求めて圧力行動を展開する」とされる。

企業の社会貢献活動
企業は経済的利潤を求めるだけでなく、社会や地域に貢献することを理念に据えている。経団連の1％クラブの活動など、社会貢献活動の情報はウェブサイトでも紹介され、SDGs の活動も多い。

ボランティア・コーディネーター
社会福祉協議会などのボランティアセンターにおいて市民と市民をつなぐ活動のマッチングや調整を行う専門職。大学などのボランティアセンターにも配置されている。

族関係に苦しむ若い世代から相談が増えている。20代の**居場所づくり**や**ピアサポート活動**のきっかけとなる活動は必要だと思う」と話した。若者向け **SNS 相談** に従事する MHSW もおり、SW 勉強会の全員が提案に賛成した。

　講演会は実行委員会形式をとり、委員には複数の当事者を募ることが決まった。関係機関に働きかけ、第1回実行委員会に5名の当事者が参加した。実行委員会（以下、委員会）では「20代は家族葛藤、大学等の勉強や人間関係、**セクシャリティ**、進路選択などさまざまな悩みを抱えているが援助を求めることはカッコ悪いというイメージがあり、助けを求めない人が多い。若者の悩みや本音をもっと聴きたい」と活発に意見が交わされた。当事者委員からは「辛いときに安心できる居場所がほしい」、「専門機関はハードルが高い。もっと気軽に相談したい」との声が挙がった。当事者委員たちは委員会後にも喫茶店で語り合うようになっていった。一方、講演会の講師謝礼については資金不足が課題となった。

②メゾレベルからマクロレベルの働きかけ

　クリニックの MHSW と社協の MHSW は、この過程で「潜在的**ニーズ**が顕在化した」と実感した。同時に「日本の福祉制度は原則、**申請主義**をとっており事後的対応としてサービスが実施される点に限界があること」や「若い世代への予防的アプローチに取り組みたい」と考えた。そこでSW 勉強会では、「精神疾患に加えて生活上のさまざまな困難を抱える若者たちの居場所を作るための**ソーシャルアクション**の手始めとして講演会の資金集め（ファウンディング）をしよう」と提案し賛同を得た。他のMHSW からは「大企業の社会貢献部署への相談が有効ではないか」と意見が挙がった。そこで MHSW らは企画書を書き、都道府県**市民活動・ボランティアセンター**に出向き助言を仰いだ。**ボランティア・コーディネーター**はある企業の社会貢献室を紹介してくれた。二人の MHSW は社会貢献室社員と面談し、プレゼンテーションを行なった。社員は趣旨に賛同し社内で検討することとなった。その後社会貢献室より「講演会への講演助成が可能である。また精神疾患だけでなく、さまざまな課題に直面する若者たちの居場所や活動場所として企業所有の研修センターの一室を期間限定で無料貸出も可能である」と正式な回答を得た。

　若者支援団体代表を講師とした講演会は多数の参加者を集め成功した。その後も SW 勉強会では当事者、企業の社会貢献室、ボランティアセンターといった多様な主体が参加するネットワークづくりや若者相談会といった活動を行う **NPO 法人**（**特定非営利活動法人**）設立を検討し始めた。MHSW らは現在、精神疾患や精神障害をもつ若者の自立を支援する**政策**

立案について海外の政策をテーマとした2回目の講演会を企画している。今後は国会や都道府県議会などの議員へも働きかける予定である。

［2］業務におけるミクロ-メゾ-マクロの連続性

（1）ミクロレベルの実践

ミクロレベルの実践は、個人、カップル、家族といったクライエントを取り巻く人びとを対象とする。本事例におけるMHSWは親から精神的虐待を受けた経験のあるクライエントの話を傾聴し共感を示している。このようにクライエントと対面し直接サービスを提供する[8]業務は、直接援助活動ともいわれ、ミクロレベルの実践とされる。そこでは、人間が直接に経験する最小の範囲を視野に家族、友人、クラスメイト、近隣の遊び仲間などが介入対象となり[9]、これらクライエントを取り巻く人びとは**ミクロシステム**と位置づけられる。

（2）メゾレベルの実践

メゾレベルの実践は、家族や会社、学級、教会、自治会や町内会といったクライエントに直接的に影響を与えるシステムを介入対象としている[8]。これらを**メゾシステム**といい、ミクロとマクロの中間に位置づけられる。ここではミクロレベルの実践とは異なり、MHSWはクライエント以外の他の個人や小集団、機関に働きかける[6]。講演会実行委員として参加した当事者らが互いのつながりを深めたことや、精神疾患や精神障害をもつ若者たちの安心できる居場所づくりは、当事者に直接影響する環境への介入であり、メゾレベルの実践と位置づけられる。

（3）マクロレベルの実践

マクロレベルの実践とは社会計画やコミュニティの組織化、市民団体や民間企業・公共団体・政府系組織と協働することである[8]とされる。この実践はクライエント以外の人びととの活動を行う間接的援助活動とされ、ミクロ実践とは区別される。本事例のクリニックや社協のMHSWらは講演会企画を通し、企業や市民に働きかけている。さらに今後もNPOの設立、当事者らが地域・企業・社会と結びつくようなネットワークづくり、支援のための政策立案を計画している。このようなコミュニティグループや社会的な諸組織、社会計画などを**マクロシステム**という。マクロレベルの実践者はプログラムを計画・実行し、管理・評価する[8]とされる。ここでいうプログラムにはMHSWらが立案を目指す国レベルの政策も含まれる。

マクロシステムにはイデオロギー、信念体系、習慣、法律といったものも含まれる[9]。精神疾患、精神障害をもつ若年層への支援をテーマとした講演会は共助や公助よりも自助を重視する信念体系に影響を及ぼし、意識

イデオロギー
政治・道徳・宗教・哲学・芸術などにおける、歴史的、社会的立場に制約された考え方、概念形態（デジタル大辞泉）、または、政治や社会に関する基本的考えや思想傾向（日本国語大辞典第2版）を指す。

217

変革を促すものであり、マクロレベルの実践活動と位置づけられる。

（4）精神保健福祉士の包括的アプローチ

　MHSW の日常業務ではミクロ・メゾ・マクロレベルの実践を意識し、連続的に取り組むことが望まれる。このような業務の在り方は業務指針において「包括的アプローチ」とされる（➡ p.215 図 6-4-2）。精神疾患や精神障害をもつ人は社会の偏見や差別に晒され続けている。また若い世代は社会的に弱い立場におかれがちである。本事例からわかるように MHSW の業務では、ミクロ・メゾ・マクロレベルへの介入を包括的に行う必要がある。MHSW は人びとのエンパワメントと解放のために包括的アプローチを用い、抑圧的な社会構造を変えるように介入する。

C. 連携（多職種・多機関連携）における精神保健福祉士の役割

［1］精神保健福祉士の行う連携

（1）新たな多職種・多機関連携

　MHSW には、精神疾患や精神障害をもつ人やその家族の複合的なニーズに対応することが求められている。野中猛は、「急性疾患から慢性疾患に焦点が移行したことにより、MHSW の業務において連携が重視されるようになった」と述べている[10]。慢性疾患の時代には当事者の生活全体の QOL やウェルビーイングが重視される。特に重い精神障害をもつ人の生活支援は多領域の専門職による多職種チームで行う必要がある。その一方、**地域共生社会**においては当事者や家族と民生委員や近隣住民、商店街の人たちが連携・協働するチームで支援を行うことが必要である。また、精神障害者の雇用義務化が後押しとなり、精神障害者の雇用者数も増加傾向にある。このような背景から MHSW の連携対象は専門機関の専門職に加え、企業等に勤める従業員、経営者、当事者スタッフ、ボランティア、市民といった多様な立場の人たちに広がっている。

　コリガンと**ギルフォード**は「機能的なチームとは組織図に載るようなチームと異質であること」、「秘書や警察官、牧師や親切な家主など、その利用者のために情報を共有して責任を分担しているすべての人々で成り立っているチームもある」との論考を紹介している[11]。また**ラップ**と**ゴスチャ**は「精神保健が地域から切り離されて考えられる限り、また特別な才能をもつ専門家集団によるものと見られる限り、精神障害者への精神保健は損害を受け続ける」とし、「地域は精神保健の源である」[12]と述べている。今後は MHSW の行う多職種・多機関連携は、専門機関の専門職中心のモデルに加え、地域や社会における非専門職との協働モデルがより強く求め

QOL: Quality of life

ウェルビーイング
well-being

コリガン
Corrigan, Patrick W.

ギルフォード
Giffort, Daniel W.

ラップ
Rapp, Charles Anthony

ゴスチャ
Goscha, Richard
Joseph

られるようになるであろう。これについて事例を通して以下、具体的に理解を深めていく。

(2) 事例「精神科病院の精神保健福祉士に求められる連携」

①グループホームからの再入院

精神科病院（以下、病院）に勤務するMHSWは、担当病棟に50代の男性患者Eさんが再入院したことを知った。Eさんは長年統合失調症を患い、生活保護を受け単身生活を送るなか、服薬中断をきっかけに頻繁な入退院を繰り返してきた。Eさんは長期入院を余儀なくされていたが、2年前に**地域移行支援事業**を利用して退院し、グループホーム（以下、ホーム）に入居した。今回の再入院は妄想などの陽性症状が強まりホームでの生活が困難になったことによる。退院後、ホームでは**訪問看護**と生活訓練事業所（以下、事業所）の**訪問型生活訓練**を利用していた。ホーム、訪問看護ステーション、事業所、病院、福祉事務所は、チームとして連携して支援した。Eさんは「自分は病気ではない」と話し、訪問看護師やMHSWを部屋には入れず、玄関先で会話をした。支援チームでは「それもEさんらしさ。できるだけ尊重する」ことを方針としていた。一方、Eさんは事業所のクリスマス会に参加したり、カルチャースクールの陶芸教室に通うなど地域での生活を楽しんでいた。

今回は退院後初めて支援チームの訪問も拒否し、他入居者の部屋へ入り込むという妄想による行動化が度々出現し、ホームの職員も福祉事務所の担当ワーカーもEさんの安全な暮らしを守るため、一時的な入院をEさんに提案した。しかしEさんは「入院は必要ない」と否定的だった。ある晩Eさんは外出したままホームに帰って来なかった。ホームではEさんの弟に連絡を取り、警察に捜索願を出した。翌日Eさんは警察に保護された。さらにその翌日、弟の強い意向もあり、Eさんは**医療保護入院**となった。

②「退院なんてできるわけない」

入院後Eさんの病状は徐々に安定し始めた。1ヵ月後には医療保護入院から任意入院に切り替えとなり、主治医の外出許可も出された。ある日ホームのMHSWが面会に行き、ホームへの外出や退院の意向についてEさんに確認したところ、表情硬く「退院できるなんていい加減なことを言って！」と怒り、病室へ立ち去った。ホームのMHSWは病院のMHSWに状況を伝え「ホームでは6ヵ月以上の入院の場合、退居となる規定がある。6ヵ月以内に退院してほしいと思っているが……」と話した。翌日病院のMHSWはEさんと面接し「主治医も退院を考えようと言っているし、そろそろ退院の準備をしませんか」と話したところ、Eさんは語気荒く「退

院なんてできるわけない！」と病室へ戻ってしまった。MHSWはその言葉が気になり、カルテを読み直した。そこには「本人が退院希望するも家族が反対」、「本人は地域で生活したいと希望するも病状不安定、単身生活は難しい」などの記述が何度も記載されていた。2年前にホーム入居が決まったことで当時の主治医や弟も退院に同意した。MHSWはEさんは長い間、退院を強く願っていたのにずっと退院できなかったことを知り、精神医療チームの一員として責任を感じた。

③自然なネットワークの関与を強める

　ある日「Eさんが笑顔で面会者と話している」と看護師から聞いたMHSWは、面会者が帰る際に自己紹介をし、Eさんとの関係を尋ねた。面会者はEさんが通う教会の牧師だった。牧師は「Eさんは2年間私たちの教会に通っていた。病気であることはわかっていた。半年に一度の教会バザーの値札付けはEさんが得意とする仕事だった。ところが急に教会に来なくなり心配していた。先日ホーム職員を訪ね、入院を知り面会に来た」と話した。病院のMHSWはホームのMHSWにこのことを伝え、「退院に向けて牧師や教会の仲間に外出先として協力してもらえないか」と相談した。「このままではホーム退居になり、長期入院になりかねない」と心配していたホームのMHSWも賛成した。

　その後MHSWはEさんと面接し「教会へ外出してはどうか」と提案するとEさんは「教会のバザー準備を手伝いたい」と前向きな返事をした。主治医も認め、次の日曜日に教会への外出が実現した。この外出後、Eさんは「2ヵ月後の教会のバザーの日までに退院したい」という希望を主治医に伝えた。ある日面会にきた牧師は「面会後、ホームに寄ってEさんの様子を職員に伝えている。Eさんが知ったら怒るかもしれないけれど、教会に戻ってこられるようにするためにはホームとの協力が大切だと思っている」と温かな口調で病院のMHSWに話した。

④退院に向けたカンファレンス（ネットワーク会議）

　入院4ヵ月後、MHSWはEさんの退院準備のための**カンファレンス**を開いた。主治医、看護師、ホームのMHSW、福祉事務所の担当ワーカー、相談支援専門員、訪問看護師、Eさんの弟に加え、MHSWはEさんの同意を取り教会の牧師にも参加してもらった。その場でEさんは「退院したらまた教会や陶芸教室に行きたい」と希望を語った。参加者全員でEさんの支援における役割を確認しあった。MHSWはこの経験からクライエントの自然なネットワークを構成する人びととのかかわりを強めることがクライエントの**リカバリー**に最も役立つと考えるようになった。

リカバリー
辞書的には「回復する、取り戻す」という意味がある。精神保健福祉医療の分野では近年①臨床的リカバリー、②社会的リカバリー、③パーソナルリカバリーの3つの側面から多義的なものとして説明される。何をリカバリーとするかは当事者が決めるものであり、十人十色であるとするパーソナルリカバリーの考え方で支援を行うことも増えている。エンパワメントもリカバリーの主要な要素の一つである。

［2］精神保健福祉士の連携の中核

（1）連携の展開過程

連携の展開過程について野中猛は、「①単独解決できない課題の確認、②課題を共有しうる他者の確認、③協力の打診、④目的の確認と目的の一致、⑤役割と責任の確認、⑥情報の共有、⑦連続的な協力関係の展開の七段階に整理することができる」(10) としている。本事例において病院のMHSW は E さんが最も大事に思っている社会資源である教会の牧師と協力関係を築いている。MHSW は連携の展開過程で示された七段階に合致した業務を行なっていることがわかる。

（2）連携の核となるもの

本事例においては、専門機関の専門職以上に教会の牧師や仲間が E さんとの信頼関係を構築していた。MHSW はそのことに気づき、主治医の了解も取り付けて E さんに教会への外出を提案した。専門職と非専門職が協力関係を構築するなかで E さんは「退院してバザーで自分の役割を果たしたい」という気持ちを表明した。上原久は連携概念を「共有化された目的を持つ複数の人及び課題に対して主体的に協力関係を構築して、目的達成に取り組む相互関係の過程」と定義した(10)。E さんに関わる人たちの協力関係はまさに連携といえる。MHSW の行う連携においてはクライエントの自然発生的なネットワークに焦点をあててその希望や願いに沿う形で進めることが必要である。専門職／非専門職という区分を超えた相互関係こそが連携の核となる。

（3）社会的支援介入モデルにおける社会的ネットワーク

ミルンは「心理的問題を持つ人々がいつも専門家の援助を受けていて、また専門家だけが援助しているというのは神話であること」というコーエンの論考を紹介し、精神保健実践家のための**社会的支援介入モデル**を示している(13)。このモデルでは地域社会における実践家の日常的な役割として「クライエントの社会的ネットワークからクライエントへの支援を引き出し、ネットワークを広げる努力をする」ことを強調する。今日の MHSW はこの社会的支援介入モデルによって多機関・多職種連携を解釈し、クライエントの身近な人による支援の関与を強め、促進することが求められる。

以上、本節では MHSW の業務特性について精神保健福祉士業務指針（第3版）を参考にし、3つの事例を挙げて説明してきた。今日のMHSW には多様な人びとと協力関係を構築する新たな連携が求められる。業務の展開過程においては、MHSW の価値や理念を基盤にミクロ・メゾ・マクロレベルにわたる介入を行う包括的アプローチに取り組むことが不可欠である。

連携
上原久は、海外文献を精査し「連携」にあたる言葉として linkage、coordination、coopreation、collaboration などが区別なく用いられていることを指摘している。連携とは多義的な概念であり、指し示す幅が広いため、マジック・ワードのように便利使いされやすいことも特徴である。

ミルン
Milne, Derek Leslie

コーエン
Cowen, Emory L.

注)

(1) 新村出編『広辞苑（第7版）』岩波書店，2018，p.571，706，771，1313.

(2) 日本精神保健福祉士協会50年史編集委員会編「日本精神保健福祉士協会の歩み」『日本精神保健福祉士協会50年史』2014，p.3，101.

(3) 公益社団法人日本精神保健福祉士協会「精神保健福祉士業務指針」委員会編『精神保健福祉士業務指針（第3版）』日本精神保健福祉士協会，2020，p.16，pp.19-20，p.80.

(4) 日本精神保健福祉士協会「倫理原則1. クライエントに対する責務（1）クライエントへの関わり」『精神保健福祉士の倫理綱領』2018.

(5) 荒田寛・伊東秀幸・白石直己・田村綾子「第I部　精神保健福祉士の価値」日本精神保健福祉士協会編『生涯研修制度共通テキスト（第2版）』日本精神保健福祉士協会，2008，p.4.

(6) ジョンソン，L. C. ＆ヤンカ，S. J. 著／山辺朗子・岩間伸之訳『ジェネラリスト・ソーシャルワーク』ミネルヴァ書房，2004，p.64，76，pp.475-476.

(7) IFSW website "Global Definition of Social Work".

(8) ヘプワース，D. H.，ルーニー，R. H.，＆ルーニー，G. D. 著／武田信子監修・北島英治・澁谷昌史・平野直己・藤林慶子・山野則子監訳『ダイレクト・ソーシャルワークハンドブック―対人支援の理論と技術』明石書店，2015，pp.45-46.

(9) ケンプ，S. P.，ウィタカー，J. K.，＆トレーシー，E. M. 著／横山穣・北島英治・久保美紀・湯浅典人・石河久美子訳『人－環境のソーシャルワーク実践―対人援助の社会生態学』川島書店，2000，pp.73-74.

(10) 野中猛・野中ケアマネジメント研究会著『多職種連携の技術―地域生活支援のための理論と実践』中央法規，2014，pp.9-10，219-220.

(11) コリガン，P. W. ＆ギフォート，D. W. 編／野中猛監訳／柴田珠里訳著『チームを育てる―精神障害リハビリテーションの技術』金剛出版，2002，p.33.

(12) ラップ，C. A. ＆ゴスチャ，R. J. 著／田中英樹・伊勢田堯ほか監訳『ストレングスモデル―精神障害者のためのケースマネジメント（第2版）』金剛出版，2008，p.207.

(13) ミルン，D. L. 著／山本和郎・末松渉訳『ソーシャルセラピー―精神保健実践家のための社会的支援介入へのガイド』ミネルヴァ書房，2004，pp.9-10.

理解を深めるための参考文献

● **公益社団法人日本精神保健福祉士協会「精神保健福祉士業務指針」委員会編『精神保健福祉士業務指針（第3版）』2020.**
精神保健福祉士の業務について歴史を踏まえた解説、主な業務についての詳細な定義づけが特徴である。「分野別事例集」では業務指針の活用法を豊富な事例とともに提示し、職場の勉強会、実習指導、スーパービジョンに最適である。協会のウェブサイトで解説動画も公開され、冊子の購入も可能である。

5. 精神保健福祉士の業務内容と業務指針

A. ソーシャルワーク実践としての精神保健福祉士の業務

[1] 専門職の業務

　精神保健福祉士の業務とは何か。現場で直面する諸々の状況に対して、精神保健福祉士は何のために、どのように、業務を展開しているのであろうか。精神保健福祉士がソーシャルワーク専門職である限り、その業務には専門性（価値・知識・技術）が含まれていると考えられる。逆をいえば、日常業務で自らの専門性を示すのが専門職であるといえる。果たして、精神保健福祉士の専門性は日常業務のなかで、どのような形でみえてくるものなのであろうか。

　一般的に業務は、仕事、職務、任務、実務などと類義語で使われることが多い。国家資格化されている専門職には根拠法があり、そこに社会的な役割期待や専門職としての責務が示されている。精神保健福祉士の根拠法である**精神保健福祉士法**の定義には、精神保健福祉士は「地域相談支援の利用に関する相談その他の社会復帰に関する相談に応じ、助言、指導、日常生活への適応のために必要な訓練その他の援助を行うことを業とする者」と明記されている。ここには、担うべき業務が簡潔に示されている。しかし、実際の現場における業務は、より幅広く、多様なものである。

　精神保健福祉士の業務を考える際に重要な点は、法律等で規定されている専門職に課された内容にとどまらず、ソーシャルワーク実践として業務を捉えていくことである。各専門職には固有の歴史があり、日々の実践の積み重ね、実践経験の言語化と整理により、業務が明確化されてきたことも忘れてはならない。そこで、精神保健福祉士の業務を理解していくうえで、国家資格化以前の精神科ソーシャルワーカー（以下、PSW）が業務をどのように捉えていたかをPSWの歴史をさかのぼり確認していきたい[1]。

[2] 業務指針策定に至るまでの歴史

　日本におけるPSWの業務を辿っていくと、明文化された定義として1970（昭和45）年の日本精神医学ソーシャルワーカー協会（以下、日本PSW協会）の常任理事会により公表された「PSW業務基準」に行き着く。そこには「PSWは、患者及び家族が生活上の困難を現実的、個別的に認

識することを援助し、ともに解決をはかることを業務とする」と明記されている。さらに、「患者は自らの生活要求を実現する権利、すなわち生活権をもっている」こと、「PSWは、患者がその権利を自ら守ることを助けるために、患者の生活と治療の基盤となり、阻害するものとしての社会のしくみと、当事者の主体の問題と、その両者のかかわりを認識することを基本的視点とする」ことが示されている。この当時は医療機関に勤務するPSWが中心であったこともあり「患者」という言葉が使われているが、その内容としては、生活、権利、社会のしくみ、当事者の主体性など、業務を考えるうえでの基本的視点が記されている。

1970年代初頭にかけて、日本PSW協会として自らの業務を明確化していく作業に取り組み始めていた時期、PSWの日常業務の在り方が問われることになる出来事が起こった。それが、当事者・家族からのPSWへの告発・問題提起による「Y問題」(1973〔昭和48〕年)である。Y問題によりPSWは「当事者不在」に対する厳しい自己批判が求められ、業務展開によっては業務行為自体が当事者の権利侵害をはらむ危険性があること、業務を展開する支援者側の加害者性の認識などが確認された。このことは、現在の業務を考えるうえでも、変わらずに念頭に置いておくべきことである。

Y問題
➡ p.141 第5章1節B

日本PSW協会は「Y問題」を長年にわたり調査・検証していくなかで、今後の基本課題の確認のために「提案委員会」報告(1981〔昭和56〕年)で「経過の中で考えられる反省点」として4点(①立場と視点、②状況と認識、③実践とワーカー・クライエント関係、④福祉労働者としての二重拘束性)を提示した。この4点には、まさに日常業務で常に念頭に置いておくべきことが示されているといえる。この報告を受け、Y問題からの反省点を踏まえ、改めて業務における「かかわりの視点」が強調されたのである。

その後の動きとして、押さえておきたいのが、1981年に東京都立松沢病院PSW室との共同製作により作成された「PSW業務試論」である[2]。都立松沢病院の当時のPSW11名が10年間実践してきた業務について、①各自が書き上げ、②その業務内容を共有化するとともに、③それぞれの業務を命名し、④グルーピングして、⑤業務項目をつくりあげたものであり、現場のPSWの地道な作業のうえで整理され生成された業務分類である。そこではPSWの業務を4分類(①ケースワーク業務、②グループワーク業務、③地域活動業務、④関連業務)し、代表的な主な業務として27業務が示された。この業務分類は、現在の医療機関における精神保健福祉士の業務内容を示す原型といってもよいものといえる。

さらに、1982(昭和57)年「**札幌宣言**」によりPSWの役割として「精

神障害者の社会的復権と福祉のための専門的・社会的活動を進める」ことが明文化された。このことにより、PSW の業務の基盤が共通認識として確認された。札幌宣言の内容は、倫理綱領の前文にも掲載されており、専門職としての核となる方向性を示したものであり、PSW 業務の基本方針ともいえる。そして、①自己決定の原理、②人と環境（状況）の全体性の視点、③ワーカー・クライエント関係、の重要性も併せて明示されたのである。

[3]「精神科ソーシャルワーカー業務指針」の策定

1987（昭和62）年、日本 PSW 協会は Y 問題の継承課題として、「かかわりの視点」を中核に、①精神障害者福祉の理論構築、② PSW の倫理綱領の制定、③業務指針の策定を3点課題として掲げた。そして、1988（昭和63）年の「**精神科ソーシャルワーカー倫理綱領**」に次いで、1989（昭和64）年に「**精神科ソーシャルワーカー業務指針**」（以下、PSW 業務指針）[3]が策定されたのである。

PSW 業務指針では、「地域および病院等の精神医療・精神保健の領域において、精神障害者とともに、彼らをめぐる生活問題について、福祉の諸方法を用いることによって援助しようとする福祉専門職」であることが明示され、PSW の業務は「専門職業としての実践活動の具体的業務行動」であると定義されたのである。さらに、業務指針の基本的視点として①PSW 業務は、対象者と日常的なかかわりの中で、実践的実務的にとり行われる現実的具体的専門活動であること、②業務遂行には業務ごとに目的を含む視点がなければ専門職業としての業務とはいえないこと、③ PSWの業務は、対象者との関係にあって、対象者をとりまく個別的状況や時代背景によっては具体的活動が可変的変動的であることを前提として考えなければならないこと、が示された。

ここには、これまでの Y 問題の検証を踏まえ議論・検討されてきた教訓が、PSW の業務論として詰め込まれている。さらに、業務指針作成にあたり浮かび上がった課題として、適切な業務が行われるための環境整備（身分資格問題・必置制・診療報酬制度等の経済的基盤の確立など）や、養成カリキュラムの確立、所属機関における PSW の位置づけ、さらに業務の裁量権やチームとの関係、組織との関係など、現在も変わらず業務に関連して検討すべき課題が掲げられている。

B. 精神保健福祉士業務指針の概要

[1]「精神保健福祉士業務指針」の策定・改訂の経緯

　1997（平成9）年「**精神保健福祉士法**」制定により、精神保健福祉士が国家資格化された後、日本PSW協会は「日本精神保健福祉士協会」に名称を変更し、2006（平成18）年から改めて業務指針策定に向けて具体的な取組みを開始した。そして、2008（平成20）年の「精神保健福祉士業務分類及び業務指針作成に関する報告書」[4]により枠組みを示し、2010（平成22）年に「**精神保健福祉士業務指針及び業務分類（第1版）**」[5]が策定され採択された。その後、「**精神保健福祉士業務指針及び業務分類（第2版）**」（2014〔平成26〕年）[6]、「**精神保健福祉士業務指針（第3版）**」（2020〔令和2〕年）[7]が公表された。

　このように約10年の間に3回の改訂が行われた背景には、国家資格制定後の精神保健福祉士を取り巻く状況の急激な変化がある。2004（平成16）年の「**精神保健医療福祉の改革ビジョン**」により「入院医療中心から地域生活中心へ」と精神保健福祉施策の転換が図られ、病院から地域への地域移行の推進や、急性期や慢性期などの病床の機能分化など、精神医療改革の流れが加速した。地域生活支援の基盤整備としても、障害者総合支援法（2013〔平成25〕年施行）による「障害福祉サービスの再編・強化、相談支援体制の強化」や、「**精神障害にも対応した地域包括ケアシステムの構築**」（2017〔平成29〕年）などが示され、支援を取り巻く環境は大きく変化してきている。このような流れのなかで、精神保健福祉士の業務も制度化、分業化、スピード化など外部要因により、変化を余儀なくされていったのである。

　さらに、精神保健福祉士を取り巻く状況として、職域拡大が挙げられる。以前は多くの精神保健福祉士が医療機関の所属であったが、障害福祉施策の変化の流れを受けて地域の事業所や行政などで働く精神保健福祉士が増加していった。さらに、メンタルヘルスの課題の増加と普遍化により、学校教育や産業など、精神保健福祉士の職域も拡大されてきている。こうした新たなニーズに対応した業務体系を整理し、指針を示す必要性から、業務指針の定期的な改訂が行われてきたのである。いずれも、時代背景を踏まえ「精神保健福祉士の業務実態に関する調査（全国調査）」[8]を定期的に実施したうえで、実態に基づく業務指針の改訂が行われてきている。

　つまり、この時期の業務指針改訂のポイントとしては、業務実態を踏まえながら、①業務指針の位置づけの明確化、②精神保健福祉士の業務の定義および業務を構成する要素の関係性の整理、③精神保健福祉士の理念と

視点に裏打ちされた業務指針の提示、④具体的な業務展開において常に理念と視点を確認できる枠組みづくり、⑤精神保健福祉士の包括的な視点の表示、⑥分野別業務の拡充について検討し提示すること、であった。

[2] 精神保健福祉士業務指針の概要

改訂作業を重ねながら2020（令和2）年に公表された「精神保健福祉士業務指針（第3版）」（以下、業務指針）は3部構成となっている。第Ⅰ部は「精神保健福祉士の基盤と業務指針の意義」として、業務指針の位置づけ、精神保健福祉士の業務の定義と業務特性、業務を構成する要素が整理されている。第Ⅱ部では「精神保健福祉士の業務と業務指針」として、どの分野にも共通する精神保健福祉士の業務の代表例（26業務）を取り上げ、各業務を構成する要素と指針を提示している。そして、第Ⅲ部は「分野別事例集」として、精神保健福祉士の所属機関別に代表的な場面事例が掲載されている。ここでは業務指針を理解するうえで重要な3点を示していく。

（1）精神保健福祉士の業務の定義

精神保健福祉士の業務を考えるにあたり、共通認識として押さえておきたいのが、業務指針に明示されている定義である。そこには、精神保健福祉士の業務とは、「精神保健医療福祉にかかわる諸問題に対して、ソーシャルワークの目的を達成するために、適切かつ有効な方法を用いてはたらきかける精神保健福祉士の具体的行為・表現内容」であると定義されている。この定義には、場面・状況において精神保健福祉士がソーシャルワーカーとしての価値・理念・視点を基盤に、知識・機能・技術を活用し業務行為に至るという、専門職としての専門性の要素が含まれている（➡ p.211 **図6-4-1**）[7]。つまり、精神保健福祉士の業務とは、単に目に見える具体的行為のみを指すのではなく、目には見えない価値・理念を基軸として状況分析を行い、状況に応じて機能や技術を活用しながら、絶えず場面を再構成しつつ働きかける過程であるといえる。その業務の基盤にはソーシャルワークの価値・理念があり、ソーシャルワークの基本的視点である**「人と環境の相互作用の視点」「ミクロ・メゾ・マクロの連続性を踏まえた包括的視点」**により業務を展開していくことが重要となる。

（2）業務における包括的アプローチ

精神保健福祉士の業務は、クライエントへの直接的な支援のみならず、組織や地域、社会を対象とした支援も含まれるところに特徴がある。人と環境の相互作用に介入するためには、個人と環境の双方にアプローチしていくことが必要となる。環境とはフォーマル・インフォーマルな社会資源や制度・サービスのみならず、家族や友人、関係者、地域住民など周囲の

人びとも本人にとっての環境と位置づけ、重要な支援の対象、つまり業務対象となってくるのである。また、精神保健福祉士の業務は「ミクロ（個人・集団）－メゾ（組織・小地域）－マクロ（社会）」の連続性の中で包括的なアプローチによって展開する特性（➡ p.215 **図 6-4-2**）(7)をもっている。組織活動や地域活動を行っている場面でも、一人ひとりの利用者のニーズの実現につながっているかを常に確認し、一人の利用者と向き合っている場面でも、利用者を取り巻くサービス内容や地域の状況、社会システムを検証し問い直す姿勢が求められるのである。

(3) 業務の構成要素と業務指針の枠組み

　業務指針にある各業務の指針は、業務の構成要素からなる枠組み（**表 6-5-1**）(7)に沿ってその特性が示されている。まず、精神保健福祉士としての各業務の定義が簡潔に示され、当該業務の目的および業務の展開過程で確認すべき価値・理念・視点が「精神保健福祉士の倫理綱領」にあるキーワードを含め明記されている。そして、主な対象としてターゲットレベルを示し、業務内容として、当該業務で行うこと、展開過程が記載され、業務展開上で活用されるソーシャルワーク技術、その業務を行ううえで必要な知識などが整理されている。さらに、包括的アプローチとして、ターゲットレベルを超えて他のレベルを踏まえた展開として記載されるような枠組みとなっている。業務指針では一つの業務に対して、この枠組みで整理す

表 6-5-1　精神保健福祉士業務指針の枠組み

業務名	精神保健福祉士の主な業務		
定義	精神保健福祉士の目的と連動「何のためにどのような活動を行うのか」		
価値・理念・視点	業務の展開過程において確認すべき精神保健福祉士の価値・理念・視点（「精神保健福祉士の倫理綱領」等からのキーワードを含む）		
ターゲットレベル / ミクロレベル	【対象】①個人／②集団 当該業務の主な対象者像「どのような人々に対する業務なのか」		
	【業務内容】 当該業務で行うこと、業務展開「何をどのように行うのか」	【活用する技術】 業務展開上で活用されるソーシャルワーク技術	
	【必要となる主な知識】 業務を行う上で必要な知識（法制度、理論等）		
包括的アプローチ / メゾレベル	③専門職としての働き ④機関に対するアプローチ	各業務のターゲットレベルに対する業務展開としての包括的アプローチ	
包括的アプローチ / マクロレベル	⑤地域に対するアプローチ ⑥社会に対するアプローチ	他レベルとの関連も踏まえた精神保健福祉士の包括的視点	

ることにより、精神保健福祉士の業務特性を踏まえ、「誰に」「何を」「ど
のように」業務を展開していくかが網羅的に示されているのである。

[3] 精神保健福祉士の主な業務と定義

精神保健福祉士業務指針では、どの分野にも共通する精神保健福祉士の
代表的な業務として、26業務を提示している。ここではその業務名と定
義について紹介する（**表6-5-2、6-5-3、6-5-4**）[7]。各業務の定義は基本的

表6-5-2　ミクロレベルの業務と定義

業務名	定義
①サービス利用に関する支援	精神保健福祉サービスを必要とする人に対して、利用上の問題を調整し、適切なサービスの利用が図れるように支援する。
②受診／受療に関する支援	心身の変調により、受診／受療上の課題を抱えている人に対して、課題を解決、調整し、必要な医療が受けられるように支援する。
③退院／退所支援	病院／施設からクライエントが望む場所へ退院／退所し、その人らしい暮らしを実現するために支援する。
④経済的問題解決の支援	生活費や医療・福祉サービス利用費または財産管理等の経済的問題の調整を通して、クライエントが安心して主体的に生活を営めるよう支援する。
⑤居住支援	住居及び生活の場の確保や居住の継続に関して、クライエントの希望を尊重しながら支援することをとおし、地域におけるその人らしい暮らしを実現する。
⑥就労に関する支援	就労に関するクライエントの希望を尊重し、そのニーズに応じた就労環境の調整を通して、主体的に社会参加できるよう支援する。
⑦雇用に関する支援	雇用上の問題解決およびクライエントの職業上の自己実現を支援するとともに、精神障害のある労働者への合理的配慮を雇用主に提案、調整し雇用の安定を図る。
⑧就学に関する支援	就学／復学に関するクライエントの希望を尊重し、そのニーズに応じた環境調整を図り、クライエントが主体的に学ぶことができるよう支援する。
⑨対人関係／社会関係の問題調整	クライエントと周囲の人々との間で生じる問題や葛藤に対して、課題の整理と調整を図り、クライエントが対人関係／社会関係において安心して生活することを支援する。
⑩生活基盤の形成・維持に関する支援	衣・食・住・心身の保全などの日常生活における基盤を形成・維持し、安心・安定した地域生活が送れるよう必要に応じた支援を行う。
⑪心理情緒的支援	生活のなかで生じる不安や葛藤、悲哀などの心理・情緒的問題に対して、クライエントが受け止め、見通しをもって取り組めるように支援する
⑫疾病／障害の理解に関する支援	疾病や障害を抱える体験や思いを受け止め、クライエントが疾病／障害について理解し、それらと付き合いながらその人らしく生きることを支援する。
⑬権利行使の支援	権利侵害の状況に関する点検を行うとともに、クライエントが有する権利を適切に行使できるよう支援する。
⑭家族支援	家族を一つのシステムとしてとらえ、家族が抱える問題の整理と調整を通して、家族成員個々が安心して健康な生活を送れるよう支援する。
⑮グループ（集団）による支援・グループワーク	共通のテーマを持つ人々の問題解決やニーズの充足を目指し、集団の力動を活用した意図的なグループ経験を通じて、個人の成長や目標の達成を支援する。
⑯活動・交流場面の提供	社会的役割を持ち、豊かな生活を営む権利を保障するために、安心して過ごせる場、他者との交流の機会、創造的活動の機会を提供する。

表6-5-3　メゾレベルの業務と定義

業務名	定義
⑰セルフヘルプグループ、当事者活動への側面的支援	セルフヘルプグループ、当事者活動（ピアサポーター、ピアスタッフ等含む）などが、当事者性におけるそれぞれの力を発揮し継続的に活動展開できるよう側面的に支援する。
⑱スーパービジョン	精神保健福祉士の業務をソーシャルワークの専門性に基づき遂行し、実践力の向上を図るために、精神保健福祉士同士で行う相互作用のプロセス（実習指導を含む）。
⑲コンサルテーション	業務遂行上の問題を抱えたコンサルティ（個人、集団、組織、地域社会）からの相談に対して、精神保健福祉士の専門性に基づき助言を行う。
⑳多職種／多機関連携	クライエントの課題解決やニーズの実現に向けて、複数の異なる専門職、専門機関等が互いの役割や機能を理解し協働する。
㉑記録	支援内容や運営管理にかかわる事項を文書化し、ソーシャルワークサービスの向上および機関の支援機能の向上のために活用する。
㉒組織運営／経営	人々の福祉を目指す組織の理念に基づき、安定したサービスが提供できるよう、持続可能な組織基盤の形成と適切な運営管理を行う。
㉓組織介入／組織改革	精神保健福祉士の理念に基づき、人々の権利保障の視点から組織を点検し、クライエントのニーズに対応したサービスの改善・開発を行う。

表6-5-4　マクロレベルの業務と定義

業務名	定義
㉔地域活動／地域づくり	精神保健福祉にかかわる地域課題を発見・分析し、誰もが暮らしやすい地域づくりにむけた資源開拓や諸資源のネットワーキングおよび組織化による課題解決を図る。
㉕調査研究	精神保健福祉士がかかわる実践について検証し、よりよい実践につなげるとともに、精神保健福祉にかかる実態把握や状況分析を行い、その結果を社会に発信する。
㉖政策提言／政策展開	精神保健福祉に関連する制度・政策を分析し、改善のための具体的な提言を行い、共生社会の実現に向けた施策の展開に関与する。

に「精神保健福祉士による〔業務名〕とは、〔定義〕のことである」と一文で理解できるように作成されている。改めて精神保健福祉士の特性を踏まえ、業務内容を確認してもらいたい。

（1）ミクロレベルの主な業務と定義

　業務指針におけるミクロレベルの業務は「個人との（個別あるいは家族や小集団での）ワークを意味し、個人の行動や対人関係における変化の促進を目的とするレベル」⁽⁹⁾として、倫理綱領における「クライエントに対する責務」の範囲を中心に分類されている（**表6-5-2**）。

（2）メゾレベルの主な業務と定義

　業務指針におけるメゾレベルの業務は「公式集団や複合的な組織との相互作用を意味するレベル」⁽⁹⁾として、倫理綱領における「専門職に対する責務」「機関に対する責務」の範囲を中心に分類されている（**表6-5-3**）。

(3) マクロレベルの主な業務と定義

業務指針におけるマクロレベルの業務は「社会の変革を目的とした、近隣関係、コミュニティ、社会とのワークが含まれるレベル」(9)として、倫理綱領における「社会に対する責務」の範囲を中心に、地域・社会に対する業務として分類されている(10)（**表6-5-4**）。

C. 業務指針に基づく業務の展開例

[1] 業務指針─分野別事例集

業務指針の第Ⅲ部には、精神保健福祉士の所属機関ごとの分野別事例集（①医療、②地域、③行政、④学校教育、⑤産業、⑥分野横断）が掲載されている。そこには、各分野について場面事例が例示され、業務指針に基

表6-5-5 「業務指針：分野別事例集」事例タイトル一覧

(1) 医療分野〔精神科病院、精神科診療所、総合病院精神科など〕 ①家族からの受診相談、②精神科における外来相談、③精神科における入院時支援、④精神科救急病棟における退院調整、⑤社会的な長期入院者の地域移行支援、⑥精神科デイケアを通じた支援、⑦単身生活者へのアウトリーチ支援、⑧危機介入による支援、⑨チームアプローチによる支援、⑩医療観察法入院者への退院支援、⑪行動制限にかかわる対応、⑫若年性認知症を発症した方への支援、⑬精神保健福祉の普及啓発の取り組み、⑭病院運営への参画
(2) 地域分野〔障害福祉サービスの各事業所など〕 ①地域生活における相談支援、②地域移行を目指す社会的入院者への支援、③グループホームにおける支援、④働くことへの支援、⑤アウトリーチ・訪問による支援、⑥ピアサポーターとの協働、⑦医療機関との連携による危機的状況への支援、⑧雇用義務化に伴う企業への支援、⑨事業の運営管理、⑩地域とのつながりを創る
(3) 行政分野〔精神保健福祉センター、保健所、都道府県・市町村など〕 ①ひきこもり相談における家族への支援、②住民からの苦情を受けた危機介入、③警察官通報の受理にかかる対応、④ケアマネジャーからのケース相談、⑤相談支援専門員に対する研修の企画・開催、⑥地域における協議会の機能強化に向けた取り組み、⑦障害福祉計画策定における当事者のニーズ調査、⑧若者の自殺予防への取り組み、⑨災害対策を通じた「精神障害にも対応した地域包括ケアシステム」の構築、⑩精神科病院における実地指導の適正化への取り組み
(4) 学校教育分野〔教育委員会、小中学校、高校、大学など〕 ①経済的問題を抱える家族への支援、②障害を抱える子どもと家庭への支援、③虐待を受けている子どもへの支援、④外国籍の子が抱える問題への支援、⑤親がメンタルヘルスの課題を抱える子どもへの支援、⑥アカデミック・ハラスメントの状況にある学生への支援、⑦合理的配慮が必要な学生への支援、⑧教職員向けの研修・校内体制の整備、⑨複合的な課題をもつ家族への支援
(5) 産業分野〔企業内健康保健関連部署、EAP支援機関、リワークデイケアなど〕 ①受療・休職・復帰支援、②ストレスケア病棟における支援、③リワーク支援、④ストレスチェック後の職場環境改善、⑤高ストレス状態にある労働者への対応、⑥職場のパワーハラスメントへの対応、⑦緊急事態におけるストレスマネジメント、⑧セルフケア・ラインケア研修の企画・実施、⑨障害のある労働者への支援、⑩キャリア支援、⑪中小企業における従業員支援の体制づくり
(6) 分野横断〔各分野の精神保健福祉士による連携業務〕 ①措置入院者の退院支援、②アルコール依存症の会社員への支援

づく状況分析と課題の整理、さらに包括的アプローチの展開過程が示されている。各分野の事例タイトル一覧（**表6-5-5**）を見るだけでも、精神保健福祉士の幅広い業務を概観することができる。

［2］分野別事例集からの業務展開例

　ここでは、「業務指針：分野別事例集」に掲載されている医療分野の場面事例から、「社会的な長期入院者の地域移行支援」[7]を取り上げ、具体的な業務展開例を紹介する。

【場面】

　精神保健福祉士が担当している慢性期病棟には、社会的な長期入院と考えられる方が多く入院していた。精神保健福祉士は、一人でも多くの人の地域移行を進めようと意気込んで退院支援計画を検討していた。しかし、病棟で長年勤めているスタッフから「退院できる人は既に退院させている」、「地域にはもう受け皿がほとんどない」と言われてしまった。さらに、40年間入院しているEさん（62歳）から「退院させないでください」と懇願されたのである。精神保健福祉士はEさんの切実に訴える表情を見て困惑してしまった。

　ここでの精神保健福祉士の主たる業務名は「退院支援」である。「退院支援」を行うにあたって、精神保健福祉士が大切にすべき価値・理念・視点は、①地域生活支援から、人の生活は地域にあり社会とのつながりの中で営まれるという視点に立つこと、②社会的入院の長期化を、精神保健福祉の歴史との関係から理解し、基本的人権を基盤としてクライエントの**社会的復権**を目指すこと、③人と環境の相互作用の視点から、退院を阻害する社会的障壁への改善に取り組むこと、④単に退院を目標とするのではなく、それぞれの個別化を重視し、本人が希望する生活の実現を目指すことが挙げられる。そして、具体的な場面に応じた状況分析としては、以下のことが考えられる。

【価値・理念・視点に基づいた状況分析】

　社会的な長期入院者の地域移行支援では、すべての人に退院の可能性があるという認識をもち（地域生活支援）、人権侵害としての社会的入院を解消するという姿勢が求められる（社会的復権）。そして、社会的入院はわが国の社会問題であるという認識に立った上で、クライエントの思いや希望に寄り添い、「退院したくない」と表出された言葉の裏にある不安を受け止めなければならない。地域移行支援では、まずクライエントに適切な情報を届ける必要がある。その際、フォーマルのみならず、インフォーマルな社会資源に目を向けることも忘れてはならない。さらに、家族を視野に入れた支援、グループダイナミクスを活用する支援、多職種／多機関との協働による支援など、多角的な視点をもってアプローチする。つまり、クライエントとクライエントを取り巻く環境に目を向け、オーダーメイドの支援を提供することが求められるのである（個別化）。精神障害を抱えていても暮らしやすい地域づくりを行うことも必要である。それには、地域の関係機関と対等な関係を築き、支援ネットワークを形成することが重要となる。さらに、退院を阻害する社会的障壁への改善に向けてソーシャルインクルージョンを志向し、地域づくりの取り組みを通して地域課題を捉え直し、新たな社会資源を創出したり、法制度の不備に働きかけたりすること（ソーシャルアクション）も精神保健福祉士には求められるのである。

これらの、状況分析を踏まえ、精神保健福祉士はその後の展開を包括的
な視点とアプローチから行っていくのである。

> **【その後の展開：包括的アプローチ】**
> 　精神保健福祉士は、「退院させないでください」という言葉の背景にある思いに寄り添うことを意識し、まずはＥさんの思いを受け止めることからはじめた。その中で、Ｅさんから「長年の入院生活により病院以外での生活が想像できない」という不安が語られた。これを受けて、精神保健福祉士は、Ｅさん退院後の生活のイメージづくりを目的に、長期入院を経てアパートへ退院したＰさんに退院に至るまでの経緯や現在の生活についての経験談を語ってもらうこと依頼した。Ｐさんは「自分でよければ」と快く引き受けてくれた。Ｅさんは、Ｐさんの話を聞くことで、「私も地域の社会資源というものを実際に見てみたい」という意向を語るようになった。そのため、Ｅさんと話し合い、社会資源の見学を目的とした外出を計画することになった。病棟スタッフにも社会資源を把握してもらうことを視野に入れ、外出には、病棟スタッフにも同行してもらうこととした。また、見学先には、居住の場としてのグループホーム、日中活動の場としての地域活動支援センターを選定した。見学にあたっては、地域支援者とつながる機会にもなるため、相談支援事業所の相談支援専門員に案内役を依頼した。
> 　Ｅさんの支援を通して、地域にはグループホーム等の居住資源が不足しているという実態を認識した精神保健福祉士は、地域の協議会において、地域移行支援における居住資源の課題について提案することを考えている。

　今後の展開において、精神保健福祉士はミクロレベルの「退院／退所支援」業務から、メゾレベルの「多職種／多機関連携」、さらにマクロレベルの「地域活動／地域づくり」「政策提言／政策展開」にまで、幅広く展開していることがわかる。そして、これら一連の業務展開においては、関係形成技法やチームアプローチ、ネットワーキングなどのソーシャルワークの技術が活用されており、社会資源・制度に関する知識の必要性についてもみえてくるであろう。このように、業務の一場面について業務指針を活用し、そこに含まれる業務の構成要素としての専門性や、包括的な視点を踏まえた業務展開を確認していくことで、ソーシャルワーク実践としての業務がみえてくるのである。

注）

(1)　日本精神保健福祉士協会事業部出版企画委員会編『日本精神保健福祉士協会40年史』へるす出版，2004.／日本精神保健福祉士協会50年史編集委員会編『日本精神保健福祉士協会50年史』中央法規出版，2014. などを参照.

(2)　高橋一「PSWの業務」『こころの科学』88，1999，pp.17-21.

(3)　「精神科ソーシャルワーカー業務指針（日本PSW協会）」『精神医学ソーシャル・ワーク』20（26），1990年3月31日号.

(4)　『精神保健福祉士業務分類及び業務指針作成に関する報告書』社団法人日本精神保健福祉士協会，2008.

(5)　『精神保健福祉士業務指針及び業務分類（第1版）』社団法人日本精神保健福祉士協会，2010.

(6)　『精神保健福祉士業務指針及び業務分類（第2版）』公益社団法人日本精神保健福祉士協会，2014.

(7)　『精神保健福祉士業務指針（第3版）』公益社団法人日本精神保健福祉士協会，2020，p.19図I-2（左），p.20図I-3（右），pp.45-46（参照），pp.47-48，pp.90-

91（事例引用）.

(8) 公益社団法人日本精神保健福祉士協会では、会員を対象とした「業務実態調査」を定期的に実施している（2001 年-2007 年-2012 年-2017 年実施）.

(9) Dubois B. L. & Milley K. K.（2014）*Social Work: An Empowering Profession*, 8th Edition. Pearson Education, Inc. 2014.
（北島英治監訳・上田洋介訳『ソーシャルワーク　人々をエンパワメントする専門職』明石書店，2017，pp.91-93）.

(10) 地域に対する業務に関しては、状況に応じてメゾレベルとマクロレベルを明確に分類することが難しい場合があるが、業務指針では、互いが認知できるレベルの小地域（近隣の間柄、町内の集まりなどインフォーマルな集合体など）についてはメゾレベル、行政などの仕組みが適用される地域についてはマクロレベルと分類している。

街の中で聞き出向き集う相談支援

一般社団法人 ライフラボ　代表理事／相談支援事業所しぽふぁーれ　所長　金井浩一

　私は現在、住宅街の路地裏の一軒家でひっそりと相談所を営んでいる。一日の大半、事業所は留守となり、援助を必要とする人びとのいる自宅に、病院に、刑務所に、他機関などに出向き、出逢いを重ねている。合間の時間にはさまざまな調整や急な相談対応などで一日はあっという間に過ぎていく。こういった個別訪問主体の相談支援を事業の中心に据える一方で、地域に暮らす人びとが出逢い直すきっかけになるための活動も試みている。

　その活動のきっかけになったケースがある。長期入院を経て、訪問支援を受けながら自宅で暮らしていた統合失調症のTさん。彼のある日の行動が居住地域で問題となった。「危険人物が現れた」という人びとの不安は噂となり瞬く間に広がった。地域住民と支援者による会合が開かれることになり、私と主治医はTさんと両親の承諾を得て出席した。その会合で体験したものは、地域住民の「危険人物」から「要支援者」というTさんへの認識の変化だった。それは人間理解についての価値観の変化と表現してもよいものだった。後日、かつてTさんが野球少年だったことを知った地域のソフトボールチームから彼は初めて練習に誘われた。また、地域運動会の打ち上げにも彼は参加することになった。今まで周囲に心を閉ざし、妄想の世界に暮らしてきたTさんは、少しずつ近隣住民に「こんにちは」と自然な挨拶をされるようになり、今では日々近所の喫茶店でマスターや客と好きなプロ野球の話に花を咲かせている。この変化は「物語」によりもたらされたと実感した。会合ではTさんと家族が懸命に生きてきた「物語」が共有され、それが各参加者の「物語」と重なり合った。同じ地域に生きてきた者同士としての当事者性がつながり合うことで、そこに偏見や不安を超えたお互い様のピア関係が生まれたのだ。会合の終盤、ひとりの民生委員が言った。「自宅という病室に世帯を囲い込んでいないか。専門職が孤立を生んでいないか。地域住民には排斥する力があるが、反転すれば強力な応援者にもなる。自宅という壁をとっぱらうためにも、専門職が壁から出て、今日のような対話を重ねて欲しい。」と。そして会合から数年経った今、私の事業所では定期的にいくつかの小規模な集まりの場が開かれるようになった。私たちが音頭をとったもの、近隣住民や障害当事者が持ち込んだ企画などさまざまだ。たとえば支援する人、される人などの立場を超え、多層な領域の人たちがフラットに集まり、出逢い、混じり合い、お互いがエンパワメントされるような場づくりを目指し、皆で時間を共にしている。

　地域移行、地域定着の支援が目指すものは、退院や生活の安定だけではない。重い障害や困難があろうと、障害者や患者が主語ではなく、その人自身が主語となり、街の中で一市民として暮らせることだ。そのための支援や活動は目の前の人の社会的復権を目的とする精神保健福祉士の使命だと私は思っている。

1. グローバルソーシャルワーク倫理声明文
（Global Social Work Statement of Ethical Principles）

2018 年 7 月 2 日

倫理原則に関するグローバルソーシャルワークの声明文

　本倫理声明文（以下、声明文という）は、可能な限り最高基準の専門性で働くことを目標として努力するソーシャルワーカーへの包括的な枠組みとなります。

　ソーシャルワーク実践者、教育者、学生、そして研究者として本声明文を承諾することは、本原則書で述べられているソーシャルワーク専門職の核心的価値や原則を守るという私たちの義務を意味します。

　多くの価値と倫理原則が、私たちにソーシャルワーカーとしての機能する上での示唆を与えます。この事実は、2014 年に国際ソーシャルワーカー連盟により採択されたソーシャルワークのグローバル定義に示された多層的性質を持ち、地域および国での展開を促すものとなりました。

　ソーシャルワークの定義を含むすべての国際ソーシャルワーカー連盟の方針は、これらの倫理原則に由来しています。

> 　ソーシャルワークは、社会変革と社会開発、社会的結束、および人々のエンパワメントと解放を促進する、実践に基づいた専門職であり学問である。社会正義、人権、集団的責任、および多様性尊重の諸原理は、ソーシャルワークの中核をなす。ソーシャルワークの理論、社会科学、人文学、および地域・民族固有の知を基盤として、ソーシャルワークは、生活課題に取り組みウェルビーイングを高めるよう、人々やさまざまな構造に働きかける。
> （http://ifsw.org/get-involved/global-definition-of-social-work/）

原則：

1. 人間固有の尊厳の認識

　ソーシャルワーカーは態度、言葉、行動において、すべての人間の固有の尊厳と価値を認識し、尊重します。私たちはすべての人々を尊重しますが、彼ら自身または他の人々をおとしめたり汚名を着せたりする人たちの信条や行動に対して挑みます。

2. 人権を促進する

　ソーシャルワーカーは、すべての人間の基本的で不可譲の権利を受容し、推進します。ソーシャルワークはすべての人々の本質的な価値と尊厳、そしてこれに伴う個人や社会・公民権の尊重を基本とします。ソーシャルワーカーはしばしば、競合する人権の適切な合意点を見つけるために人々と働きます。

3. 社会的正義を促進する

　ソーシャルワーカーは社会全般、そして一緒に働いている人々に関連して、社会的正義を達成するために人々に関与する責任があります。これは、以下を意味します。

3.1. 差別や制度的な迫害への挑戦

　ソーシャルワーカーは社会全般、そして一緒に働く人々に関連して社会的正義を促進します。

　ソーシャルワーカーは差別に対して挑戦します。これには年齢、能力、民法上の身分、階級、文化、民族、性別、性同一性、言語、国籍（またはそれがないこと）、意見、その他の身体的特徴、身体または精神的能力、政治的信念、貧困、人種、関係上の立場性、宗教、性、性的指向性、社会経済的地位、精神的信念、あるいは家族構成などが含まれますが、これらに限定されるものではありません。

3.2. 多様性の尊重

　ソーシャルワーカーは、個人、家族、グループ、地域社会の違いを考慮に入れ、社会の民族的、文化的な多様性を尊重して、どのような人でも受け入れるような地域社会を強化しようとします。

3.3. 資源への公平なアクセス

　ソーシャルワーカーは、資源と富へのアクセスと公平な分配を提唱し、それを目指します。

3.4. 不当な方針や実践への挑戦

　ソーシャルワーカーは、方針や資源が不十分または

その方針や実践が圧政的、不公平あるいは有害な状況である場合には、自分の雇用者、政策立案者、政治家、そして公衆への啓発に努めます。それによって、ソーシャルワーカーが罰せられることがあってはなりません。

ソーシャルワーカーは、自身の安全や安心を脅かすかもしれない状況を認識しなければなりません。そして、このような状況においては賢明な選択をしなければなりません。ソーシャルワーカーは、自身が危険にさらされるような時には、行動することを強制されません。

3.5. 連帯の構築

ソーシャルワーカーは、コミュニティで同志とともに、職業範囲の内外において積極的に働きかけ、包摂的で責任性のある社会を構築し、変革に向うために、結束のネットワークを築く。

4. 自己決定の権利を促進する

ソーシャルワーカーは、人々が自身で選択し決定をするという権利を尊重し促進します。ただし、これが他者の権利や正当な利益を脅かしてはなりません。

5. 参加する権利を促進する

ソーシャルワーカーは、決定や行動が人々の生活に影響を及ぼすようなすべての局面において、その人々の自尊心と能力を築くこと、そして全面的な関与と参加を促進するように努めます。

6. 秘密保持とプライバシーの尊重

6.1. ソーシャルワーカーは、自身、他者やその他の法的制限に悪影響を与えるリスクがない限り、人々の秘密保持とプライバシーの権利を尊重してそれに従います。

6.2. ソーシャルワーカーは、このような秘密保持やプライバシーの限界について、自分がかかわる人々に伝えます。

7. 人々を全人的にとらえる

ソーシャルワーカーは、人々の生活の生物的、心理的、社会的、精神的な局面を認識し、すべての人々を全人的にとらえ理解し対応します。このような認識は、ソーシャルワーカーがかかわる人々、組織、コミュニティの完全参加の下で、全人的アセスメントと介入方法を策定するために取り入れられます。

8. 技術やソーシャルメディアの倫理的使用

8.1. 本声明文の倫理的原則は、直接的対面的接触またはデジタル技術やソーシャルメディアの使用を通じて関わっていくかどうかに関わらず、ソーシャルワークの実践、教育、研究のすべての内容に適用されます。

8.2. ソーシャルワーカーは、デジタル技術やソーシャルメディアの使用が多くの倫理基準の実践を脅かすかもしれないことを認識しなければならず、これにはプライバシーや秘密保持、利害の対立、適格性、そして文書が含まれますが、これらに限定されるものではありません。技術を使用するときは非倫理的な実践を防ぐために必要な知識とスキルを得ることが必要です。

9. 専門的な誠実さ

9.1. 各国の協会と組織は、地域の状況を考慮しながら本声明文と一貫性がもたせて独自の倫理規定または倫理指針を定期的に作成、更新する責任があります。また、各国の組織は、ソーシャルワーカーやソーシャルワークの学校に本倫理原則書や独自の倫理指針について伝える責任も持っています。ソーシャルワーカーは、自国の最新の倫理規定、または指針に沿って行動すべきです。

9.2. ソーシャルワーカーは、自らの業務を遂行するのに必要な資格を有し、スキルとコンピテンシーを高めて維持しなければなりません。

9.3. ソーシャルワーカーは平和と非暴力を支持します。ソーシャルワーカーは、人道的目的で軍関係者と協力して働き、平和構築と再構築を図ることができます。軍内または平和維持の状況において作業するソーシャルワーカーは、常に人々の尊厳と行為主体性を主要な焦点として支援しなければなりません。ソーシャルワーカーは、自分の知識やスキルを拷問、軍事偵察、テロ、または転向療法のような非人道的な目的に使用したり、自身の専門的または個人的な能力を武器として人々に対して使用したりしてはなりません。

9.4. ソーシャルワーカーは、誠実性をもって行動しなければなりません。これには、自分の権力と、自分が関わる人々との信頼関係を悪用しないこと、個人と職務生活の境界を認識して、自分が物質的恩恵または利益を得るために自分の立場を悪用しないことなどが含まれます。

9.5. ソーシャルワーカーは、文化や国によっては小さな贈り物をやり取りすることがソーシャルワークの一部であり、文化的経験であることを認識します。このような状況は、その国家における倫理綱領で言及すべきです。

9.6. ソーシャルワーカーは、職業上、私生活、そして社会生活において、職業上そして個人的に自身を必要に応じて、自己管理する義務があります。

9.7. ソーシャルワーカーは、一緒に働く人々、同僚、雇用主、職能団体、そして地域、国家、国際法や協定に対して自分の行動について説明責任があること、そしてこれらの説明責任は対立するかもしれず、すべての人々への損害を最小限にするためには折り合いを付けなければならないことを認識します。決定は常に経験的実証的根拠、実践の知恵と、倫理的、法的そして文化的な考慮による情報に基づかなければなりません。ソーシャルワーカーは、自分の決定の理由について透明性を確保するように準備しなければなりません。

9.8. ソーシャルワーカーや彼らを雇用する団体は、職場環境やその国において本声明文とその国の倫理綱領が討議され、評価され、支持されるような状況を作るように努めます。ソーシャルワーカーや従事する団体は、倫理的な情報に基づいた決定を促進するために、討議を助長し、討議に関わります。

「倫理声明文」は、2018年の7月にアイルランドのダブリンの国際ソーシャルワーカー連盟（IASW）総会及び国際ソーシャルワーク学校連盟（IASSW）総会で承認されました。

出典）日本ソーシャルワーカー連盟（JFSW）国際委員会ウェブサイト.

2. 精神保健福祉士の倫理綱領

日本精神医学ソーシャル・ワーカー協会（1988年6月16日制定／1991年7月5日改訂／1995年7月8日改訂）
日本精神保健福祉士協会（2003年5月30日改訂）
社団法人日本精神保健福祉士協会（2004年11月28日採択）
公益社団法人日本精神保健福祉士協会（2013年4月21日採択／2018年6月17日改訂）

前文
　われわれ精神保健福祉士は、個人としての尊厳を尊び、人と環境の関係を捉える視点を持ち、共生社会の実現をめざし、社会福祉学を基盤とする精神保健福祉士の価値・理論・実践をもって精神保健福祉の向上に努めるとともに、クライエントの社会的復権・権利擁護と福祉のための専門的・社会的活動を行う専門職としての資質の向上に努め、誠実に倫理綱領に基づく責務を担う。

目的
　この倫理綱領は、精神保健福祉士の倫理の原則および基準を示すことにより、以下の点を実現することを目的とする。

1. 精神保健福祉士の専門職としての価値を示す
2. 専門職としての価値に基づき実践する
3. クライエントおよび社会から信頼を得る
4. 精神保健福祉士としての価値、倫理原則、倫理基準を遵守する

5. 他の専門職や全てのソーシャルワーカーと連携する
6. すべての人が個人として尊重され、共に生きる社会の実現をめざす

倫理原則
1. クライエントに対する責務
（1）クライエントへの関わり
　精神保健福祉士は、クライエントの基本的人権を尊重し、個人としての尊厳、法の下の平等、健康で文化的な生活を営む権利を擁護する。
（2）自己決定の尊重
　精神保健福祉士は、クライエントの自己決定を尊重し、その自己実現に向けて援助する。
（3）プライバシーと秘密保持
　精神保健福祉士は、クライエントのプライバシーを尊重し、その秘密を保持する。
（4）クライエントの批判に対する責務
　精神保健福祉士は、クライエントの批判・評価を謙虚に受けとめ、改善する。

（5）一般的責務

精神保健福祉士は、不当な金品の授受に関与してはならない。また、クライエントの人格を傷つける行為をしてはならない。

2. 専門職としての責務

（1）専門性の向上

精神保健福祉士は、専門職としての価値に基づき、理論と実践の向上に努める。

（2）専門職自律の責務

精神保健福祉士は同僚の業務を尊重するとともに、相互批判を通じて専門職としての自律性を高める。

（3）地位利用の禁止

精神保健福祉士は、職務の遂行にあたり、クライエントの利益を最優先し、自己の利益のためにその地位を利用してはならない。

（4）批判に関する責務

精神保健福祉士は、自己の業務に対する批判・評価を謙虚に受けとめ、専門性の向上に努める。

（5）連携の責務

精神保健福祉士は、他職種・他機関の専門性と価値を尊重し、連携・協働する。

3. 機関に対する責務

精神保健福祉士は、所属機関がクライエントの社会的復権を目指した理念・目的に添って業務が遂行できるように努める。

4. 社会に対する責務

精神保健福祉士は、人々の多様な価値を尊重し、福祉と平和のために、社会的・政治的・文化的活動を通し社会に貢献する。

倫理基準

1. クライエントに対する責務

（1）クライエントへの関わり

精神保健福祉士は、クライエントをかけがえのない一人の人として尊重し、専門的援助関係を結び、クライエントとともに問題の解決を図る。

（2）自己決定の尊重

a クライエントの知る権利を尊重し、クライエントが必要とする支援、信頼のおける情報を適切な方法で説明し、クライエントが決定できるよう援助する。

b 業務遂行に関して、サービスを利用する権利および利益、不利益について説明し、疑問に十分応えた後、援助を行う。援助の開始にあたっては、所属する機関や精神保健福祉士の業務について契約関係を明確にする。

c クライエントが決定することが困難な場合、クラ

イエントの利益を守るため最大限の努力をする。

（3）プライバシーと秘密保持

精神保健福祉士は、クライエントのプライバシーの権利を擁護し、業務上知り得た個人情報について秘密を保持する。なお、業務を辞めたあとでも、秘密を保持する義務は継続する。

a 第三者から情報の開示の要求がある場合、クライエントの同意を得た上で開示する。クライエントに不利益を及ぼす可能性がある時には、クライエントの秘密保持を優先する。

b 秘密を保持することにより、クライエントまたは第三者の生命、財産に緊急の被害が予測される場合は、クライエントとの協議を含め慎重に対処する。

c 複数の機関による支援やケースカンファレンス等を行う場合には、本人の了承を得て行い、個人情報の提供は必要最小限にとどめる。また、その秘密保持に関しては、細心の注意を払う。

クライエントに関係する人々の個人情報に関しても同様の配慮を行う。

d クライエントを他機関に紹介する時には、個人情報や記録の提供についてクライエントとの協議を経て決める。

e 研究等の目的で事例検討を行うときには、本人の了承を得るとともに、個人を特定できないように留意する。

f クライエントから要求がある時は、クライエントの個人情報を開示する。ただし、記録の中にある第三者の秘密を保護しなければならない。

g 電子機器等によりクライエントの情報を伝達する場合、その情報の秘密性を保証できるよう最善の方策を用い、慎重に行う。

（4）クライエントの批判に対する責務

精神保健福祉士は、自己の業務におけるクライエントからの批判・評価を受けとめ、改善に努める。

（5）一般的責務

a 精神保健福祉士は、職業的立場を認識し、いかなる事情の下でも精神的・身体的・性的いやがらせ等人格を傷つける行為をしてはならない。

b 精神保健福祉士は、機関が定めた契約による報酬や公的基準で定められた以外の金品の要求・授受をしてはならない。

2. 専門職としての責務

（1）専門性の向上

a 精神保健福祉士は専門職としての価値・理論に基づく実践の向上に努め、継続的に研修や教育に参加しなければならない。

b　スーパービジョンと教育指導に関する責務
1）精神保健福祉士はスーパービジョンを行う場合、自己の限界を認識し、専門職として利用できる最新の情報と知識に基づいた指導を行う。
2）精神保健福祉士は、専門職として利用できる最新の情報と知識に基づき学生等の教育や実習指導を積極的に行う。
3）精神保健福祉士は、スーパービジョンや学生等の教育・実習指導を行う場合、公正で適切な指導を行い、スーパーバイジーや学生等に対して差別・酷使・精神的・身体的・性的いやがらせ等人格を傷つける行為をしてはならない。

(2)　専門職自律の責務
a　精神保健福祉士は、適切な調査研究、論議、責任ある相互批判、専門職組織活動への参加を通じて、専門職としての自律性を高める。
b　精神保健福祉士は、個人的問題のためにクライエントの援助や業務の遂行に支障をきたす場合には、同僚等に速やかに相談する。また、業務の遂行に支障をきたさないよう、自らの心身の健康に留意する。

(3)　地位利用の禁止
　精神保健福祉士は業務の遂行にあたりクライエントの利益を最優先し、自己の個人的・宗教的・政治的利益のために自己の地位を利用してはならない。また、専門職の立場を利用し、不正、搾取、ごまかしに参画してはならない。

(4)　批判に関する責務
a　精神保健福祉士は、同僚の業務を尊重する。
b　精神保健福祉士は、自己の業務に関する批判・評価を謙虚に受けとめ、改善に努める。
c　精神保健福祉士は、他の精神保健福祉士の非倫理的行動を防止し、改善するよう適切な方法をとる。

(5)　連携の責務
a　精神保健福祉士は、クライエントや地域社会の持つ力を尊重し、協働する。
b　精神保健福祉士は、クライエントや地域社会の福祉向上のため、他の専門職や他機関等と協働する。
c　精神保健福祉士は、所属する機関のソーシャルワーカーの業務について、点検・評価し同僚と協働し改善に努める。
d　精神保健福祉士は、職業的関係や立場を認識し、いかなる事情の下でも同僚または関係者への精神的・身体的・性的いやがらせ等人格を傷つける行為をしてはならない。

3.　機関に対する責務
　精神保健福祉士は、所属機関等が、クライエントの人権を尊重し、業務の改善や向上が必要な際には、機関に対して適切・妥当な方法・手段によって、提言できるように努め、改善を図る。

4.　社会に対する責務
　精神保健福祉士は、専門職としての価値・理論・実践をもって、地域および社会の活動に参画し、社会の変革と精神保健福祉の向上に貢献する。

出典）公益社団法人日本精神保健福祉士協会ウェブサイト.

キーワード集

ⅠL運動（自立生活運動）

〔Independent Living movement〕

1960年代以降にアメリカ、カリフォルニア州において展開された、重度障害者であっても地域社会において自らの意志と責任において生活する権利を有するという考え。所得保障や住居や介助者の確保、社会参加の機会や教育やリハビリテーションの充実等を確保するために、当事者が中心となって自立生活の権利を主張した。

ICIDH（国際障害分類）

〔International Classification of Impairments, Disabilities and Handicaps〕

1980（昭和55）年に世界保健機関（WHO）が、ICD（国際疾病分類）の補助として人間の生活機能と障害の分類法として発表したもの。疾患・変調を原因として機能・形態障害が起こり、そこから能力障害が生じ、社会的不利を引き起こすという因果関係モデル。障害を機能障害、能力障害、社会的不利の3つのレベルから構成されるものとした。

ICF（国際生活機能分類）

〔International Classification of Functioning, Disability and Health〕

2001年に世界保健機関（WHO）総会において採択され、国際障害分類（ICIDH）を改訂した生活機能の分類。ICFの「生活機能と障害」は、心身機能・身体構造、活動、参加の3つの次元に分類され、環境因子・個人因子という観点を加えている。

アウトリーチ

〔out reach〕

ソーシャルワーカーや専門家などが積極的に地域へ出向き、利用者を発見し、サービス利用を実現させる支援をいう。アウトリーチにより、利用者の潜在的なニーズの発見やケアマネジメントの導入も可能となる。

アディクション問題

〔Addiction〕

嗜癖といわれている。物質によるものとして代表的なものに、アルコールや薬物、ニコチン、そして食べ物などがある。また、プロセス（行為）によるものとして、ギャンブルや買い物など、性的な逸脱行為も含まれる。さらに、人間関係によるものとして、共依存などがある。これらは一般的に「意志の問題」とされる傾向があるが、コントロール障害を主としており、治療や支援によって回復が可能である。回復にはセルフヘルプグループ（自助グループ）が有効とされる。

アドボカシー

〔advocacy〕

権利を侵害されやすい認知症高齢者、障害者、子どもなどの利用者に代わり、援助者が代弁・弁護すること。アドボカシーの実践者はアドボケートと呼ばれ、利用者が自分で権利を主張できるよう支持し、共に主張する。アドボカシーには、自らの権利を主張するセルフ・アドボカシーや同じ仲間が代弁するピア・アドボカシーがある。さらに、弁護士や法律家と当事者が協働するものにリーガルアドボカシーがある。

アンチスティグマ

〔anti-stigma〕

古代ギリシャで犯罪者などを識別するために体に付けられた烙印に由来した言葉で、「スティグマ」は

241

差別・偏見を意味する。スティグマを負った人びとが社会的な不利な被ることを軽減する取組みをアンチスティグマという。

池田小学校事件

2001（平成13）年6月大阪教育大付属池田小学校に包丁を持った男性が侵入し、児童や教師を襲った無差別殺傷事件である。犯人（死刑執行）は、統合失調症（精神分裂病）の診断を受け措置入院となったことがあり、刑事責任能力の鑑定留置の結果、「責任能力がある」との結果が出された。裁判の過程で犯人から、「詐病であり精神障害者を装っていた」との言動もあり、心神喪失等の処遇の在り方が議論された。この事件をきっかけに早急な法整備が求められ、「医療観察法」が制定された。

医療観察法

正式名称は、「心神喪失等の状態で重大な他害行為を行った者の医療及び観察等に関する法律」。心神喪失または心神耗弱の状態によって重大な事件を起こし、医療を必要とする者を対象とする法律であり、医療及び観察の申し立ては、検察官が地方裁判所に行う。対象者の社会復帰の促進を目的として、社会復帰調整官が退院後の生活環境の調整を行う。その法整備の背景となったのが上記の池田小学校事件である。

岩倉村

11世紀、後三条天皇の皇女が京都岩倉村の大雲寺の泉水で精神病が治癒したという伝承により、集まった多くの人びとに宿（後の保養所）を提供した家庭保護が行われ、日本のゲールといわれている。

インクルージョン

1980年以降アメリカの障害児教育の領域において広がった考え方で、障害者支援の領域にも拡大している。「包含」「包括」と訳される。障害の有無や種別、能力にとらわれることなく、あらゆる児童や障害者が各々に必要な援助が保障されたうえで教育や支援を受けることをいう。インテグレーション（統合）の考え方を発展させたものともいえる。

宇都宮病院事件

1984（昭和59）年3月に報徳会宇都宮病院の看護職員による患者へのリンチ事件がマスコミ報道された。患者への暴行や無資格者の医療行為など重大な人権侵害が次々と明らかとなった。日本の精神科医療の実態と人権侵害が、国連人権委員会でも取り上げられ、精神衛生法から精神保健法へと法改正に至るきっかけとなった。

エコマップ

〔eco-map〕

1975年にハートマン（Hartman, A.）によって考案されたマッピング技法である。支援形成図、社会関係地図などと訳される。利用者の家族関係やさまざまな社会資源とのつながりなどを円や線を用いて、図式化する。エコマップによって、援助者が利用者と周囲の関係を把握し、利用者自身も客観的に自分の問題を捉えることができる。

MHSW

〔Mental Health Social Worker〕

1997（平成9）年に国家資格化され精神保健福祉士は、これまで精神医学ソーシャルワーカーもしくは精神科ソーシャルワーカーとして「PSW」と略称されてきた。こころの健康や支援の対象・領域の拡大などを背景に、2020（令和2）年の定時総会で、日本精神保健福祉士協会は、Japan Association of Mental Health Social Workers と英文名称を変更し、略称を MHSW と定めた。

エンパワメント

〔empowerment〕

ソーシャルワーク実践において、心理的・社会的に不利な状況におかれたクライエントが、その問題状況に対して自ら改善するためのパワーを高め、行動していくための援助を行うこと。

エンパワメント・アプローチ

〔empowerment approach〕

1976年にソロモン（Solomon, B. B.）が黒人に対するソーシャルワークを通して提唱したアプローチ。社会的に不利な状況に置かれた人（高齢者・障害

者）が、自己決定の能力や主張性を高め、主体的にその状況に働きかけ改善すること、またはそのプロセスをいう。エンパワメント・アプローチ援助過程は、クライエント自身が問題解決の主体となる。

オープンダイアローグ（OP）

〔Open Dialogue〕

1980年代フィンランドの西ラップランドにある病院で行われた「開かれた対話」を意味する治療技法・哲学。患者と治療者が批判せずひたすら対話を行っていくことを特徴とし、精神科医や他のスタッフの関係者がチームとして繰り返し家庭を訪問して患者／家族と対話（ミーティング）を重ねていく。統合失調症の治療期間の短縮など効果を上げている。

開放化運動
かいほうかうんどう

精神障害者の強制入院が中心となっていた1960年代から、閉鎖的な収容主義の精神医療に対する批判とともに精神科病院の開放化を目指し、地域精神医療をめざす実践を展開した運動。1988（昭和63）年に精神衛生法から精神保健法となり、面会や通信の自由および任意入院など精神障害者の人権と社会復帰が法的に明記され、地域に心療内科や精神科クリニックが展開された。各々の精神科病院では、開放化に向けた積極的な取組みがあったものの、未だ全閉鎖型の病院の存在がある。

隔離・身体的拘束
かくり

精神保健福祉法第37条2項による身体拘束は、「自殺企図または自傷行為が著しく切迫している場合」「多動または不穏が顕著である場合」「精神障害のために、そのまま放置すれば患者の生命にまで危険が及ぶおそれがある場合」とされている。患者の隔離については、「症状からみて本人又は周囲の者に危険が及ぶ可能性が著しく高く、隔離以外の方法ではその危険を回避することが著しく困難であると判断される場合に、その危険を最小限に減らし、患者本人の医療又は保護を図る目的として行われるとする」としている。一方「制裁や懲罰あるいは見せしめのために行われるようなことは厳にあってはならない」としている。近年、急性期治療の進展とともに隔離・身体的拘束が急増していることが問題となっている。

環境因子
かんきょういんし

〔environmental factors〕

ICF（国際生活機能分類）では、障害は「生活機能（心身機能・構造・活動・参加）」と「背景因子」（環境因子と個人因子）の2つから構成されるとしている。環境因子は、自然環境や人びとが生活する物的な環境、態度や支援関係など社会意識としての人的環境、制度やサービスなどの社会環境を指し、障害を形成する要因となるとしている。

旧優生保護法
きゅうゆうせいほごほう

1948（昭和23）年の旧優生保護法では、「優生上の見地から不良な子孫の出生を防止する」ことを目的に、第3条の「医師の認定による優生手術」には「本人の同意並びに配偶者の同意を得て」とされている。「但し、未成年者、精神障害、知的障害（精神薄弱）に関してはその限りではない」と規定され、強制不妊手術が精神科病院でも実施されていた。2018（平成30）年に知的障害を理由に強制不妊手術を受けた人びとが国家賠償請求訴訟を起こしたことを契機に、厚生労働省による実態調査が行われた。

クラーク勧告
かんこく

1968（昭和43）年にWHOから派遣されたクラーク（Clark, D. H.）は、日本各地の精神科病院や施設を訪問・調査し「クラーク勧告」を提言した。日本の収容主義の精神科医療の在り方を強く批判し、地域を中心とした精神医療への転換が緊急の課題であるとした。しかし、当時の厚生省はこの勧告を黙殺し、その後も精神科医療はほとんど変化がなく長期社会的入院者が増え続けていった。

グループワーク

精神保健福祉士が行うグループワークにおいて、メンバー個々の援助目標とともにグループの凝集性を大切にする。シュワルツ（Schwartz, W.）はグループワークの展開過程を、①準備期：グループの目的を提示し、希望者を募る波長あわせの段階、②開始期：参加者の動機付けを支援し、関係づくりの促進の段階、③作業期：グループダイナミクスが活発となるよう、目標に向かい取り組むことを支援する段階、④終結期：参加者がプログラム評価と自己評価

をし、次に生かせる工夫をすることや、メンバーが得た成果を活かせるように支援する段階、という4つの段階に分けた。

呉秀三
〔1865-1932〕
東京帝国大学教授、巣鴨病院長を務める。1901（明治34）年「無拘束の原則」を提唱し、患者を拘束具から解放した。1902（明治35）年には困窮者に対する「精神病者慈善救治会」を組織した。また、作業療法や看護教育にも力を入れた。1918（大正7）年には樫田五郎と「精神病者私宅監置ノ実況及ビ其ノ統計的観察」を著し、当時の日本における私宅監置の実態を明らかにし、その後の精神病院法制定に結びついた。

ケアマネジメント
障害者の地域生活を支援するために、本人の希望に沿って個別のニーズに合わせて複数のサービスを結びつける。またチームアプローチでは、プライバシー保護に配慮したうえで、情報の共有化を図る。

ケースワーク
クライエントの問題解決能力や対処能力、エンパワメントが重要であり、問題解決能力を高め潜在能力を引き出し、自己決定の範囲を広げることも大切とされる。

欠格条項
障害があることを理由に国家資格や営業等の許可を与えないとする法令上の規定（条項）のこと。1998（平成10）年、総理府（当時）障害者施策推進本部によって欠格条項に関する見直しに向けての基本的な考え方と具体的な対処方針が決定された。それを受けて関係省庁の見直し作業の結果、精神障害者関係に関して絶対的欠格条項は廃止もしくは相対的欠格条項に変更された。

ケネディ教書
1963年、アメリカのケネディ大統領によって「精神疾患及び精神遅滞に関する大統領特別教書」に基づく脱施設化政策がとられ、地域精神保健活動が提起された。しかし、ベトナム戦争の最中で地域のサービスや資源の整備もなされなかったことから、精神障害者のストリートピープルの発生や再入院を繰り返す「回転ドア現象」が出現した。

合理的配慮
2016（平成28）年4月に障害者差別解消法が施行された。合理的配慮とは、「障害者が他の者と平等にすべての人権及び基本的自由を享有し、又は行使することを確保するための必要かつ適当な変更及び調整であって、特定の場合において必要とされるものであり、かつ、均衡を失した又は過度の負担を課さないものをいう」とし、「共生社会を実現するために障害者が生活するうえで、社会の中で出会う（障壁）困りごとなどを取り除くための調整など」をいう。

国際障害者年
〔International Year of Disabled Persons〕
国際連合が障害者に関する啓発活動を世界的規模で行うために、障害者の国際年と定めた1981（昭和56）年をさす。「完全参加と平等」をテーマに、社会生活の発展に全面的に参加し、他の市民と同様の生活条件を享受し、生活条件の向上の成果を等しく受ける権利をもつとされた。ノーマライゼーションなどの思想を国際的に広め、障害者の社会参加に大きな役割を果たした。

国際人権規約（A規約、B規約）
〔International Covenant on Economic, Social and Cultural Rights〕
1966年に国連総会において採択。「経済的、社会的及び文化的権利に関する国際規約（A規約、または社会権的規約）」と「市民的及び政治的権利に関する国際規約（B規約、または自由権的規約）」「市民的及び政治的権利に関する国際規約の選定議定書（選定議定書）」の総称。

国際ソーシャルワーカー連盟（IFSW）の倫理綱領
利用者に対する倫理責任として、説明責任が示されている。他に「専門職としての」「実践現場における」「社会に対する」倫理責任が示されている。また、ソーシャルワーカーは最良の実践を行うために、スーパービジョン・教育・研修に参加し、援助方法の

改善と業務改善の推進と専門性の向上を図ることとしている。

ゴッフマン

〔Goffman, Erving 1922-1982〕

アメリカの社会学者。『アサイラム』で施設症の概念を提起した。ゴッフマンは、人びととのコミュニケーションを「社会的相互行為」と呼び、人びとはその場に応じた振る舞いや役割を行うことを「相互行為秩序」としている。

個別化

その人をかけがえのない存在として、一人ひとりを大切に理解しようとすること。ソーシャルワーカーの援助原則である。「バイステックの7原則」においてもクライエントを個人として捉えるという個別化を挙げている。クライエントとの良好な関係を形成するために大切な要素であり、個別化は人間尊重でもある。

コミュニティワーク

地域の組織化、社会資源の開拓・活用および援助の計画化・システム化などがあり、普及啓発活動、自助グループ（セルフヘルプグループ）やボランティア団体等の組織育成、各種社会資源の整備の促進や関係機関との連携が含まれる。

相模原障害者殺傷事件

2016（平成28）年7月に神奈川県相模原市の県立知的障害者福祉施設「津久井やまゆり園」において、元職員が施設に侵入し入所者を刺傷させ職員に重軽傷を負わせた事件。元職員の障害者に対する優生思想的な理由によって19名の命が奪われた。元職員は事件前に緊急措置入院になった背景もあり、精神保健指定医の精神鑑定や措置入院の在り方も問われるものとなった。

札幌宣言

日本精神医学ソーシャル・ワーカー協会がY問題によって提起された課題をふまえ、1982（昭和57）年に採択した基本方針をさす。「札幌宣言」では、精神科ソーシャルワーカーの実践目標として精神障害者の社会的復権と福祉のための専門的・社会的活動を掲げた。

サービス等利用計画

厚生労働省は、「サービス等利用計画についての相談及び作成などの支援が必要と認められる場合に、障害者（児）の自立した生活を支え、障害者（児）の抱える課題の解決や適切なサービス利用に向けて、ケアマネジメントによりきめ細かく支援するもの」としている。サービス利用者を支援するためのトータルプランをいい、相談支援専門員がその計画を作成する。

自己決定の尊重

「精神保健福祉士の倫理綱領」による倫理原則では、精神障害者（クライエント）の主体性や自己決定を尊重してその自己実現に向けて援助するとしている。また、倫理基準においては、クライエントの知る権利を尊重し、クライエントが必要とする支援、信頼のおける情報を適切な方法で説明し、クライエントが決定できるよう援助するとされている。

資質向上の責務

精神保健福祉士法41条の2では、精神保健福祉を取り巻く環境の変化による業務の内容の変化に適応するため、相談援助に関する知識および技能の向上に努めなければならないとしている。

施設コンフリクト

精神障害者・知的障害者の入所・通所施設などの建設や新設にあたり、地域住民からの反対運動や紛争が起こることを意味する。

施設症

〔institutionalism〕

長期間入院している精神障害者にみられる二次障害を意味する。地域社会と隔離された集団生活の全制的環境におかれることでもたらされる自発性の低下、無気力、無感動、興味の喪失といった症状をさす。ゴッフマンが『アサイラム』で明らかにした。

慈善組織協会（COS）

〔Charity Organization Society〕

1869年、ロンドンに設立された。無差別による慈

善的な救済の乱立の弊害をなくすために設立され、慈善団体の連絡、調整、組織化および救済の適正化を図ることを目的とした。のちにアメリカや日本に多大な影響を及ぼし、今日のケースワークやコミュニティワーク（コミュニティ・オーガニゼーション）の先駆をなした。

私宅監置

相馬事件を背景に、1900（明治33）年に日本における精神障害者に関する初めての法律となる精神病者監護法が制定された。届けによって私宅監置（座敷牢）が合法的に認められ、多くの精神障害者は、治療を受けることなく不衛生かつ非人道的な環境で処遇を受けていた。精神科医の呉秀三と樫田五郎らが全国の私宅監置の調査を行い、精神障害者の現状を1918（大正7）年「精神病者私宅監置ノ實況及ビ其統計的觀察」をまとめた。「わが邦十何万の精神病者は実にこの病を受けたる不幸の他に、この邦に生まれたる不幸を重ぬるものと言うべし」と記している。

社会的入院

医療上入院の必要のない退院可能な状態にもかかわらず、社会的環境条件が整わないことで地域で暮らすことができず、入院継続を余儀なくされてしまい、入院が長期化している状態。入院期間が長ければ長いほど、社会復帰が困難になるため、早期退院支援やグループホームなどの社会資源が必要とされる。

社会的復権

1973（昭和48）年、第9回精神医学ソーシャル・ワーカー全国大会（横浜）において提起されたY問題を契機として、協会は、ソーシャルワーカーとしての業務の倫理性と専門性について議論を重ねた。反省を踏まえて1982（昭和57）年第18回全国大会（札幌）において「精神障害者の社会的復権と福祉のための専門的・社会的活動を進める」とした。

社会福祉士

〔Certified Social Worker〕

1987（昭和62）年5月に高齢化社会を背景として「社会福祉士及び介護福祉士法」が成立し公布された。「社会福祉士の名称を用いて、専門的知識及び

技術をもつて、身体上若しくは精神上の障害があること又は環境上の理由により日常生活を営むのに支障がある者の福祉に関する相談に応じ、助言、指導、福祉サービスを提供する者その他の関係者との連絡及び調整、その他の援助を行うことを業とする者をいう」と定義されている。2006（平成18）年介護保険法改正により、地域包括支援センターには社会福祉士が必置とされた。

社会復帰調整官

心神喪失者等医療観察法20条に規定された保護観察所に配置される専門職。心神喪失等の状態で重大な他害行為を行った対象者に対し、適切な医療を受けさせ、社会復帰への促進を図るため、生活環境の調査や退院後の生活環境の調整を行う。また対象者の通院治療の状況や生活状況を見守り、継続的な医療が受けられるように必要な精神保健観察を行う。そのほとんどが精神保健福祉士である。

社会防衛思想

1900（明治33）年に精神病者監護法が制定され、治安を優先とした社会防衛的思想に基づき私宅監置を認めた。1950（昭和25）年に精神衛生法が議員立法により成立するが、措置入院や家族による同意入院制度を基本としており、社会からの隔離と収容を目的とした社会防衛思想を色濃く反映した政策が長年にわたって展開された。

主治医の指導・守秘義務

精神保健福祉士は、その業務を行うにあたり、精神障害者に主治医があるときには、その指導を受けることが義務づけられている。また、業務上知り得た精神障害者の秘密に関しては保持義務があり、精神保健福祉士でなくなった場合にもこれは適用される。なお守秘義務に違反した場合には、精神保健福祉士登録の取り消し等の措置および1年以下の懲役又は30万円以下の罰金が科せられる。

障害者基本法

1993（平成5）年12月に「心身障害者対策基本法」が一部改正され「障害者基本法」になり、障害者の自立と社会経済活動への参加促進が目的に掲げられ、日本における障害者のための施策に関する基本

的事項を定めた。2004（平成16）年に一部改正され社会参加の支援等のための施策推進が目的に掲げられ差別の禁止等が基本的理念として明記された。2011（平成23）年の一部改正では、障害者権利条約批准に向けて差別禁止規定を設けるとともに、発達障害・難病等が含まれた。

障害者権利条約

日本政府の公定訳では「障害者の権利に関する条約」とされている。2006（平成18）年12月に第61回国連総会において採択。すべての障害者の尊厳の尊重、差別の撤廃、社会参加の促進等を目的としている。日本は2007（平成19）年9月に署名を行い、2014（平成26）年1月に批准した。

障害者雇用促進法

正式名称は、「障害者の雇用の促進等に関する法律」。精神障害者を含むすべての障害者の雇用について具体的施策を定め、雇用の促進を図ることを目的とする。2021（令和3）年3月から法定雇用率が引き上げられ、国・地方公共団体は2.6％、民間企業は2.3％、都道府県等の教育委員会2.5％以上の障害者を雇用しなければならず、従業員数43.5名以上の民間企業で雇用義務となった。さらに障害者を5人以上雇用する事業所では「障害者職業生活相談員」を選任し、障害のある従業員の相談・指導を行わなければならない。法定雇用率は原則5年ごとに見直しがなされる。

障害者総合支援法

正式名称は、「障害者の日常生活及び社会生活を総合的に支援するための法律」。障害者基本法の理念に基づき、障害者の生活を支援するサービス・事業等を定めている。1条に「障害者及び障害児が基本的人権を享有する個人としての尊厳にふさわしい日常生活又は社会生活を営むことができるよう、必要な障害福祉サービスに係る給付、地域生活支援事業その他の支援を総合的に行い、もって障害者及び障害児の福祉の増進を図るとともに、障害の有無にかかわらず国民が相互に人格と個性を尊重し安心して暮らすことのできる地域社会の実現に寄与することを目的」としている。

障害者の権利宣言

1975（昭和50）年の第30回国連総会において採択された障害者の権利に関する決議。具体的には①年齢相応の生活を送る権利、②健常者と同等の市民的及び政治的権利、③可能な限りの自立のための施策を受ける権利、④リハビリテーション等のサービスを受ける権利、⑤経済的・社会的保障を受ける権利と職業従事の権利、⑥経済・社会計画において特別なニーズを考慮される権利、⑦家族とともに生活する権利、施設において普通の生活に近い生活を送る権利、⑧搾取等から保護される権利、⑨人格、財産保護の法的援助を受ける権利などが挙げられている。

障害の概念

1980（昭和55）年、WHO（世界保健機関）は国際障害分類（ICIDH）において、障害の概念として一次的障害を「機能障害」、二次的障害を「能力低下」、三次的障害を「社会的不利」と整理している。障害当事者から、一方向的で環境要因が無視されているとの批判を受け、2001年に国際生活機能分類（ICF）に改訂された。

障害福祉サービス事業所など

障害者総合支援法に基づき、障害者が自立した生活を営むことが可能となるような支援や就労に向けた支援を行う事業所。自立訓練（生活訓練）、グループホーム（短期入所）、就労移行支援、就労継続支援B型、雇用契約に基づく就労継続支援A型、多機能型として就労移行や就労継続支援を実施事業として行っている施設がある。他に地域活動支援センターがあり、相談支援事業や地域定着支援を実施している。

信用失墜行為の禁止

精神保健福祉士法39条では、「精神保健福祉士の信用を傷つけるような行為をしてはならない」としている。この規定に違反した場合には登録の取り消し、または期間を定めて精神保健福祉士の名称の使用の停止を命ぜられる。

生活支援の理念

谷中輝雄は、援助する側と援助される側の関係につ

いて一緒に活動する関係として「まず当事者を当たり前の人としてみる」「当たり前のつきあい」「当たり前の生活」「ごく当たり前の生活」と述べている。

生活者の視点

精神障害者は疾病と障害を併せもっており、精神保健福祉士として支援の過程においては、疾病や症状のみに焦点を当てるのではなく、人と環境の相互作用とクライエント（利用者）を生活者として捉える視点が重要となる。また、地域での暮らしを支える視点から、その人らしい生活の再構築を支援する。

生活のしづらさ

障害は固定したものではなく、生活環境を整えることで改善できるという、谷中輝雄（やどかりの里創設者）が提唱した考え方である。生活支援の焦点を表すものといえ、精神障害者を病者としてではなく生活者として捉えることで一人前の人としてみること、ごく当たり前の生活の実現を共通目標として、一方向の関係ではなく双方向の関係を意識するかかわりが、精神障害者を一人の人として、責任能力のある人として付き合うことにつながる。

誠実義務

精神保健福祉士法38条の2では、その担当する者が個人の尊厳を保持し、自立した生活を営むことができるよう、常にその者の立場に立って、誠実にその業務を行わなければならないとしている。

精神医療審査会

精神保健福祉法に基づいて都道府県および政令指定都市に設置される、精神科病院入院に関する要否および処遇の適否に関する審査を行う機関。事務局は精神保健福祉センターが担っている。委員は医療委員（精神保健指定医）2名以上、精神保健福祉委員1名以上、法律家委員1名以上の合計5名の合議体で審査を行う。任期は2年（再任可）である。

精神衛生法改正

1965（昭和40）年6月30日施行。ライシャワー事件をきっかけに、保健所を精神衛生行政の第一線機関と位置づけ、精神衛生相談員を配置し、在宅精神障害者の訪問指導、相談事業を強化した。合わせて通院医療費公費負担制度や緊急措置入院制度、精神衛生センターの設置を追加した。

精神科ソーシャルワーカーの歴史

精神科ソーシャルワーカーの前身として社会事業婦の名称で1948（昭和23）年に国立国府台病院に2名が配属となった。1987（昭和62）年の精神衛生法改正時の付帯決議では、精神科ソーシャルワーカーの充実をはかることとされた。1997（平成9）年の12月の臨時国会において精神保健福祉士が国家資格となった。2010（平成22）年の精神保健福祉士法の改正では、精神障害者への地域相談支援の利用に関する相談が精神保健福祉士の役割として明確に位置づけられた。

精神科特例

1958（昭和33）年に定められた精神科病院の従事者の定員に関する特例をいう。入院患者数に対し、医師の数は一般病床の3分の1、看護職は3分の2と規定し、少ない人員で多数の患者を処遇する今日の精神科医療の構造を作った。

精神科病院の管理者の義務

精神科病院の管理者には精神保健福祉法に基づき、以下の義務が課せられている。①措置入院、医療保護入院、応急入院の対象となる患者を入院させている場合には常勤の精神保健指定医の配置、②精神障害者を入院させる場合には任意入院を適用するよう努めること、③任意入院時における告知と当該精神障害者からの書面による入院同意を得ること、④医療保護入院時における告知と当該精神障害者の家族等からの書面による入院同意を得ること、⑤応急入院時における告知、⑥措置入院・医療保護入院者の定期病状報告、⑦医療保護入院者について精神保健福祉士等の退院後生活環境相談員を選任し相談指導すること、⑧医療保護入院者に地域援助事業者（相談支援専門員・介護支援専門員のいる事業所）を紹介するよう努めること、⑨医療保護入院者退院支援委員会を設置し地域移行を促進すること。

精神疾患を有する者の保護及びメンタルヘルスケア改善のための諸原則

通称「国連原則」と呼ばれる。1991（平成3）年12

月、第 46 回国連総会において採択された原則（国際基準）。精神医療の濫用防止、精神障害者の人権擁護を目的とし、ノーマライゼーションやインフォームドコンセントの考えなどが盛り込まれている。法的拘束力はないが、国連加盟国の最低基準のガイドライン（勧告）を示す指針となっている。

せいしんしょうがいしゃほけんふくしてちょう
精神障害者保健福祉手帳

精神障害（統合失調症・気分障害・薬物依存症・てんかん・高次脳障害・発達障害・その他の精神疾患）をもつ者が、一定以上の障害にあることを証明するもの。この手帳を所持することにより、税金の控除・減免、公共料金等の割引をはじめとするさまざまな優遇制度が受けられる。障害等級は 1 ～ 3 級。有効期間は 2 年（更新可）。申請の窓口は市町村となっており、審査は精神保健福祉センターが行う。2006（平成 18）年 10 月からは、申請の際には顔写真の添付が必要となっている。

せいしんしょうがいたいおうちいきほうかつ
精神障害にも対応した地域包括ケアシステム

2017（平成 29）年より厚生労働省は「精神障害者にも対応した地域包括ケアシステムの構築推進・支援事業」を立ち上げた。2021（令和 3）年の検討会報告書では、「精神障害の有無にかかわらず、誰もが安心して自分らしく暮らすことができるよう、医療、障害福祉・介護、住まい、社会参加、地域の助け合い、教育が包括的に確保された重層的な連携による支援体制を構築する」としている。

せいしんびょういん
精神病院ブーム

1954（昭和 29）年に行われた全国精神障害実態調査により、要入院患者 35 万人という推計値が示された。当時の精神科の病床数が 3 万床であったため、精神病院設立のための国庫補助や長期低利融資がなされ、民間の精神病院が次々と増設されていった。1958（昭和 33）年に精神科特例が厚生事務次官通知として出され、措置入院においては、国庫負担が引き上げられ、措置入院患者の急増と共に、さらなる精神病院建設ブームに拍車をかけた。

せいしんびょういんほう
精神病院法

1919（大正 8）年、精神病院法が公布された。内務大臣は道府県に精神病院の設置を命じることができ

るとされたが、第一次世界大戦直後のため予算がなく建設には至っていない。精神病院法の背景には、呉秀三らの私宅監置の実態調査がある。

せいしんびょうしゃかんごほう
精神病者監護法

1900（明治 33）年公布の精神病者の保護に関する日本最初の法律となる。相馬事件の影響を受けて制定された背景をもつ。親族の中から選ばれた監護義務者が医師の診断書を添えて警察署を経て地方長官に願い出て許可を受けた場合、その精神病者を私宅に監置または病院に入院させることができると定められた。

せいしんびょうしゃしたくかんちのじっきょうおよびそのとうけいてきかんさつ
精神病者私宅監置ノ実況及ビ其統計的観察

呉秀三と樫田五郎による日本の実態調査として、6 年をかけて 1 府 14 県 364 例の私宅監置の状況を調査した。「わが邦十何万の精神病者は実にこの病をうけたる不幸の他に、この国に生まれた不幸を重ぬるものというべし」と記し、日本の精神病者は二重の不幸を負っているとした。

せいしんほけんふくししぎょうむししん だいばん
精神保健福祉士業務指針（第 3 版）

日本精神保健福祉士協会によって、2020（令和 2）年に公表された業務指針。その意義とねらいは「1. 精神保健福祉士の価値と理念を具体化する業務指針を示す。2. 精神保健福祉士の業務を定義し、業務における説明責任を果たす。3. 精神保健福祉士の包括的な視点・アプローチを表す業務指針を示す」とされている。日常的かつ具体的な業務展開において常に精神保健福祉士の価値・理念・視点を振り返るために、精神保健福祉士の業務を示すことで共通認識・共通言語をもち、人と環境の相互作用の視点に立ち、ミクロ－メゾ－マクロレベルを包括的に捉えた実践を行なうとした。

せいしんほけんふくしし ていぎ
精神保健福祉士の定義

精神保健福祉士法 2 条で「この法律において「精神保健福祉士」とは、登録を受け、精神保健福祉士の名称を用いて、精神障害者の保健および福祉に関する専門的知識および技術をもって、精神科病院その他の医療施設において精神障害の医療を受け、または精神障害者の社会復帰の促進を図ることを目的とする施設を利用している者の地域相談支援（障害者

総合支援法5条18項に規定する地域相談支援をいう。41条1項において同じ）の利用に関する相談その他の社会復帰に関する相談に応じ、助言、指導、日常生活への適応のために必要な訓練その他の援助を行うこと（以下、「相談援助」という）を業とする者」と定義されている。

精神保健福祉士の名称独占

精神保健福祉士の資格は名称独占の資格であり、国家試験に合格し、登録を完了した者でなければその名称を使用することができない。精神保健福祉士でない者が名称を使用した場合、精神保健福祉士法47条の規定により、30万円以下の罰金に処される。

精神保健福祉士の倫理綱領

公益社団法人日本精神保健福祉士協会によって定められた精神保健福祉士の倫理綱領。制定の経緯、前文、目的、倫理原則および倫理基準からなっており、精神保健福祉士としての実践における言動や姿勢、態度等について戒めている。「精神保健福祉士の専門職としての価値を示す」「専門職としての価値に基づき実践する」「クライエントおよび社会から信頼を得る」「精神保健福祉士としての価値、倫理原則、倫理基準を遵守する」「他の専門職や全てのソーシャルワーカーと連携する」「すべての人が個人として尊重され、共に生きる社会の実現をめざす」としている。

精神保健福祉士法

精神保健福祉士の資格化の目的として、「この法律は、精神保健福祉士の資格を定めて、その業務の適正化を図り、もって精神保健の向上及び精神障害者の福祉の増進に寄与することを目的とする」と定められている。また、精神保健福祉士法では「信用失墜行為の禁止」「秘密保持義務」「連携等」「主治医の指導を受ける」等の義務がある。精神保健福祉士は、精神障害者の保健および福祉に関する知識と技術をあわせもち、精神障害者の社会復帰に関する相談援助を業とする。

精神保健福祉センター

精神保健福祉に関する技術的側面における中核行政機関。設置主体は都道府県および政令指定都市。①

精神保健福祉に関する知識の普及や研究調査、②複雑または困難な精神保健福祉相談および指導、③精神医療審査会の事務局として、審査遂行上の必要な調査その他の当該審査会に関する事務を行う。④精神障害者保健福祉手帳および自立支援医療費（精神医療分）の判定等の業務を行う。1965（昭和40）年の精神衛生法改正時に創設された。

精神保健福祉相談員

精神保健福祉センター、保健所および市町村等において、精神保健および精神障害者の福祉に関する相談に応じ、精神障害者およびその家族等を訪問して必要な指導を行う職員のこと。その任用資格の1番目に精神保健福祉士が挙げられている。ただし、配置については任意であり、義務とはなっていない。

精神保健福祉に関する法律の変遷

相馬事件の影響を受けて1900（明治33）年、精神病者監護法で私宅監置が容認された。呉秀三の私宅監置の状況を調査した影響によって、1919（大正8）年、精神病院法が公布された。1950（昭和25）年、議員立法により成立した精神衛生法は、私宅監置の禁止・措置入院制度を記した。その後、宇都宮病院事件を背景に1987（昭和62）年、精神保健法が成立。任意入院、精神保健指定医制度、社会復帰施設が記された。1995（平成7）年、精神保健福祉法により精神障害者に対する福祉が明記された。

精神保健福祉法

正式名称は、「精神保健及び精神障害者福祉に関する法律」。精神障害者の医療および保護を行い、障害者総合支援法とあいまって、その社会復帰の促進および自立と社会経済活動への参加の促進のために必要な援助を行い、並びにその発生の予防、その他国民の精神的健康の保持および増進に勤めることによって、精神障害者の福祉の増進および国民の精神保健の向上を図ることを目的に掲げている。

精神保健法

宇都宮病院事件や精神科病院の不祥事を契機として、1987（昭和62）年9月に精神保健法が公布。精神障害者の人権擁護、適正な医療と保護の確保および社会復帰の促進を主眼として、任意入院制度の

新設、書面による告知制度、精神保健指定医制度、精神医療審査会制度、精神障害者社会復帰施設の法定化がなされた。

世界人権宣言
〔universal declaration of human rights〕
人権および自由を尊重し確保するために、「すべての人民とすべての国とが達成すべき共通の基準」を宣言したもの。1948年12月10日の第3回国連総会において採択。1950年の第5回国連総会において、毎年12月10日を「人権デー」として、世界中で記念行事を行うことが決議された。

セツルメント運動
知識と人格を兼備する有産階級の人びとがスラム地域に住み込み、スラム地域の人たちとの知的および人格的接触を通じて、福祉の向上を図ろうとするもの。バーネット夫妻（Barnett, S. & Barnett, H.）を中心とするトインビー・ホール（1884年）の設立によって本格化した。

相馬事件
1879（明治12）年、旧相馬藩主相馬誠胤が精神病となり、居室に監禁され幽閉の身となった。それを忠臣の錦織剛清が、精神病に仕立てた陰謀であると不当監禁を警視庁へと告訴した。その後、医師による診断も行われているが、誠胤の死後には「毒殺である」と告発し12年にわたり争った事件。事件後、明治政府により1900（明治33）年精神病者監護法を制定するきっかけとなった。

ソーシャル・インクルージョン（社会的包摂）
〔social inclusion〕
すべての人びとを、その属性（性別、年齢、身体的・精神的状況、宗教的・文化的背景、経済状況など）にかかわらず、孤立、孤独、排除、摩擦などから守り、社会の構成員として包み込み、支えあう理念をいう。なお、この理念は、日本社会福祉士会の倫理綱領（2005〔平成17〕年）で、社会に対する倫理責任の1つとして唱えられている。

ソーシャルワーク専門職のグローバル定義
2001年の「ソーシャルワークの定義」を改定して、

2014年に定められた。「ソーシャルワークは、社会改革と社会開発、社会的結束、および人びとのエンパワメントと解放を促進する、実践に基づいた専門職であり学問である。社会正義、人権、集団的責任、および多様性尊重の諸原理は、ソーシャルワークの中核をなす。ソーシャルワークの理論、社会科学、人文学および地域・民族固有の知を基盤として、ソーシャルワークは、生活課題に取組みウエルビーイングを高めるよう、人びとやさまざまな構造に働きかける。この定義は、各国および世界の各地域で展開してもよい」としている。

退院後生活環境相談員
2013（平成25）年の改正精神保健福祉法により、医療保護入院者の退院促進に向けて配置された。退院後生活環境相談員になれる者は、精神保健福祉士の他に、保健師・社会福祉士などで精神障害者に関する業務に従事した者、精神障害者の退院後の生活環境に関する相談や指導について3年以上の経験を経たうえで厚生労働省が指定する研修を修了した者がある。退院後生活環境相談員は、医療保護入院が開始されてから、7日以内に選任される。

退院を妨げる要因
入院患者の病状や施設症等の個体要因の他に、家族の不安、生活費等の経済的問題、住居確保の困難、社会的支援の不足、退院支援意欲の乏しい精神科病院側の問題、診療報酬を含めた現行法制度などの環境的要因が複合している。単に退院させ外来通院をさせるだけでなく、精神障害者に医・食・職・住・友（仲間）といわれる条件を保障するような地域生活支援が必要となる。

地域移行支援・地域定着支援
精神障害者が住み慣れた地域を拠点とし、本人の意向に即して、本人が充実した生活を送ることができるよう、関係機関の連携の下で、医療、福祉等の支援を行うという観点から、統合失調症を始めとする入院患者の減少および地域生活への移行に向けた支援並びに地域生活を継続するための支援を推進すること。2012（平成24）年から障害者総合支援法の地域相談支援に位置づけられ、指定一般相談支援事業者が担うこととされた。

東京府癲狂院
とうきょうふ てんきょういん

1879（明治 12）年に上野公園内に開設される。
1875（明治 8）年、養育院（営繕会議所）内に狂人
病（癲狂）室を作りその後東京府癲狂院となってい
る。東京府癲狂院は、その後東京府巣鴨病院と改称
となり、世田谷区へ移転し現在の東京都立松沢病院
となっている。

当事者研究
とうじしゃけんきゅう

北海道浦河町べてるの家の活動で展開された。SST
を用いたミーティングで自分の病気や症状を語り合
う。幻覚や妄想などの困難や苦労を参加者相互での
対応などを話し合う。ホワイトボードに自分の研
究テーマ（体に起きている現象・症状・行動など）
を書き、参加者がロールプレイをしながら、それら
の対応や考え方などを話し合い参加者からフィード
バックを受ける。

ニィリエ
〔Nirje, Bengt 1924-2006〕

ノーマライゼーションの原理を、「社会生活の通常
の環境や方法にできる限り近づけるような生活のパ
ターンや日々の暮らしの条件を与えられるようにす
ること」とし、①1日のノーマルなリズム、②1週
間のノーマルなリズム、③1年間のノーマルなリズ
ム、④ライフサイクルにおけるノーマルな発達的生
活経験、⑤ノーマルな個人の尊厳と自己決定権、⑥
その文化におけるノーマルな性的関係、⑦その社会
における経済的水準とそれを得る権利、⑧その地域
におけるノーマルな環境の形態とその水準、の8つ
を提示した。

日本精神保健福祉士協会（JAMHSW）
にほんせいしんほけんふくししきょうかい　　ジェーエーエムエッチエスダブリュー

〔Japanese Association of Mental Health Social
Workers〕
1964（昭和 39）年に日本精神医学ソーシャル・ワ
ーカー協会として設立、学問の体系を社会福祉学に
置くとした。1997（平成 9）年に精神保健福祉士法
が制定され、1999（平成 11）年に日本精神保健福
祉士協会と名称変更をした。協会の目的は、「精神
保健福祉士の資質の向上を図るとともに、精神保健
福祉士に関する普及啓発等の事業を行い、精神障害

者の社会的復権と福祉のための専門的・社会的活動
を進めることにより、国民の精神保健福祉の増進に
寄与することを目的とする」としている。

日本初の公立精神病院
にほんはつ　　こうりつせいしんびょういん

1875（明治 8）年に京都府の南禅寺境内に京都府癲
狂院が開設された。しかし、収支が合わず 1882（明
治 15）年に廃止となっている。その後患者は永観
堂禅林寺に移されている。

ノーマライゼーション
〔normalization〕

高齢や障害があっても地域において普通の生活を営
み、差別されず、それが当たり前であるという社会
をつくる基本理念をいう。1950 年代にデンマーク
において障害児をもつ親の会の草の根運動から広が
り、バンク−ミケルセン（Bank-Mikkelsen, N.E.）
を中心に展開された。その後スウェーデンのニィリ
エ（Nirje, B.）や北米のヴォルフェンスベルガー
（Wolfensberger, W.）らによって広められた。日
本では 1981（昭和 56）年の国際障害者年を皮切り
に、ノーマライゼーションが展開されている。

バイステックの7原則
げんそく

バイステック（Biestek, F.）は、ケースワークの援
助過程において、援助者とクライエントとのよりよ
い援助関係を形成するために、①個別化の原則、②
意図的な感情表出の原則、③統制された情緒関与の
原則、④受容の原則、⑤非審判的態度の原則、⑥自
己決定の原則、⑦守秘義務の7つの原則を示した。

バザーリア
〔Basaglia, Franco 1924-1980〕

イタリアの精神科医で、精神科病院の開放化、脱施
設化を進めた。新たな精神科病院の設置や現存する
精神科病院への新規入院に対して 1980 年末以降の
再入院を禁止するとともに、予防・医療・福祉は原
則として地域精神保健サービス機関で実施するバザ
ーリア法（180 号法）制定（1978 年）に尽力した。
世界初の精神科病院廃絶法であり、イタリア保健相
は 1999 年に全精神科病院の閉鎖が完了したことを
宣言した。

パターナリズム

父性的温情主義と訳され、親が子どもの思いや考えを聞かず、意思決定するように、強い立場にある者が弱い立場の者に対し介入や干渉すること。医療においては、患者に対して病名、処置や検査の内容を伝えず治療を決めたり、本人の意向を無視して処遇することをいう。

パートナーシップ

精神保健福祉士業務指針（第3版）では、当事者との協働（パートナーシップ）は、「クライエントを単に援助の対象として捉えるのではなく、自分の人生を歩み生活問題を解決しようとする主体として認識することが重要である。精神保健福祉士は、生活主体者であるクライエント（当事者）との協働を支援の基本におき、パートナーシップを形成するものである」としている。

ハームリダクション

〔harm reduction〕

薬物依存などの行動習慣を止めることができないときに、少しでも健康被害などの有害な影響を軽減させることを意味する。注射器からのHIV感染予防や薬物依存症に対する治療への介入、必要に応じて経済的あるいは住居確保などの支援が実施されている。

バンク-ミケルセン

〔Bank-Mikkelsen, Neils Erik 1919-1990〕

1946年よりデンマークの社会省知的障害者福祉課に勤務。その中で大規模収容所で生活する知的障害者が、地域から隔離されている状況を知り、「障害者の生活を可能な限り、通常の生活状態に近づけるようにする」というノーマライゼーションの理念を用い、1959年の同国精神遅滞者ケア法に反映させ、「ノーマライゼーションの父」と呼ばれている。

ビアーズ

〔Beers, Clifford Whittingham 1876-1943〕

アメリカにおける精神衛生運動の創始者。24歳のときに自殺未遂後、3回の精神科病院への入院歴を有する。そのときの体験を書いた『A Mind That Found Itself（わが魂にあうまで）』を1908年に出版。精神障害者の人権擁護、精神科医療に対する改善を訴える活動を展開する。

PSW

〔Psychiatric Social Worker〕

日本で1950年代より精神科医療機関に導入され、1964（昭和39）年に日本精神医学ソーシャル・ワーカー協会を設立し、各地でPSWとして活動を続けてきた。その後、精神保健福祉士として国家資格となり、支援となる対象が精神科領域にとどまらず、メンタルヘルス全般にかかわるソーシャルワーカーとしての業務を担うことからMHSWへと改称されている（MHSWの項目を参照）。

非自発的入院

精神保健福祉法において、任意入院は患者からの同意に基づく自発的入院を意味する。非自発的入院となるものに医療保護入院・応急入院・措置入院・緊急措置入院がある。精神保健福祉法では「医療および保護」の必要がありながら、精神疾患により同意能力がない場合の入院としている。

人と環境の相互作用

環境は個人の生活に影響を与え、人は環境との接点でさまざまな影響を受けながら生活をしている。ソーシャルワークは、「人と環境の相互作用」に視点をおいた包括的アプローチを実践上の特性としている。個人だけではなく環境またはその両方に働きかける実践であり、ミクロレベル、メゾレベル、マクロレベルのなかで支援が展開される。

ピネル

〔Pinel, Philippe 1745-1826〕

パリのビセートル病院において、鎖でつながれたり抑制具で拘束された精神障害者を鎖から解放し、精神障害者を病める人間として処遇した。ピネルは、患者の人権を重視し、人道的精神医学の創始者となったとされる。

秘密保持義務

精神保健福祉士法40条では、正当な理由がなく、その業務に関して知り得た人の秘密を漏らしてはならず、精神保健福祉士でなくなった後にも同様とす

るとしている。この規定に違反した者は、1年以下の懲役又は30万円以下の罰金に処せられる。

病床機能の専門分化・専門病棟
精神科病棟においては、病棟機能の専門分化が進んでいる。主なものとしては、精神科救急入院病棟、精神科急性期治療病棟、精神科療養病棟、認知症治療病棟、児童・思春期精神科病棟などが挙げられる。

保安処分
精神障害者や薬物依存症者が社会に危険な行為となる再犯のおそれを有していることを前提に、社会防衛のために対処することを目的として、刑罰に代え予防的強制的な治療・矯正・保護・教育など与える処分をいう。

保護者制度
精神衛生法の下では、家族は精神障害者を同意入院させる際の同意者として保護義務者に位置づけられ、自傷他害防止監督義務等の多くの義務が課せられていた。法改正に伴い徐々に義務は軽減されたが、①精神障害者に治療を受けさせ、②医師に協力し、③医師の指示に従い、④退院患者等を引き取ること、⑤医療保護入院の同意をすること、などが精神保健福祉法において保護者の義務として規定されていた。2013（平成25）年の精神保健福祉法改正により、2014（平成26）年4月からは保護者制度は撤廃された。

保護者の歴史的変遷
1900（明治33）年の精神病者監護法において監護義務が定められた後、1950（昭和25）年の精神衛生法制定により「保護義務」となる。精神保健法の改正（1993〔平成5〕年）において名称が「保護者」となり、1999（平成11）年の精神保健福祉法の改正により、役割（義務）等の規定が変更されたが、2013（平成25）年の精神保健福祉法改正に伴って保護者制度は廃止された。現在は「家族等」となっている。

魔女狩り
魔女狩りの歴史は古く、12世紀以降から精神障害は流行病や災害とともに悪魔のしわざとされた。15世紀頃がピークとなり魔女裁判や魔女狩りにより多くの精神障害者が虐殺された。

やどかりの里
1970（昭和45）年に民間の社会復帰施設として、精神科病院の退院者の中間宿舎での活動を開始したのが始まり。仲間づくりを大切にした取組みがなされ、補助金を得るまで12年を要している。精神障害者の地域生活支援拠点としてのやどかりの里は、やどかり出版の活動が有名である。理事長であった谷中輝雄は「ごく当たり前の生活」という考え方を示した。

大和川病院事件
1993（平成5）年2月、大阪の大和川病院に統合失調症で入院していた男性患者が救急車で他の病院へ転院となった際に、脱水症状や骨折・皮下出血がみられ7日後に死亡したことが発端となった。大和川病院では、人権を無視した暴力的処遇が横行しており適正な医師の数や看護職員を配置していなかったことも明るみとなった事件。

優生思想
進化論と遺伝学を基礎とし、劣等とされた者やその遺伝子を排除すること。また、優秀と判断された人の遺伝子を後世に残すことをいう。障害者差別を理論的に正当化する根拠となった。

ライシャワー事件
1964（昭和39）年3月、米国在日大使ライシャワー（Reischauer, E. O.）氏が19歳の少年に右大腿部を刺され重傷を負った事件である。少年には過去に精神科の入院歴もあったことから、「精神異常者」の犯行として取り上げられた。その後、精神障害者の野放し報道が相次ぎ、翌年の精神衛生法改正へとつながった。

リカバリー
〔recovery〕
1990年代にサービスの消費者（コンシューマー）やリハビリテーション専門家によって論じられるようになった概念。病気や障害によって失ったものを回復する過程であり、人生を生きることの新しい意

味と目的を作りだすこと。医学的な回復過程とは区別され、心理的・社会的目標達成による精神的回復に重点が置かれる。

連携等
精神保健福祉士法41条では、「その業務を行うに当たっては、その担当する者に対し、保健医療サービス、障害者総合支援法5条1項に規定する障害福祉サービス、地域相談支援に関するサービスその他のサービスが密接な連携の下で総合的かつ適切に提供されるよう、これらのサービスを提供する者その他の関係者等との連携を保たなければならない」としている。また、「その業務を行うに当たって、精神障害者に主治の医師があるときは、その指導を受けなければならない」としている。

Y 問題
1969（昭和44）年10月大学受験を控えていたY氏は、受験への精神的負担と腰痛による身体的な不安が重なり、家庭内暴力問題になった。家族が保健所へ相談した際に面談をした精神科ソーシャルワーカーの記録が一人歩きし、Y氏宅へ警察官を導入しての強制入院となった。入院時に医師の診察もなく精神疾患はなかったことと、本人不在で入院が先行されたことが大きな問題となった。1973（昭和48）年第9回日本精神医学ソーシャル・ワーカー協会全国大会（横浜）におけるY氏から訴えがなされ、協会はこのことを重く受け止め審議を重ね、その後の「札幌宣言」へとつながることとなった。

264

コラム執筆者（五十音順）

執筆分担

岡田久実子 （おかだ　くみこ）　　公益社団法人 全国精神保健福祉会連合会　理事長………第4章2節コラム

金井浩一　（かない　こういち）　　一般社団法人 ライフラボ 代表理事／相談支援事業所しぽふぁーれ　所長

………………………………………………………………………………………………第6章コラム

西川健一　（にしかわ　けんいち）　大阪精神医療人権センター　運営会員…………………第4章1節コラム

原　昌平　（はら　しょうへい）　　相談室ぱどる　代表／日本精神保健福祉士協会　メディア連携委員長／

元読売新聞編集委員…………………………………………………………第3章2節コラム

藤井克徳　（ふじい　かつのり）　　きょうされん　専務理事………………………………………第1章コラム

増田一世　（ますだ　かずよ）　　　公益社団法人 やどかりの里　理事長……………………………第5章コラム

三橋良子　（みつはし　よしこ）　　社会福祉法人 SKY かわさき　理事長…………………第3章3節コラム

向井智之　（むかい　ともゆき）　　聖徳大学心理・福祉学部　准教授………………………………第2章コラム

精神保健福祉の原理
【新・精神保健福祉士シリーズ3】

2022(令和4)年12月30日　初　版1刷発行

編　者　古屋龍太・大塚淳子

発行者　鯉渕友南

発行所　株式
　　　　会社　弘文堂　　　　101-0062　東京都千代田区神田駿河台1の7
　　　　　　　　　　　　　　TEL 03(3294)4801　振替 00120-6-53909
　　　　　　　　　　　　　　https://www.koubundou.co.jp

装　丁　水木喜美男

印　刷　三美印刷

製　本　井上製本所

ISBN978-4-335-61127-8

新・精神保健福祉士シリーズ 全21巻

福祉臨床シリーズ編集委員会/編

2021年度からスタートした新たな教育カリキュラムに対応!

新・精神保健福祉士シリーズ 1
精神医学と精神医療

シリーズの特徴

精神保健福祉士の新カリキュラムに対応した全面改訂版を編むにあたり、①血の通ったテキスト、②実践の哲学を伝えるテキスト、③現状変革・未来志向のテキスト、④現場のリアルを伝えるテキスト、⑤平易で読みやすいテキスト、の5点を基本的な編集方針としました。
精神保健福祉士をめぐる時代状況の変化とともに、本シリーズもまた新陳代謝を図り、新しい価値と哲学を発信していければと願っています。

専門科目 全8巻

1	精神医学と精神医療	高岡健・古屋龍太 編 予価2,900円＋税　ISBN978-4-335-61125-4	2023年2月刊行予定
2	現代の精神保健の課題と支援	岡崎直人・長坂和則・山本由紀 編 定価2,900円＋税　ISBN978-4-335-61126-1	2023年1月刊行予定
3	精神保健福祉の原理	古屋龍太・大塚淳子 編 定価2,900円＋税　ISBN978-4-335-61127-8	2022年12月刊行予定
4	ソーシャルワークの理論と方法(精神専門)	坂野憲司・福冨律 編 予価2,700円＋税　ISBN978-4-335-61128-5	2023年2月刊行予定
5	精神障害リハビリテーション論	古屋龍太・森山拓也 編 予価2,700円＋税　ISBN978-4-335-61129-2	2023年1月刊行予定
6	精神保健福祉制度論	宮崎まさ江・福冨律 編 予価2,700円＋税　ISBN978-4-335-61130-8	2023年1月刊行予定
7	ソーシャルワーク演習(精神専門)	坂野憲司・福冨律 編 定価2,900円＋税　ISBN978-4-335-61131-5	2022年12月刊行予定
8	ソーシャルワーク実習・実習指導(精神専門)	河合美子・淺沼太郎 編 予価2,700円＋税　ISBN978-4-335-61132-2	2023年2月刊行予定

共通科目 全13巻　新・社会福祉士シリーズとの共通科目となります。

1	医学概論	朝元美利・平山陽示 編 定価2,500円＋税　ISBN978-4-335-61206-0	2021年4月刊行
2	心理学と心理的支援	岡田斉・小山内秀和 編 定価2,500円＋税　ISBN978-4-335-61207-7	2022年2月刊行
3	社会学と社会システム	杉座秀親・石川雅典・菊池真弓 編 定価2,500円＋税　ISBN978-4-335-61208-4	2021年4月刊行
4	社会福祉の原理と政策	福田幸夫・長岩嘉文 編 定価2,500円＋税　ISBN978-4-335-61209-1	2021年8月刊行
5	社会福祉調査の基礎	宮本和彦・梶原隆之・山村豊 編 予価2,500円＋税　ISBN978-4-335-61210-7	2023年3月刊行予定
6	ソーシャルワークの基盤と専門職	柳澤孝主・増田康弘 編 定価2,500円＋税　ISBN978-4-335-61211-4	2021年3月刊行
8	ソーシャルワークの理論と方法	坂野憲司・増田康弘 編 定価2,500円＋税　ISBN978-4-335-61213-8	2021年4月刊行
10	地域福祉と包括的支援体制	山本美香 編 定価2,500円＋税　ISBN978-4-335-61215-2	2022年3月刊行
12	社会保障	阿部裕二・熊沢由美 編 予価2,500円＋税　ISBN978-4-335-61217-6	2023年3月刊行予定
14	障害者福祉	峰島厚・木全和巳・児嶋芳郎 編 定価2,500円＋税　ISBN978-4-335-61219-0	2021年8月刊行
18	権利擁護を支える法制度	福田幸夫・森長秀 編 定価2,500円＋税　ISBN978-4-335-61223-7	2021年12月刊行
19	刑事司法と福祉	森長秀・淺沼太郎 編 予価2,500円＋税　ISBN978-4-335-61224-4	2023年7月刊行予定
20	ソーシャルワーク演習(共通)	柳澤孝主・上原正希・森山拓也 編 予価2,500円＋税　ISBN978-4-335-61225-1	2023年7月刊行予定

新・社会福祉士シリーズ 全22巻

福祉臨床シリーズ編集委員会/編

2021年度からスタートした新たな教育カリキュラムに対応！

新・社会福祉士シリーズ 1
医学概論

シリーズの特徴

社会福祉士の新カリキュラムに合致した科目編成により、社会福祉問題の拡大に対応できるマンパワーの養成に貢献することを目標とするテキストです。
たえず変動し拡大する社会福祉の臨床現場の視点から、対人援助のあり方、地域福祉や社会福祉制度・政策までをトータルに把握し、それらの相互関連を描き出すことによって、社会福祉を学ぶ者が、社会福祉問題の全体関連性を理解できるようになることを意図しています。

◎＝精神保健福祉士と共通科目